小児感染症の
トリセツ

2025 疾患編

[監] 笠井正志・伊藤健太　[著] 山田健太

金原出版株式会社

「トリセツ」使用上の注意

本書をお使いになる前につぎの内容をよく理解してください
いずれも小児感染症の取扱いに関する重要な内容ですので，必ずお守りください

⚠ CAUTION

- 本書に記載のある抗微生物薬の「用法・用量」は，そのほとんどが保険適用量を度外視しています。本書における投与量とは，薬理学的に，微生物学的に，感染症を本当に治療するための必要量であり，実際に著者が使用している用量です。保険審査に通るための量ではありません。この点を十分ご理解した上でご使用ください。中途半端な用量で効いているのか・効いていないのかわからない状況は，決して望ましいとは思いません

- 本書に記載されている感染症の診断・治療方法は，今後のエビデンスの蓄積によって変更になる場合があります。特に未知の領域が多い小児科学において，その進歩・変化は目まぐるしく，日々の自己研鑽やアップデートが重要であることにご留意ください

- 本書は小児科専攻医が感染症を診療するとき，外来やベッドサイドですぐに役立つことを重視して書かれています。小児科医がどのような考え方で感染症を診療しているかを知りたい薬剤師や，臨床検査技師，看護師の方々にも役立つはずです。参考文献の掲載やエビデンスの吟味は必要最小限としています。より深く学びたいときは成書や最新の文献を参照してください

- 本書は好きなところから読み始めてください。疾患ごとに診断と治療に必要なエッセンスを記してあります。病態や鑑別診断の理解を深めるためには，調べたい疾患が書かれている Chapter を通読することをお勧めします

- 子どもの感染症を攻略するためには，子どもに適した問診と診察を行い，適切な検査の選択と結果の解釈が求められます。そのうえで，治療薬を理解して処方することが欠かせません。それらが詳説された『抗菌薬編』と読み合わせことで，子どもの感染症を「診る力」をレベルアップさせることが可能です

トリセツはアップデートされる──KENTA によって

　私が笠井正志先生の 2012 年に発売された『小児感染症と抗菌薬のトリセツ』を「REMAKE」させていただいたのが 2019 年の 4 月でした。当時は鼻息荒く日本語版小児感染症の成書を目指すと息巻いて，結果としてめちゃくちゃボリュームをつぎ込んでしまい，字，小っさ！……辞書かよ，と方々からのご指摘をいただく羽目になってしまいました。

　2019 年から 2025 年までの間に，新型コロナウイルス感染症（COVID-19）のパンデミックがあり，さらに日本では少子化の勢いがとどまることを知らず，小児科の疾病構造に変化が起きてきています。

　そのなかでも特に少子化の影響は大きいですね。子どもが減れば，ある一定の割合で起きる重症感染症の発生数も減少します。ただでさえ肺炎球菌やインフルエンザ菌に対するワクチンが定期接種化されたことで大きく減少した細菌性髄膜炎は，今や 10 万人あたり数人起きるか起きないかの超レアディジーズになっています。それ自体は素晴らしいことですが，若い小児科医が，「本物」を診る機会も減ってきていることを日々痛感します。

　さて，そんな近年の小児感染症を取り巻く状況の変化に対応するために，トリセツもアップデートしていく必要があります。『REMAKE』で頭でっかちになりすぎた分量は，そのまま，いや増量し，一方で可読性を高め，目の前の感染症を疑った診療を可能にする。そのために行った対策が……『抗菌薬編』『疾患編』に「分ける」ことでした。

　『疾患編』は目の前の患者に対して，感染症の疑い方，検査の進め方（その準備方法まで！），そして治療に至るまでわかりやすい内容になっています。こんな読者に優しく，いつも小脇に抱えておきたいと思える内容に改訂してくださったのは北陸の勇，小児感染症業界のアナザー KENTA として有名な山田健太先生です。『REMAKE』のクセが強く，灰汁が濃い解説を『疾患編』として，やさしく，わかりやすい形にしてくれたのは，彼が現場で日々奔走する臨床医だからでしょう。現場でもっと使われるトリセツに見事にアップデートされたと思います。

　小児感染症医もトリセツもアップデートされます。次の小児感染症のKENTA はだれになるのでしょう？ 次の改訂が今から楽しみですね!!

あいち小児保健医療総合センター 総合診療科 医長

監修　伊藤健太

子どもと「感染症」という冒険の旅に出かけよう

「地方で小児感染症を学ぶには，どうすればよいでしょうか？」

2012年の冬，私は小児科専攻医として学会で笠井正志先生に初めて声をかけました。そのときの質問です。ちょうどその年は，笠井先生の『小児感染症と抗菌薬のトリセツ』（初版）が出版された年でもありました。当時，トリセツの内容と自分の経験した感染症診療との間に大きなギャップがあることに衝撃を受けたのを今でも覚えています。

本書を手に取っていただいた方のなかには，同じ疑問を抱えている方がいるかもしれません。ひとりで子どもの感染症を診ることが不安な方もいると思います。私もそのひとりでした。13年前と比べ，小児感染症に関する書籍やガイドラインは格段に充実しました。「本は読んだけれど，どう学び，実践すればよいか分からない」という方にこそ，本書はきっと役立つはずです。

冒頭の質問に対して，笠井先生は日本の小児感染症診療をどのように成長させたいかを熱く語り，勉強会で全国の仲間と共に学ぶことを勧めてくださいました。受講生として同じ疑問を持つ同志とつながり，次第に教える側にもなることで学びがさらに深まっていきました。

私は小児感染症科で専門的なトレーニングを受けたことはありません。福井の小児科医として「トリセツ」や成書を片手に自施設の患者さんと向き合ってきました。職場の仲間と相談し，疑問点は調べ，実践で迷った際には県外の小児感染症医に相談しながら，少しずつ知識と経験を積んできたと思います。

『小児感染症のトリセツ REMAKE』（2版）は実践書として常に私を助けてくれました。著者である伊藤健太先生を筆頭に，小児感染症医のみなさんは，豊富な知識と経験を持ち，優しく社交的な方ばかりです。彼らとセミナーや学会で出会ったとき，トリセツで学んだことが共通言語となって小児感染症医とのつながりが広がっていったと感じています。

本書は『REMAKE』の改訂版です。エビデンスはアップデートし，小児科専攻医に役立つ装備になれるよう，分かりやすさを重視しました。子ど

もの感染症に専攻医がひとりで初期対応をするときは必ず助けになるはず
ですし，指導医は知識の整理にも使えるはずです。
　子どもの感染症診療には問診，診察，検体採取，投薬などに特有の難し
さがあります。しかしそれも大竹先生が執筆された『抗菌薬編』という攻
略本があればクリアできるでしょう。診断から治療まで詳説されています
が，共感できる「現場あるある」が満載なので楽しく学べます。

　何かを学ぶには，ワクワクする気持ちが大切です。「子ども×感染症」と
いう未知のリスクに立ち向かう点において，小児感染症は冒険に似ている
と思います。危険を冒すことが魅力なのではありません。子どもや家族は
もちろん，臨床微生物検査技師，薬剤師や看護師と仲間になり，力を合わ
せることで診療できることにワクワクします。小児感染症医が仲間に加わ
るとさらにチームが盛り上がります。
　多様な微生物との出会いも大きな楽しみです。微生物はヒトの体内環境
の一部ですが，ヒトは微生物で覆われた地球環境の一部ともいえます。ヒ
トに向き合う医療をしながら，子どもと微生物という小さくて偉大な自然
と向き合えることも私には大切な魅力です。
　ぜひ一緒に，子どもの感染症診療という冒険に旅立ちましょう！

　本書の完成は多くの方々のご支援のおかげです。監修をしてくださった
笠井先生と伊藤先生はもちろん，同志である大竹先生からも多くの助言を
いただきました。編集担当の中立様には，執筆の遅い私を諦めることなく
励まし続けていただきました。私を小児科医として育ててくださった職場
のみなさま，患者さんたちにも心から感謝申し上げます。最後に，執筆を
支えてくれた最愛の妻と娘にも感謝の気持ちを込めて。

　2025 年 4 月

兵庫県立こども病院 感染症内科 医長
著者　山田健太

CONTENTS

Chapter 1　敗血症

1 敗血症 2

Chapter 2　中枢神経感染症

1 細菌性髄膜炎 20

2 ウイルス性髄膜炎 32

3 急性脳炎・脳症 37

4 新生児 HSV 脳炎 42

5 脳膿瘍/硬膜下膿/血栓性静脈炎 46

6 急性小脳失調/小脳炎 50

Chapter 3　上気道・頭頸部感染症

1 カゼ 54

2 新型コロナウイルス感染症 57

3 インフルエンザ 60

4 急性咽頭炎 64

5 A 群溶血性レンサ球菌咽頭炎 67

6 クループ 71

7 急性喉頭蓋炎 74

8 伝染性単核球症 76

9 急性中耳炎 81

10 外耳道炎 89

11 急性副鼻腔炎 91

12 頸部リンパ節炎 96

13 深頸部感染症/膿瘍 102

Chapter 4　肺炎・下気道感染症

1 下気道感染症のアプローチ 110

2 ウイルス性下気道感染症 118

3 細菌性下気道感染症 123

4 非定型肺炎 129

5 肺炎随伴性胸水，膿胸 132

6 壊死性肺炎・肺膿瘍 138

7 コッホ現象 142

Chapter 5　尿路感染症・外陰部感染症

1 腎盂腎炎・膀胱炎 148

2 尿道炎 157

3 亀頭炎，亀頭包皮炎 160

4 外陰腟炎 162

5 精巣上体炎 165

Chapter 6　血管内・血流感染症

1 感染性心内膜炎 168

2 感染性動脈瘤 178

3 血栓性静脈炎 179

4 縦隔炎 180

5 心筋炎 182

Chapter 7　消化管感染症

1 消化器症状のある小児のマネジメント 186

2 抗菌薬関連下痢症 198

3 *Clostridioides difficile* infection 199

Chapter 8　腹腔内感染症

1 急性虫垂炎 208

2 腹膜炎 215

3 腹腔内膿瘍 221

4 肝膿瘍 222

5 腎膿瘍 224

6	脾膿瘍	226
7	膵膿瘍	227
8	後腹膜膿瘍	228
9	急性胆管炎	229
10	急性胆嚢炎	232

Chapter 9　発熱性発疹症の診かた・皮膚軟部組織感染症

1	発熱性発疹症	236
2	壊死性筋膜炎	247
3	毒素性ショック症候群	249
4	ブドウ球菌性熱傷様皮膚症候群	255
5	蜂窩織炎・皮下膿瘍	257
6	咬　傷	261
7	熱傷感染	263
8	猩紅熱	265
9	多形紅斑	267
10	伝染性膿痂疹	269
11	突発性発疹	271
12	麻　疹	273
13	風　疹	277

14 水　痘 ——————————————————— 279

15 手足口病 ——————————————————— 282

16 伝染性紅斑 ——————————————————— 284

17 カポジ水痘様発疹症 ——————————————— 285

Chapter 10　骨・関節感染症

1 急性血行性骨髄炎 ————————————————— 289

2 化膿性関節炎 ——————————————————— 296

3 反応性関節炎 ——————————————————— 301

4 溶連菌感染症後関節炎 ————————————————— 302

5 単純性関節炎 ——————————————————— 303

Chapter 11　眼の感染症

1 眼の感染症をみる前に ————————————————— 308

2 眼瞼感染症（麦粒腫） ————————————————— 311

3 結膜炎 ——————————————————————— 312

4 角膜炎 ——————————————————————— 316

5 ぶどう膜炎 ———————————————————— 318

6 眼内炎 ——————————————————————— 319

7 眼窩隔膜前蜂窩織炎/眼窩蜂窩織炎 —————————— 322

Chapter 12　発熱性好中球減少症

1 発熱性好中球減少症 330

Chapter 13　先天性免疫異常症

1 先天性免疫異常症 348

巻末資料 感染症別 抗微生物薬の投与量・投与期間　358

INDEX　363

小児感染症エキスパートへの道

- ◆硬膜下水腫（Subdural hygroma）　31
- ◆その他の髄膜炎｜真菌性髄膜炎，再発性無菌性髄膜炎　35
- ◆メチシリン感受性黄色ブドウ球菌（MSSA）髄膜炎/脳膿瘍の治療　51
- ◆カゼかコロナかインフルか　63
- ◆伝染性単核球症と皮疹と抗菌薬　80
- ◆急性中耳炎に対する抗菌薬の効果　86
- ◆入院を拒まれたらどうする？　117
- ◆小児の市中肺炎に抗菌薬は必要か　127
- ◆クラミジアの診断　131
- ◆子どものアドボカシー　141
- ◆百日咳の診療　145
- ◆the SCOUT STUDY　155
- ◆カテーテル関連血流感染（CRBSI）について　159
- ◆臨床微生物検査技師とのコラボレーション　161
- ◆GAS 以外の壊死性筋膜炎について　254
- ◆いろいろな骨髄炎　305
- ◆CAR-T 療法　339

俺の言い訳

- ◆妻と他科と患者家族との連携　95
- ◆思考停止のワナ　122
- ◆腸管出血性大腸菌感染症（EHEC）に対する抗菌薬について　204
- ◆点眼抗菌薬の適正使用への道　315

子どもの感染症に
立ち向かう心構え—10箇条

1 保護者の言うことに耳を傾けること

　保護者の「なんかおかしい。いつもと違う」には真摯に対応する。「心配性」の一言で片づけない。絶対に何かある。

　子どもの感染症は自宅で発症する。その経過をすべて知っている保護者は最良の観察者である。診察室で数分観察しただけの未熟な小児科医の判断や検査結果よりも優れていることもある。

2 看護師の助言を尊重すること

　常に患者と一緒にいる看護師の鋭く，注意深い観察こそ，早期診断の第一歩となる。入院中の経過は看護師が一番よく知っている。経験豊かな看護師の意見を無視せず，新人看護師には観察のポイントを教育する。平時より看護師と良好な communication を築き，看護師が助言したくなる医師であるべし。

3 「なんか変だ」の直感力を磨くこと

　「なんか変だ (something wrong)」「病気っぽい (toxic, not doing well, unwell, sick)」は重症感染症を疑う十分な根拠となる。自分の直観を信じること。自分の直観を信じるためには，健康であること，すなわち肉体的，精神的，社会的に満たされている必要がある。

4 病歴がほとんどすべて。 互いに納得できるまで対話すること

小児感染症診断の基本は病歴である。互いに腑に落ち，納得できるまで対話をする。聞くではなく（心を込めて）聴く。

5 いつも子どもの全身を観察すること

特に新生児・乳児は原則裸にして診察する。出はじめの発疹（水痘，突発性発疹）を見つけることができるかもしれない。感染症流行期で多数の患者受診があれば，ついつい診察を簡略化したくなるが，忙しいときこそ，基本に忠実に診療を行う。

課題となっているフォーカス以外の診察も重要である。たとえば心筋炎は，嘔吐・腹痛などの腹部症状ではじまることがある。腹部症状だからといって腹部の診察しかしないと，不整脈や多呼吸などの心筋炎の初期サインを見逃す可能性がある。

6 たくさんの数を診ること

たとえば肺炎であっても，さまざまなバリエーションがある。一例一例丁寧に診療することで，小児科医としての幅が広がる。

珍しい疾患を一例経験することも重要だが，健常な子どもをたくさん診ることも重要である。新生児・乳幼児健診には率先して参加すること。

7 検査データを見るより, 患者を観る(診る)こと

パソコンの前にいるより，（迷惑にならない範囲で）患者の前にいるほうがよい。重症例・気になる患者であるほど，頻回にベッドサイドを訪れる。軽症例であっても朝・夕の2回は最低でも回診する。

微生物検査の結果は単なるデータではなく，微生物検査技師の推論と考察の賜物である。検査室に行き技師と対話しながら結果を解釈しよう。

8 子ども目線で相対すること

保護者から病歴をとりながらも，さりげなく子どもの状態に眼と心を配る。いきなり触らない。一緒に遊びながら診察し，嫌がる診察は最後にする。自分の子を扱うように子どもに接し，決して乱暴に扱わない。

「痛いところを指さしてごらん」は，フォーカスを知る有効な手段である。

9 子どもを子ども扱いせず，紳士淑女として 礼儀を持って相対すること

自己紹介は子どもにもする。名前で呼び，丁寧な言葉遣いと態度で診療する。プライバシーへ配慮することは言うまでもない。

子どもの健康や幸福を守るのと同じく，医療における子どもの権利も守ろう。

10 子どもに優しいがどうか，それがすべて

すべての診療行為は，子どもに優しいものであるべきである。不必要検査，不必要処方はゼロであるべきである。「念のため！」はありだが，考え抜いたもの，きちんと理由を言える「念のため」であるべきである。「なんとなくな検査・治療」はしない。

Chapter 1

敗血症

Chapter 1 敗血症

敗血症

頻度：★★★★☆　重症度：★★★★★

疾患のトリセツ

☑ 敗血症は，感染症への生体反応が制御不能となり致命的な臓器障害が生じる状態である。
☑ どのような症例を敗血症だと「認知する」かを決める。
☑ アルゴリズムに沿った初期対応を迅速に行う。
☑ 原因微生物の同定を諦めない。

敗血症診療の到達目標

- 初期蘇生の目標を達成する（頻脈と低血圧の改善）
- 抗菌薬開始前に血液培養を十分量採取する
- 敗血症なら認知から3時間以内，敗血症性ショックなら1時間以内に抗菌薬を投与する
- 感染巣や原因微生物の特定を諦めない
- 耐性菌のリスク，保菌情報も考慮して抗菌薬を選択する

 敗血症とは

- 成人領域では，敗血症は「生命を脅かす臓器障害を伴う感染に対する宿主の生体反応調節不全」と2016年に定義が更新された（Sepsis-3）。しかし小児においては「感染に伴う全身炎症反応症候群（SIRS）」（Sepsis-1）という定義から更新されてこなかった。

- 小児の敗血症・敗血症性ショックの新しい診断基準として2024年にPhoenix Scoreが発表された[1]。

- しかし敗血症という言葉は，診療における道具（ツール）である。道具はうまく使えてナンボである。

- 迅速に敗血症患者を発見し，間違いが少ないようある程度の「型」にはめた治療を開始する，という目的を達成するために，道具の使い方を考える。

- たとえば基礎疾患を有する児が「ふだんの様子と違う」と受診した際に，Sepsis-1 か Sepsis-3 かと逡巡している場合ではない。あなたが「敗血症かもしれない」と思ったときが，敗血症対応スイッチを入れるときである。

- 本書ではスコアリングの詳細よりも，どのような徴候が敗血症らしいかを捉えることを重視して解説する。

Phoenix score の概要

- Phoenix score は敗血症による臓器灌流の減少，凝固異常，循環不全を数値化して表現している。

- まずバイタルサインと意識レベルを確認し，血算，血液ガス，凝固系を測定する。

- 肺の循環不全：$PaO_2/F_iO_2<400$（$SpO_2\leqq97\%$ の場合は $SpO_2/F_iO_2<292$）から反映され，中枢神経の灌流減少は GCS$\leqq10$ 点で捉えられる
- 凝固異常：血小板数（<10 万/μL），PT-INR（>1.3），D ダイマー（2 mg/L FEU），フィブリノゲン（<100 mg/dL）が目安
- 循環不全：循環作動薬の使用，Lactate >5 mmol/L，血圧低下を指標とする

- 本スコアリングでは，上記の異常が 2 つ以上あれば敗血症，そのうち循環不全の異常も含まれていれば敗血症性ショックとみなす。

- 既存の敗血症スコアリングを検討し，敗血症としての拾い上げ過ぎ，見落とし過ぎが改善されている。

敗血症・敗血症性ショックの認知ハンドル

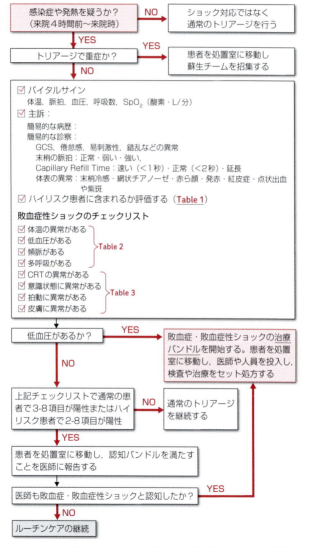

(AL Davis et al. Crit Care Med 2017；45：1061-93 を参考に作成)

Table 1　ハイリスク患者

- 悪性腫瘍
- 無脾症（鎌城赤血球症を含む）
- 造血幹細胞移植後
- 中心静脈カテーテル留置
- 固形臓器の移植後
- 重症の精神遅滞や脳性麻痺
- 免疫不全，易感染性，免疫抑制

Table 2　バイタルサインの異常

年　齢	心拍数	呼吸数	収縮期血圧	体　温
0 日～1 カ月未満	>205	>60	<60	<36℃ or >38℃
1 カ月～3 カ月未満	>205	>60	<70	<36℃ or >38℃
3 カ月～1 歳未満	>190	>60	<70	<36℃ or >38.5℃
1 歳～2 歳未満	>190	>40	<70＋（年齢×2）	<36℃ or >38.5℃
2 歳～4 歳未満	>140	>40	<70＋（年齢×2）	<36℃ or >38.5℃
4 歳～6 歳未満	>140	>34	<70＋（年齢×2）	<36℃ or >38.5℃
6 歳～10 歳未満	>140	>30	<70＋（年齢×2）	<36℃ or >38.5℃
10 歳～13 歳未満	>100	>30	<90	<36℃ or >38.5℃
13 歳以上	>100	>16	<90	<36℃ or >38.5℃

Table 3　身体所見の異常

所　見	Cold Shock	Warm Shock	Non-Spesific
脈の触知 中枢 vs 末梢	触れない or 微弱	反跳脈 （Bounding pulse）	―
CRT 中枢 vs 末梢	3 秒以上	Flashing（1 秒未満）	―
皮膚	網状チアノーゼ 冷感	赤ら顔・発赤・ 紅皮症（顔以外）	乳頭より足側の点状出血，紫斑
精神状態	―	―	抑うつ，イライラ，混乱している，不適切な啼泣や眠気，親との相互作用の低下，無気力，覚醒度の低下，うとうとしている

（AL Davis et al.　Crit Care Med 2017；45：1061-93 を参考に作成）

- 体温，心拍数，呼吸数，血圧が重要である。

- 心拍数は繰り返して測定することで，一時的な異常ではないことを確認する。

- 小児において血圧が低下しているときはすでにショックが進行した非代償期であり，心停止が目前である。まだ血圧が維持されている代償性ショックのうちに敗血症を認知することが重要である。

- 代償性ショックで出現する末梢冷感，脈拍の微弱，毛細血管再充満時間（capillary refill time；CRT）の延長といった生理学的徴候をバイタルサインに加え評価することで，敗血症の早期認知に役立つ。

- **注**：敗血症の認知や診断に，原因微生物の種類，血液培養の結果，炎症反応の所見は含まれない。「ウイルスや真菌では敗血症と呼ばない，血培が陽性化していないから敗血症ではない，CRP 低値で熱がないから敗血症ではない」は誤りである。

- Sepsis-3 では敗血症を「生命を脅かす臓器障害を伴う感染に対する宿主の生体反応調節不全」と定義しているように，敗血症の治療では「臓器を守る」ことが重要な目的である。

- 臓器を守るとは，臓器に必要な血流と酸素を可及的速やかに与えることである。

- 敗血症の治療においても迅速かつ漏れのない対応を行い予後を改善するためには，バンドルが有用である。

- 治療バンドルの詳細は各ガイドラインなどで内容を確認してもらいたい[2-4]。

- 本書では「小児科専攻医が当直中に 1 人で初期対応する」場合を想定して解説する。

敗血症・敗血症性ショックの治療バンドル

1時間以内の治療目標：心拍数の改善，CRT≦2秒，正常血圧

5分以内に

意識障害と循環不全状態の認知
気道確保して輸液路確保（PALSガイドラインに準じて）

敗血症性ショックか？
（低血圧 or 循環作動薬が必要 or 組織環流障害）

①晶質液のボーラス投与＊：10-20 mL/kg
　　ICUあり：max 60 mL/kg
　　ICUなし：max 40 mL/kg
　　＊ショックではない場合はボーラス投与しない
　　10-20 mL/kg/h
②低血糖と低カルシウム血症を補正
③血液培養採取後，抗菌薬投与

15分以内に

輸液抵抗性ショックか？

・ICU入室
・CVライン確保し，カテコラミンを開始
　（アドレナリンorノルアドレナリンを0.05γで開始）
・Aライン確保
・気管挿管による人工呼吸管理を考慮
・CVや気管挿管にはアトロピン＋ケタミンを使用

60分以内に

カテコラミン抵抗性ショックか？

・ヒドロコルチゾン投与を考慮
・以降は集中治療医と共にICUでの治療目標を目指す
　正常血圧（MAP-CVP）
　$ScvO_2$＞70%
　CI（cardiac index）3.3-6.0L/min/㎡

行うべきことのリスト

- ☑ 輸液路の確保
- ☑ 血培2セット採取
- ☑ 抗菌薬の投与
- ☑ 乳酸値の測定
- ☑ 心エコー
- ☑ 初期輸液
- ☑ ショック時：
　晶質液のボーラス投与

- ☑ ICUへの移動
- ☑ 輸液抵抗性ショック時：
　カテコラミン投与
- ☑ カテコラミン抵抗性：
　ヒドロコルチゾンを考慮

- ☑ 感染巣の検索
- ☑ 感染巣からの培養
- ☑ 感染巣のコントロール

敗血症の診療の流れ

敗血症対応に備えておく

- 限られた人員で"迅速かつ遺漏なく"敗血症に対応するには平時の備えが大切である。

- 小児科外来，救急外来，病棟などで「モノ」を揃えておく。

- 酸　素：リザーバー付き酸素マスク
- 輸液路の確保：留置針や骨髄針，輸液製剤
- 検　査：血算，生化学，凝固系，血液ガス，血液培養

- 年齢や体重に応じた投薬リストと投与量の早見表があると便利である：輸液のボーラス投与量，抗菌薬，循環作動薬，ブドウ糖，グルコン酸カルシウム水和物なども含む。

- 患者情報のチェックリストも作成する：高リスク群となりえる既往歴，入院歴，抗菌薬投与歴なども含めた SAMPLE ヒストリーに加えて，耐性菌検出歴などカルテから収集すべき項目も含めておく。

- 専攻医が PALS などで小児急変対応を学ぶことは大切だが，自施設の看護師・医師とも急変対応をシミュレーションするなど「ヒト」の備えも重要である。

敗血症かもしれないと認知したら，まず宣言する

- 周囲の医療スタッフ（看護師，上級医，状況によっては近くの臨床研修医や救急医など）に向けて，目の前の患者を「敗血症と認知して対応を開始する」ことを宣言し，人手が要ることを明言する（重症かもしれないと心の中で焦っても誰も助けてくれない）。

- 患者情報の収集を依頼する。

- バイタルサインを測定し，敗血症または敗血症性ショックに分類する。

酸素投与

- 10 L/分のリザーバー付き酸素マスクで投与を開始する。
- 新生児や早期乳児では動脈管性ショックに注意する。

輸液路の確保

- 静脈穿刺で 5 分以内に確保できなければ，躊躇せず骨髄輸液路を確保する。
- 最低でも 1 ルートを確保する。その後の鎮静や循環作動薬の投与に備えて，できれば 2 ルート確保したい。

輸液の投与

- 生理的食塩水またはリンゲル液を用いる。『敗血症診療国際ガイドライン 2020』(SSCG2020) では弱い推奨ときわめて低いエビデンスに基づいて，生食よりリンゲル液が推奨されている[3]。
- 成人ではリンゲル液が推奨されている。小児ではリンゲル液と生食を比較する「PRoMPT-BOLUS 試験」が進行中である。

ピットフォール

- 敗血症すなわちボーラス投与ではない。自施設で重症児の対応が可能か (ICU があるか) も加味する。もし ICU がないなら迷わず搬送する！
- ボーラス投与の前に，肝腫大や湿性ラ音など溢水徴候がないことを確認する。
- ボーラスを終了するタイミングは心拍出の改善徴候 (頻脈や低血圧，CRT，意識レベル，尿量の改善など)，または上記の溢水徴候の出現時

● 輸液の投与方法

	ICU なし	ICU あり
低血圧なし	ボーラス投与なし 10-20 mL/kg を 1 時間で投与	
低血圧あり	10-20 mL/kg ずつボーラス投与 最大 40 mL/kg	10-20 mL/kg ずつボーラス投与 最大 40-60 mL/kg

とする。

- 輸液のほかに，低血糖や低カルシウム血症の補正も行う。

輸液抵抗性ショックの場合

- ICU に入室したうえで CV ライン挿入，カテコラミン投与，A ライン
  による血圧測定，気管挿管による人工呼吸管理を考慮する。

- ノルアドレナリンを 0.05 μg/kg/分で開始する。アドレナリンとノル
  アドレナリンのどちらが有用かの結論は出ていないが，『日本版敗血症
  診療ガイドライン 2020』では末梢血管拡張性ショックと考えられる場
  合にはノルアドレナリンの選択も考慮されている。

- 侵襲的処置の鎮静/鎮痛にはアドレナリン＋ケタミンが推奨されてい
  る[3]。

カテコラミン抵抗性ショックの場合

- ヒドロコルチゾン (HDC) 投与を考慮する。現時点で強い推奨はなくカ
  テコラミン抵抗性ショックでルーチンに投与されるものではない。投与
  するならコルチゾール測定用の検体を保存したうえで，HDC 50 mg/
  m^2 を投与する。

- 循環動態に応じて循環作動薬や血管拡張薬などを考慮する。

- さらに不応の場合には心嚢水貯留など他の原因を検索しつつ，ECMO
  を考慮する。

培養検体の採取

- 血液培養は最低 2 セットを採取する。

- バイタルサインが安定しているのであれば，カテーテル尿や髄液など必
  要な検体も採取する。バイタルが不安定な場合は，血培だけは採取して
  バイタルの安定化に全力投球すべし。

- 敗血症の代表疾患は菌血症を伴うことが多いが，逆に血液培養が陽性と
  なったが感染巣を同定できないこともある。

- 抗菌薬の初回投与を終えてからバイタルが安定した場合には，カテーテ

ル尿や髄液など必要な培養検体を採取する。
- たとえば髄液の生化学所見や細胞数は，抗菌薬投与ですぐには変化しない。小児の細菌性髄膜炎に対して静注抗菌薬の投与後に髄液培養が陰性化するタイミングを調査した報告がある[5]。髄膜炎菌は投与2時間以内に全例で陰性化したが，肺炎球菌なら4時間後まで，GBSなら8時間後までは陰性化しなかった。

抗菌薬の選択

- 「感染症の三角形」に従って治療薬を考えることは他の感染症と同じである。
- 重症だからこそ丁寧な問診，隅々までの身体診察で感染巣を探す。症状や所見の経時的な変化にも注目する。
- 日本の小児敗血症において2割ほどは感染巣が不明である[6]。感染巣を特定できなくても，呼吸器感染症22.0％，中枢神経感染症15.7％，菌血症9.4％，腹腔内感染症11.0％，生殖器・泌尿器感染2.4％といった疫学が参考になる。
- 宿主の状態は敗血症である時点で重症であり，治療失敗が許容されない。想定される原因微生物を十分カバーしつつ，髄膜炎量を想定した高用量で投与を開始する。

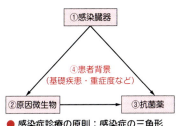

● 感染症診療の原則：感染症の三角形

- 世界規模の疫学研究（SPROUT研究）[7]によると，小児重症敗血症の特徴は以下である。

- 院内死亡率は10-20%程度
- 基礎疾患が70-80%
- 気道感染症が多い，尿路や中枢神経系は不明
- 原因微生物は70-80%で判明し，グラム陰性桿菌（GNR），グラム陽性球菌（GPC）がそれぞれ30%弱，カンジダ10%，ウイルス20%。逆に20-30%が原因不明

抗菌薬の初回投与のタイミング

- 敗血症性ショックの場合，認知から1時間以内の抗菌薬投与開始を目指す[8]。ショックではなくとも3時間以上かかることは避ける[9]。
- いつ抗菌薬を投与するか：筆者は血液培養2セット採取を必須として，上記の時間内で可能な限りの培養検査を提出した後で抗菌薬を開始する。

ピットフォール

- 「敗血症なら第3世代セファロスポリン，敗血症性ショックならカルバペネム」などと思考停止してはいけない。迅速に抗菌薬を投与できるよう抗菌薬を配置しておくことはよいが，「とりあえず（置いてある）広域抗菌薬いっといて」とはしない。

- 逆に「髄液を採取できるまで絶対に抗菌薬投与を待つ」必要はない。抗菌薬を投与して培養検査が陰性化するまでの時間は，血液よりも髄液のほうが長いとされている。

- 速やかに腰椎穿刺を行えるのなら抗菌薬投与を待機しても構わないが，腰椎穿刺に時間がかかるのに抗菌薬投与を待機してしまうことは避ける。

市中発症の場合

➕ Empirical therapy

以下，患者のリスクに合わせて考える

1. 気道感染症を考慮：意識状態なども同時に評価し，気道感染症のみと考えた場合

- セフォタキシム 300 mg/kg/day 分 4
  ＋バンコマイシン 60 mg/kg/day 分 4
  インフルエンザシーズンは上記にオセルタミビルを追加する

2. 中枢神経感染症を考慮

生後 7 日未満*

- セフォタキシム 150 mg/kg/day 分 3
  ＋アンピシリン 300 mg/kg/day 分 3

生後 1 カ月未満（8-28 日）*

- セフォタキシム 200 mg/kg/day 分 4
  ＋アンピシリン 300 mg/kg/day 分 4

生後 1 カ月以上

- セフォタキシム 300 mg/kg/day 分 4
  ＋バンコマイシン 60 mg/kg/day 分 4

＊6 週間未満で髄液細胞数上昇あった場合，HSV 感染を考慮してアシクロビル 60 mg/kg/day 分 3 も加える

3. 尿路感染症を考慮

尿 Gram 染色までできればよい。その結果に合わせる

GNR がみえる，ないし膿尿まで確認できるが Gram 染色までできない

- メロペネム 120 mg/kg/day 分 3

GPC がみえる

- セフェピム 150 mg/kg/day 分 3
  ＋バンコマイシン 60 mg/kg/day 分 4
  セフェピムは Gram 染色の感度の限界を考慮して，初期のみの使用を考える

4. 腹腔内感染症を考慮

外科的ドレナージ目的の外科コンサルテーションを進めつつ，

- セフェピム 150 mg/kg/day 分 3
  ＋メトロニダゾール 30 mg/kg/day 分 3

耐性菌リスクがある患者の発症

- 情報があれば耐性菌の保菌状況と照らし合わせる。GPCなら MRSA，GNRなら緑膿菌，ESBL産生菌，AmpC過剰産生菌を考慮する。

- 抗菌薬の先行投与（特にβ-ラクタム薬）の有無は耐性菌感染症のリスクを考慮するうえで重要である。

🎯 Definitive therapy

- MRSAを考慮する場合：バンコマイシン
- ESBL，AmpC過剰産生菌を考慮する場合：メロペネム
- 緑膿菌を考慮する場合：ピペラシリン，セフタジジム，セフェピム（病院のアンチバイオグラムと保菌感受性を参考に決定）など

- 実は緑膿菌が関与する市中感染症は非常に少なく，例外を覚えておく。

基礎疾患のない児における緑膿菌が原因になる市中感染症

熱傷後，外耳道炎，慢性中耳炎，涙嚢炎，尿路感染症の一部，穿通性足部骨髄炎，乳腺炎，毛嚢炎（hot tub syndrome）

院内発症の場合

- まずは感染症専門医に相談！

- 最低限，前記の耐性菌リスクがある患者と同様に扱うのが無難である。それに加え，耐性菌の保菌情報，免疫状態，基礎疾患などを参考に適宜調整する。

✚ Empirical therapy

- 筆者は基本的には緑膿菌カバー，MRSAカバーは外さない
- また担癌患者やCV挿入患者，NICUの低出生体重児では真菌（特に*Candida* spp.）カバーを行う。その場合は，ミカファンギンかカスポファンギンを選択する
- 糸状菌感染症やムーコル症などのリスクが高い好中球減少患者や原発性免疫異常症患者では，アムホテリシンBを選択する

🎯 Definitive therapy

- 敗血症であろうとも，感染巣や原因菌に合わせて de-escalation が可能である

〔参考文献〕
1) LN Sanchez-Pinto et al. JAMA 2024；331：675-86．PMID：38245897
2) AL Davis et al. Crit Care Med 2017；45：1061-93．PMID：28509730
3) SL Weiss et al. Pediatr Crit Care Med 2020；21：e52-106．PMID：32032273
4) 日本集中治療医学会・日本救急医学会.「日本版敗血症診療ガイドライン 2020」The Japanese Clinical Practice Guidelines for Management of Sepsis and Septic Shock 2020 (J-SSCG2020)
5) JT Kanegaye et al. Pediatrics 2001；108：1169-74．PMID：11694698
6) N Shime et al. Intensive Care Med 2012；38：1191-7．PMID：22527068
7) SL Weiss et al. Am J Respir Crit Care Med 2015；191：1147-57．PMID：25734408
8) L Evans et al. Crit Care Med 2021；49：e1063-143．PMID：34605781
9) SL Weiss et al. Crit Care Med 2014；42：2409-17．PMID：25148597

Chapter 2

中枢神経感染症

髄膜炎対応バンドル

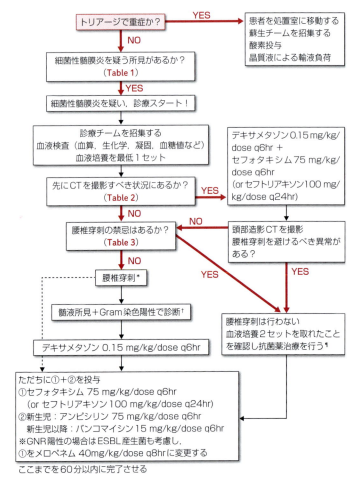

* 腰椎穿刺に時間がかかる場合は,治療を先行させる
† Gram染色陰性でも細菌性髄膜炎を除外しない
¶ 状態が安定したら速やかに腰椎穿刺を行う

Table 1　細菌性髄膜炎を疑う所見

全年齢の keywords	新生児・乳児 keywords
• 発熱，低体温 • 意識障害 • けいれん • 嘔吐 • 紫斑 • ワクチン未接種 　（特に Hib と肺炎球菌）	• 易刺激性 • 哺乳不良 • 笑わない • 視線が合わない • 何かおかしい（保護者目線）
身体所見	**幼児以降の keywords**
• GCS の経時的低下 • 項部硬直 • Kernig 徴候 • 大泉門膨隆	• 頭痛 • 不機嫌 • 言語障害

Table 2　腰椎穿刺よりも先に CT を撮影すべき状況

- 水頭症，VP シャント，外傷，脳外科術後などの基礎疾患
- けいれん重積
- 頭蓋内圧亢進症状（徐脈や除呼吸を伴う血圧上昇，うっ血乳頭）
- 神経学的巣症状
- 意識障害（GCS≦8）
- 免疫不全

Table 3　腰椎穿刺の禁忌

- バイタル不安定
- 意識障害（GCS≦8）
- けいれんの持続
- 頭蓋内圧亢進症状（徐脈や除呼吸を伴う血圧上昇，うっ血乳頭）
- 神経学的巣症状
- 穿刺部位の皮膚の感染所見
- 髄膜瘤
- 凝固異常（血小板<50,000/μL，PT-INR>1.4）

Chapter 2 中枢神経感染症

1 細菌性髄膜炎

頻度：★☆☆☆☆　重症度：★★★★★

疾患のトリセツ

☑ ワクチンの普及により発症率は激減したが，発症すれば10%の死亡率，30%の後遺症率と重症疾患であることは変わりない。

☑ 診断には侵襲的な腰椎穿刺が必須である。そのため「いつ疑うか？ いつ検査をするか？」が重要である。

☑ 遭遇する頻度は低いが，いつでも安全に腰椎穿刺を行えるために平時の備えが活きる疾患である。

● 年齢およびリスク毎の原因菌

年齢およびリスク	原因菌
1カ月未満	GBS, E. coli, L. monocytogenes
1-3カ月	ワクチン未接種・1回のみ：S. pneumoniae, H. influenzae GBS, E. coli
3-6カ月	ワクチン未接種：S. pneumoniae, H. influenzae Hibワクチン2回以上接種：S. pneumoniae
7カ月以上	ワクチン未接種：S. pneumoniae, H. influenzae ワクチン完了：S. pneumoniae（非PCV含有血清型），
髄液漏，内耳インプラント，ネフローゼ症候群	S. pneumoniae, H. influenzae
VPシャント	S. aureus, CNS, S. pneumoniae
先天性皮膚洞，髄膜瘤	Staphylococcus spp., GNR（腸内細菌）
補体欠損	S. pneumoniae, N. meningitidis
無脾，機能的無脾，鎌状赤血球症	S. pneumoniae, N. meningitidis, H. influenzae, Salmonella spp.

● 髄膜炎発症リスク評価のための問診事項

菌血症のなりやすさ	予防接種歴（PCV，Hib），無脾症（手術歴），免疫不全症の有無，母体の周産期感染症の有無（特に GBS），集団保育（保菌のリスク）
近接臓器からの侵襲	頭部外傷歴（髄液漏），内耳インプラント，VP シャント

疫 学

- 小児の髄膜炎全体のうち大半はウイルス性だが，いまだに 6-18％を細菌性髄膜炎が占める[1]。2019-2021 年における国内の調査では[3]，発症率は 0.41/1,000 小児入院数とされている。

- Hib ワクチンや肺炎球菌ワクチンの定期接種化によって，Hib 髄膜炎はほぼ発生しなくなった。肺炎球菌性髄膜炎も減少したが，非ワクチン株の肺炎球菌による髄膜炎はまだ発症しうる[2]。

- 2019-2021 年における国内の小児細菌性髄膜炎の調査における上位 3 菌種は，GBS（48％），肺炎球菌（21％），大腸菌（10％）が占めている[3]。

疑いかた

- 細菌性髄膜炎を疑って，いつ髄液検査をするか，が最大の問題である。

- 細菌性髄膜炎だと診断/除外できる単一の症状や所見は存在しない（p.19 Table1 参照）。問診や身体所見で細菌性髄膜炎の事前確率を上げていくしかない。

診療の進めかた

細菌性髄膜炎に備えておく

- 「髄膜炎かもしれない」と疑ったとき，腰椎穿刺を躊躇してはならない。安全に速やかに実施できるよう，平時から時間内・外における手順を確認しておこう。

- 小児科外来，救急外来，病棟，ICU などで「モノ」を揃えておく。物品の準備から穿刺の介助までスムーズに行えるように「ヒト」の備えも大切である。

- 看護師と相談して下記の必要物品をセットとしてまとめておくとよい。

> 滅菌ドレープ，滅菌穴あきドレープ，腰椎穿刺針（三方活栓付），マノメーター，滅菌スピッツ，局所麻酔用のシリンジと注射針，ガーゼ，消毒薬，帽子，滅菌手袋など

- 抗菌薬としてセフォタキシム（またはセフトリアキソン）は病棟などに常備する。

細菌性髄膜炎を疑ったら，まず宣言する

- 周囲の医療スタッフに腰椎穿刺を行うことを宣言し，人員を確保する。

- 時間外になりそうなら細菌検査室や CT 検査室にも連絡しておく。

- まず血液検査，血液培養を行い，次に腰椎穿刺を行う。

血液検査

- 白血球分画を含む血算，凝固，生化学をオーダーする。

- 血糖値は髄液糖との比較に用いる。

血液培養

- 細菌性髄膜炎の 86％で血液培養陽性となる。細菌性髄膜炎を疑った場合，血液培養は必須である。少なくとも 1 セットは採取する。髄液検査をできないときは必ず 2 セット採取する。

腰椎穿刺

腰椎穿刺の前に CT を撮影すべき状況か確認する

- 水頭症，VP シャント，外傷，脳神経外科術後などの基礎疾患
- けいれん重積

- 頭蓋内圧亢進症状（徐脈や除呼吸を伴う血圧上昇，うっ血乳頭）
- 神経学的巣症状
- 意識障害（GCS≦8）
- 免疫不全

腰椎穿刺の禁忌があるか確認する

- バイタル不安定
- 意識障害（GCS<8）
- けいれんの持続
- 頭蓋内圧亢進症状（徐脈や呼吸数低下を伴う血圧上昇，うっ血乳頭）
- 神経学的異常所見
- 穿刺部位の皮膚の感染所見
- 髄膜瘤
- 凝固異常（血小板 <50,000/μL，PT-INR>1.4）

- このような所見を認めた場合はバイタル安定化を優先し，血液培養を採取して抗菌薬投与を優先する。

- 臨床症状が安定したら（可能なら 2-3 日以内に）腰椎穿刺を実施する。

腰椎穿刺の手順

- 患者に鎮静をかけるか，局所麻酔薬を用いるかはバイタルサインや意識状態，体動の危険性などを含めて判断する。

- 患者の体位を整える前に，滅菌物品を処置台に揃えておく。バイタルサインを測定し，SpO_2 モニターや心電図モニターを装着する。

- 穿刺には基本的に腰椎穿刺針を用いる。注射針などでは医原性くも膜下類皮嚢胞の恐れがある。

- 穿刺前に穿刺針の内外筒や三方活栓がスムーズに動くことを確認する。

- 検体スピッツは事前に蓋を開けておく。

- 1 本目：細胞数，分画，生化学検査
- 2 本目：培養，塗抹
- 3 本目：検体保存用

- 術者と介助者は帽子とサージカルマスクを着用し，術者は清潔手袋を使

用する。

- 介助者は患者の背中を彎曲させつつ，穿刺する椎間が検査台に対して垂直・水平であることを確認する。同時に患者のバイタルサインの変化にも注意する。

- 第4腰椎の棘突起がある Jacoby 線を確認し，穿刺部をクロルヘキシジンなどで消毒し，穴あきドレープを穿刺部にかける。

- 左手の示指と中指で L4/5 の棘間を挟むように触れながら穿刺する。2-3 mm ずつ針を進めては内筒を引いて，髄液が流出するか確認することを繰り返す。

- 髄液の採取が終わったら，穿刺針に内筒を戻してから抜去する。

- 髄液は速やかに検査室に提出する。ただちに塗沫・培養検査を行えない場合には常温，または孵卵器で髄液を保管する（基本的に無菌検体なので雑菌の増殖は懸念されにくく，冷蔵すると髄膜炎菌などが死滅するため）。

細胞数や生化学検査の解釈

- 白血球数や分画だけで細菌性とウイルス性を区別することは困難である。

- 髄液糖が血清糖に比べて 40-60％未満であることも補助的な所見として用いられる。

- 多くの臨床予測スコアの中でも最も評価されているのが bacterial meningitis score（BMS）である（感度98％，特異度62％）[4]。

- BMS ですべて陰性の場合，陰性的中率は100％（97-100％）であり[5]，否定に使用できる。

Bacterial meningitis score

- 髄液 Gram 染色陽性
- 髄液好中球数≧1,000/μL
- 髄液タンパク≧80 mg/dL
- 末梢血好中球数≧10,000/μL
- 来院前けいれん既往あり

(LE Nigrovic et al. JAMA 2007 : 297 : 52-60 より)

髄液細胞数の補正式

- 穿刺時に末梢血が混入して血性髄液となった場合は，髄液細胞数を下記の計算式で補正することもできる。

補正髄液細胞数＝髄液細胞数－（末梢血白血球数／末梢血赤血球数×
髄液赤血球数）

Gram 染色の解釈

- 髄液 Gram 染色は非常に重要な検査であり，形態から原因菌を想定するのに役立つ。

- GPC chain であれば GBS，肺炎球菌。GNR であれば年齢によるが *E. coli，H. influenzae*。GPR であれば *Listeria*。GNC（双球菌）であれば髄膜炎菌などである。

- 感度が高いわけではなく，Gram 染色が陰性でも細菌性髄膜炎を否定はできない。

髄液培養の解釈

- 髄液培養は 92％で陽性になるが，抗菌薬の先行投与があると 56％に低下する。しかし，投与後に陰性になるまでの時間は菌により異なり，*S. pneumoniae* で 4-10 時間後，GBS で 8 時間以上かけて陰性になる。

- ただし髄膜炎菌は抗菌薬投与後すぐに菌が死滅するため，陽性率は低くなる。

● Gram 染色所見と原因菌

	一般的な原因菌		稀な原因菌
Gram 陽性	双球菌 ▼ 肺炎球菌	レンサ球菌 ▼ GBS	桿菌 ▼ リステリア
Gram 陰性	小球桿菌 ▼ インフルエンザ菌	長桿菌 ▼ 大腸菌	双球菌 ▼ 髄膜炎菌

- 血液培養さえしっかり採取されていれば，状態が安定しないなか，腰椎穿刺をできないことを理由に抗菌薬の投与開始を遅らせてはならない。
- 細菌性髄膜炎を疑う症例で血液培養のみから肺炎球菌が検出された場合には，感受性の解釈に注意が必要である。必ず微生物検査技師とブレイクポイントを確認する。

● 肺炎球菌に対するペニシリン MIC（μg/mL）のブレイクポイント

基　準	感受性あり	中等度の感受性あり	耐　性
髄膜炎	≦0.06	——	≧0.12
髄膜炎以外	≦2	4	≧8

肺炎球菌迅速抗原検査

- 感度が十分でなく，小児の髄液検査でルーチンに行う必要はない[6]。

PCR 検査

- 従来の単一微生物を対象とした real-time PCR 法の他に，マルチプレックス PCR 法による髄液検査（FilmArray 髄膜炎・脳炎パネル）が保険適用となった。
- 以下の微生物を一度に検査可能となった。少量の検体で迅速に検査できる点が有用だが，偽陽性や偽陰性が生じることも忘れてはならない。臨床推論と異なる検査結果だった場合には，解釈に注意が必要である。

FilmArray 髄膜炎・脳炎パネルで検出できる微生物

E. coli, H. influenzae, N. meningitidis, S. agalactiae, S. pneumoniae, CMV, HHV-6, パレコウイルス , VZV, エンテロウイルス , *C. neoformans/gattii*

診　断

- 髄膜炎を一度疑ったのなら，よほど細菌性髄膜炎らしくない所見が揃わない限りは empiric な抗菌薬治療を開始すべきである。

- Gram 染色や培養検査が陰性であっても，臨床情報を微生物検査技師や感染症医と共有して解釈について相談する。

治　療

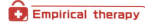
Empirical therapy

生後 7 日未満*
- セフォタキシム 150 mg/kg/day 分 3
  ＋アンピシリン 300-400 mg/kg/day 分 3

生後 1 カ月未満 (8-28 日)
- セフォタキシム 200 mg/kg/day 分 4
  ＋アンピシリン 300-400 mg/kg/day 分 4

生後 1 カ月以上
- セフォタキシム 300 mg/kg/day 分 4 †
  ＋バンコマイシン 60 mg/kg/day 分 4

＊正期産に限る　†セフトリアキソン 100 mg/kg/day 分 2 も可

⚠ ただし各年齢において Gram 染色で GNR が認められた場合，ESBL 産生大腸菌などのリスクを考慮し，セフォタキシムの代わりにメロペネム 120 mg/kg/day 分 3 を投与する

- 可及的速やかに抗菌薬を投与する。血液培養を採取したら（腰椎穿刺が終わらなくても）その時点でセフォタキシムを投与し，その後年齢によりもう 1 剤を投与する。救急外来にはセフォタキシムを常備しておく。

髄液への抗菌薬移行性

- 髄液移行性がない薬剤（セファゾリン，アンピシリン/スルバクタム，ピペラシリン/タゾバクタム）は髄膜炎治療に用いない。

ステロイド併用と時期について

使用する場合：*H. influenzae* または *S. pneumoniae* が原因の場合
- デキサメタゾン 0.6 mg/kg/day 分 4，4 日間

> **使用しない場合**
> 生後6週未満，*H. influenzae* や *S. pneumoniae* 以外の細菌性髄膜炎，ウイルス・真菌性髄膜炎

- 小児細菌性髄膜炎に対するステロイドの有効性は, 原因菌が *H. influenzae* であった場合の聴力予後の改善は示されているが, *S.pneumoniae* では有意性が証明されていない[7]。

- しかし全年齢の *S. pneumoniae* による細菌性髄膜炎においては死亡率の軽減に有用とされる[7]

- 投与のタイミングは抗菌薬投与直前・同時がよい。遅くとも投与後1時間以内に投与する。

- 筆者の考えとしては, 抗菌薬を開始する時点で「生後6週未満, ウイルス・真菌性髄膜炎」に当てはまらない場合, まずはステロイドを使用する。

- その後に *H. influenzae* や *S. pneumoniae* ではないことが判明すれば, その時点でステロイドを中止する。

- ステロイドの投与終了後, 再発熱を起こすリスクが高いことは知っておく必要がある。

● Definitive therapy（髄液移行性があり，臨床経験の多い抗菌薬を選択する）

原因菌	抗菌薬選択	治療期間
Neisseria meningitides	ペニシリン MIC≦0.1 µg/mL ・アンピシリン 300 mg/kg/day 分 4 ペニシリン MIC>0.1 µg/mL ・セフォタキシム 300 mg/kg/day 分 4	7 日
PSSP ペニシリン MIC≦0.06 µg/mL	下記のいずれか ・ペニシリン G 30 万 -40 万単位/kg/day 分 6 ・アンピシリン 300 mg/kg/day 分 4	10-14 日
PRSP ペニシリン MIC≧0.12 µg/mL	3 世代セフェム感受性の場合：MIC<0.5 µg/mL ・セフォタキシム 300 mg/kg/day 分 4＊ 3 世代セフェム非感受性の場合：MIC≧1.0 µg/mL ・セフォタキシム 300 mg/kg/day 分 4†＋バンコマイシン 60 mg/kg/day 分 4（trough 15-20 µg/mL） ＋リファンピシン内服 20 mg/kg/day 分 2	10-14 日
H. influenzae BLNAS	・アンピシリン 300 mg/kg/day 分 4	10-14 日
H. influenzae BLPAR BLNAR, BLPACR	・セフォタキシム 300 mg/kg/day 分 4	10-14 日
GBS	・アンピシリン 300 mg/kg/day 分 4＋ゲンタマイシン 3 mg/kg/day 分 3 ゲンタマイシン併用は髄液培養陰性化が確認できるまで	14-21 日
Listeria monocyto-genes	・アンピシリン 300 mg/kg/day 分 3＋下記 生後 7 日未満 ・ゲンタマイシン 5 mg/kg/day 分 2 生後 8 日以上 ・ゲンタマイシン 7.5 mg/kg/day 分 3	21 日
腸内細菌 （*E. coli* など）	感受性および髄液移行性を考慮し選択 通常 ・セフォタキシム 300 mg/kg/day 分 4 ESBL 産生腸内細菌・AmpC 過剰産生菌 ・メロペネム 120 mg/kg/day 分 3	21 日
原因菌不明 （抗菌薬前投与あり）	生後 1 カ月未満 ・セフォタキシム 200 mg/kg/day 分 4＋アンピシリン 300 mg/kg/day 分 4	14-21 日
	生後 1 カ月以上 ・セフォタキシム 300mg/kg/day 分 4	10 日

＊セフトリアキソン 100 mg/kg/day 分 2 でも可
†動物実験レベルであるがバンコマイシン単独よりも 3 世代セフェム系抗菌薬を併用したほうが菌の消失が早い

治療がうまくいかないとき

- 細菌性髄膜炎の自然経過を知っておくべきである。適切な治療を行ったとしても，発熱期間は 4-6 日間持続する。
- 8 日以上経過した後，再発熱ないし発熱持続する場合は，下記のような状況を考慮する。

発熱持続ないし再発熱の原因

- 不適切な治療：抗菌薬選択が違う，投与量・投与方法が違う
- 医療関連感染症：院内肺炎，尿路感染症，カテーテル関連血流感染症など
- デキサメタゾン中止後再発熱
- 他の熱源：静脈炎，心外膜炎，膿胸，反応性関節炎，硬膜下膿瘍
- 薬剤熱：稀

髄液検査再検の適応

- 治療経過がよい場合は，培養陰性や所見改善確認のためのルーチンの髄液検査再検は必要ない。

髄液検査再検するべき状況

- 治療開始後 48 時間で臨床的な改善がない場合
- ペニシリン耐性肺炎球菌 (PRSP) 髄膜炎
- 新生児の GNR 髄膜炎
- GBS 髄膜炎*
- 診断がついていない
- VP シャント関連髄膜炎

*GBS 髄膜炎は治療終了間際 (14 日) に髄液検査再検が推奨される。髄液好中球割合＞30%，タンパク＞200 mg/dL である場合，脳炎合併が疑われ，治療期間を 21 日に延ばす必要がある (かつ 21 日目に再検する。3 週間以上の治療を要することはほとんどない)

1

細菌性髄膜炎

小児感染症 エキスパートへの道

硬膜下水腫（Subdural hygroma）

　発熱が持続した場合に，硬膜下膿瘍などの合併を危惧し，頭部画像検査を行うと，硬膜下に液体成分が貯留していることがある。小児細菌性髄膜炎患者のおよそ 20-40％ に認める。経過中発熱期間が長く，けいれんをきたしやすいが，長期予後に違いはない。鑑別が必要になるのは硬膜下膿瘍であるが，臨床的に状態が安定している場合は経過観察が可能である。

Chapter 2 中枢神経感染症

2 ウイルス性髄膜炎

頻度：★★☆☆☆　重症度：★★★☆☆

疾患のトリセツ

☑ 無菌性髄膜炎のうちウイルス感染症によるものをウイルス性髄膜炎という。

☑ 日本でも米国でも無菌性髄膜炎，ウイルス性髄膜炎の本当の疫学は不明である。

☑ 無菌性髄膜炎で非ウイルス性髄膜炎も存在する。

ウイルス性髄膜炎の原因

Common：エンテロウイルス（コクサッキーウイルス，エンテロウイルス），ヒトパレコウイルス，HSV，アルボウイルス（ウエストナイルウイルス，日本脳炎ウイルス，黄熱ウイルス，デングウイルスなど
Uncommon：ムンプスウイルス，HIV
Rare：VZV，CMV，HHV-6，インフルエンザウイルスA・B，パラインフルエンザ3型，麻疹ウイルス，アデノウイルス，パルボウイルスB19，ロタウイルス，ダニ媒介性脳炎ウイルス

● 非ウイルス性の無菌性髄膜炎

感染症	*M. pneumoniae*, *M. hominis*, *U. urealyticum*, 結核, Lyme病, ネコひっかき病, 梅毒, *Rickettsia* spp., Toxoplasmosis など
免 疫	ベーチェット病，SLE，サルコイドーシス
その他	川崎病，新生児尿路感染症，NSAIDs，抗菌薬，重金属中毒，類皮腫，異物（シャントなど），免疫グロブリン

疑いかた

- 病原体の種類により臨床所見が異なる。

- よく診断されるパターンは大きく，①早期乳児の発熱ワークアップで髄

液細胞数増加，②頭痛，嘔気，嘔吐の強い年長児に髄液検査をして髄液細胞数増加の 2 つがある。
- 項部硬直は早期乳児未満では出にくい。
- 新生児エンテロウイルス髄膜炎やパレコウイルス髄膜炎では，敗血症様症状をきたすことがあり，後者では髄液細胞数増多が少ない[10]。
- パレコウイルス髄膜炎では消化器症状や呼吸器症状が最大半数に認められる。
- ムンプスウイルス髄膜炎は耳下腺炎の発症 1 週間以内に認められることが多いが，先行することがある。
- また，ムンプスウイルス髄膜炎発症者の 50％に耳下腺炎を認めない。そのため日本では髄膜炎をみたら，耳下腺炎がなくても，ムンプスウイルス感染症を考慮する。

診 断

髄液検査

- 髄液細胞数や分画だけでは細菌性髄膜炎との鑑別は難しい。
- 基本的に単核球有意の細胞数上昇（100-1,000/μL）をきたすが，ムンプスウイルスやエンテロウイルスでは＞2,000/μL になることがあり，病初期は多核球有意となることがある。
- パレコウイルスでは細胞数増加を伴わずに，髄液からウイルスが検出されることが多い。
- タンパクは軽度上昇し，糖は通常増加も低下もしない。

PCR 検査

- 「1. 細菌性髄膜炎」を参照。

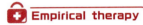

治　療

- ウイルス性髄膜炎に対する特異的治療は基本的に存在せず，対症療法となる。
- 細菌性髄膜炎の否定ができるまで（培養結果が出るまで）は，empiric に抗菌薬を投与する。
- 新生児エンテロウイルス髄膜炎に対して早期 IVIG（免疫グロブリン）投与の有用性を示唆する報告があるが，結論は定まっていない[11]。
- 原因が HSV でないとわかるまでアシクロビルを投与すべきかどうかも難しい問題である。筆者は生後 6 週までのリンパ球有意の細胞数増加には全例投与し，PCR で陰性を確認している。

➕ Empirical therapy

- アシクロビル 60mg/kg/day 分 3

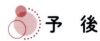

予　後

- エンテロウイルス髄膜炎は小児で 1 週間以内に回復することが多い。一方青年期では 2-3 週間かかる。
- 新生児期のエンテロウイルス髄膜炎は重症疾患だと意識する。死亡率は最大 10％に及ぶ。死亡例の多くは心筋炎もしくは肝不全を合併する。
- 乳児期以降のエンテロウイルス髄膜炎やムンプスウイルス髄膜炎の予後は良好である。

小児感染症 エキスパートへの道

その他の髄膜炎｜真菌性髄膜炎，再発性無菌性髄膜炎

■真菌性髄膜炎

小児において真菌性髄膜炎の原因として *Candida albicans* が最多で，*Cryptococcus neoformans* が次ぐ。前者は院内発症（特に新生児や低出生体重児）に多く，後者は市中発症で慢性髄膜炎を呈することが多い。

新生児や免疫不全者の髄膜炎や，慢性髄膜炎の髄液検査を行う際は，微生物検査室に真菌性髄膜炎を疑っていることを連絡しよう。いずれも小児感染症医にコンサルトしてほしい。

Candida 髄膜炎

小児の髄膜炎の 2%，原因真菌のうち 94.5% を占める。本症を臨床症状でとらえるのは難しく，特に低出生体重児では非特異的のみで診断されるまでに時間がかかることが多い。抗菌薬曝露，血管内デバイス留置，手術歴，免疫抑制治療，新生児，経静脈栄養などがリスク因子である。特に新生児で *Candida* 血症を診断したら，腰椎穿刺を行う。治療期間，薬剤選択が変わるためである。

経験的治療はアムホテリシン B（1 mg/kg/day 分 1，点滴静注）で開始する。標的治療は *C. albicans* であればフルコナゾール 12 mg/kg/day 分 1，点滴静注に変更し，臨床的・画像的な改善が得られるまで最低 21 日間は治療を続ける。

Cryptococcus 髄膜炎

Cryptococcus neoformans はハトの糞など環境に存在する真菌である。小児では非常に稀で，免疫不全や HIV がリスクだが，免疫健常者でも発症することに注意する。

主な症状は発熱のない強い頭痛で，複視もよく認める所見である。一方で髄膜刺激症状に乏しく，診断が難しく慢性経過を辿る場合がある。播種性感染症として髄液以外に皮膚感染症も伴うと，皮膚所見が診断の手掛かりとなる。

診断には髄液の墨汁染色や抗原検査が有用である。非常に高い髄液圧を呈することがあり，髄液ドレナージの必要性があるかどうか判断するためにも必ず初圧を測定する。$\geqq 25$ cmH$_2$O の場合，初圧の 50% 以下か < 20 cmH$_2$O を目指して髄液ドレナージを行う。治療方針は専門医と相談する必要がある。たとえば非 HIV・非臓器移植後でも初期療法＋強化療法＋維持療法と長期間かつ複数の抗真菌薬を選択するためである。

小児感染症
エキスパートへの道

■再発性無菌性髄膜炎 (Mollaret meningitis)

　発熱と髄膜刺激症状が繰り返し起きる。症状は数日間持続し，自然寛解する。周期は数週から数カ月だが数年以上の場合もある。2.2人/10万人の発症がみられる。

　髄液検査ではリンパ球有意の細胞数上昇や巨大単核球 (Mollaret cells) を発症24時間以内に認めるが，数日で消失する。髄液タンパクは軽度上昇するが，髄液糖は正常である。髄液中にHSV-2をPCRで同定されることが最も多いが，HSV-1，EBVも検出される。診断には他の再発性髄膜炎との鑑別が必要であり，自己免疫疾患 (SLE，ベーチェット病，Vogt-小柳-原田病)，炎症性疾患 (家族性地中海熱)，腫瘍 (頭蓋内・脊髄内嚢胞，腫瘍，類皮腫，類上皮腫)，薬剤性，サルコイドーシス，片頭痛などを検索する。

Chapter 2 中枢神経感染症

3 急性脳炎・脳症

頻度：★☆☆☆☆　重症度：★★☆☆☆〜★★★★★

疾患のトリセツ

☑ 急性脳炎・脳症の定義は意識障害が 24 時間以上持続し，髄液細胞数が上昇していれば脳炎，なければ脳症と考えて対応する。

☑ 12 時間程度の意識障害遷延を認めたら脳炎・脳症としての対応を開始できるよう検査，治療の準備を始める。

☑ 原因もウイルス，細菌，真菌，寄生虫と幅広い。病原体を明らかにすることは特異的治療の必要性，予後の推定に重要である。

☑ 脳炎診断のうち病原体不明は 13.8％との報告もあるが，その前提として 3 割が腰椎穿刺を実施されていなかった[12]。

疫　学

- 脳炎発症率は乳児で約 9/10 万人程度と年齢が低いほど多い。
- 日本では 400-700 人/年と推定されている。0-3 歳までの乳幼児が最も多い。
- 主な病原体はインフルエンザウイルス (16％)，HHV-6/7 (16％)，ロタウイルス (4％), RS ウイルス (2％)[13]。

新生児の脳炎・脳症

- 新生児エンテロウイルス感染症の約半数に脳炎または髄膜炎を呈する。脳炎だけでなく，心筋炎や肝炎を伴う播種型を呈することがある。
- 新生児パレコウイルス 3 型感染症では白質障害を伴いやすい。また，たとえ髄液中にウイルスがいても髄液細胞数が上昇しない特徴がある。
- HSV は重要疾患であるため，別途記載する。

● **感染症以外で脳炎・脳症を呈する疾患**

自己免疫	抗 NMDA 受容体抗体脳炎，SLE，シェーグレン症候群，ベーチェット病，サルコイドーシス，小血管炎，橋本脳症，ADEM，結節性多発動脈炎
中　毒	細菌毒素 (*Shigella, Campylobacter jejuni, Salmonella* spp.)，Reye 症候群，鉛中毒，熱中症
先天性代謝疾患	OTC 欠損症，グルタル酸血症 1 型，中鎖アシル CoA 脱水素酵素 (MCAD) 欠損症，ミトコンドリア脳症，急性間欠性ポルフィリア
後天性代謝異常	電解質異常，腎疾患，肝疾患，内分泌異常，ビタミン異常
腫　瘍	脳幹部神経膠腫，傍腫瘍性神経症候群
その他	外傷，虐待，abusive head trauma，精神疾患，脳卒中，片頭痛

免疫不全患者の脳炎・脳症

- 免疫正常者の脳炎・脳症の原因に加え，鑑別が広がる。

細胞性免疫不全
- CMV，EBV，HHV-6，VZV などのヘルペスウイルス属の再活性化。CMV は HIV 感染者に多く，HHV-6 は造血幹細胞移植後に多い
- JCV による PML (progressive multifocal leukoencephalopathy)
- 真菌感染症

液性免疫不全
- エンテロウイルス，ヒトパレコウイルス 3 型

診　断

- 持続する意識障害をみた場合，常に疑う。

- 原因の評価には一般的なシックコンタクト，動物・自然曝露歴，虫刺の有無，旅行歴など当たり前の内容を丁寧に確認する。

- また治療抵抗性または意識障害が持続する熱性けいれんは注意を要する。

- 初期対応するときは，その他重症疾患 (細菌性髄膜炎など) も考慮した対応が必要。また鑑別疾患が非常に幅広くなるため，検体を適切に保存する。

迅速抗原検査

- 流行状況や海外渡航歴を参照しつつ気道症状があれば RSV, ヒトメタニューモウイルス, アデノウイルス, SARS-Cov-2 などの検査を, 消化器症状があればロタウイルス, ノロウイルスなどの検査を追加する。

髄液検査

- 髄液検査についての注意事項は「1. 細菌性髄膜炎」を参照。
- PCR 検査, ウイルス分離, 培養なども行う。

画像検査

- 頭部 CT：脳炎・脳症で認められる所見の評価のみならず, 神経巣症状があれば, 髄液検査を安全に施行できるかどうかの評価もできる。
- 頭部 MRI：時間がかかるため, 全身状態が安定していない場合は行わない。ただし CT に比べ脳炎・脳症の変化に鋭敏であるため, 疑った場合は経過のどこかで施行する。

脳波検査

- 一般的にはびまん性, 局所性の徐波を認める。
- PLEDs（周期性一側性てんかん型放電）は HSV 脳炎を強く示唆する。

血清学的検査

- 抗体検査は発症時と回復期（10-14 日後）に再検し, ペア血清で評価する。
- *Mycoplasma pneumoniae* PA 法, EBV, CMV 抗体検査を行う。

検体保存

- 迅速抗原検査, 培養検査は感度が限られている。病原体を特定するためには発症時（急性期）にできるだけ多くの検体を保存する必要がある。

- 病原体特定のための5点セット：血液，髄液，尿，鼻咽腔拭い液，便を−80℃以下に保存する。

先天性代謝疾患を検索する Critical sample

- 血清，血漿：0.5mL以上（−20℃以下に凍結保存）
  ⇨血中アミノ酸分析，タンデムマス分析，血中ケトン/遊離脂肪酸
- 尿：最低 0.5mL 以上，3-10mL が望ましい（−20℃以下に凍結保存）
  ⇨尿中有機酸分析，尿中アミノ酸分析
- ろ紙血：1spot，できれば4spot（よく乾燥させてから−20℃以下に凍結保存
  ⇨ろ紙血タンデムマス分析

治　療

病原体特異的治療

- 否定できるまでは細菌性髄膜炎（p.27参照），HSV脳炎に対する治療（p.44参照）を行う。

免疫不全者で CMV が否定できない場合

- ガンシクロビル 10 mg/kg/day 分2，14-21日間
- その後維持療法を行うことがある。方法・期間については専門家に相談する

Mycoplasma pneumoniae が原因と予想される場合

- シプロフロキサシン 30 mg/kg/day 分2

注：抗菌薬の必要性は controversial であるが，筆者はいまは投与している

インフルエンザ流行期の場合

- 流行極期には明らかな曝露歴がなくても，迅速抗原検査が陰性であっても抗インフルエンザ薬を投与する。

- 治療開始前に LAMP 法や PCR 法などのより感度が高い検査用に検体を採取しておく。

🎯 Definitive therapy

- オセルタミビル 4 mg/kg/day 分 2，5 日間
  （新生児・乳児：6 mg/kg/day 分 2，5 日間）
  明らかに消化管が使用できない状況でのみ
- ペラミビル 10 mg/kg/day 分 1，1-5 日間（適宜調整）

- 筆者はエビデンスの量と質からオセルタミビルを信頼している。意識障害があっても消化管吸収が見込めれば，NG チューブを挿入してオセルタミビルを投与する

非特異的治療

- バイタルサイン，水分出納，電解質，脳圧，脳波など，さまざまなモニタリングが必要であるため，本書では集中治療室での管理を強く推奨する。

Chapter 2 中枢神経感染症

4 新生児 HSV 脳炎

頻度：★☆☆☆☆　重症度：★★★★★

疾患のトリセツ

☑ 超重症感染症である。未治療ではおよそ 70% ほどが死亡する。
☑ 頻度は 1/3,000-20,000 人。
☑ 新生児の HSV 感染症は，以下のように分類する。

- 皮膚眼粘膜型（SEM 型：skin eye and mucous membrane）
- 中枢神経型（CNS 型：central nervous system）
- 播種型

☑ おおむね SEM 型，播種型は出生 1-2 週間に，CNS 型は 2-3 週間に起きる。

各分類の特徴

SEM 型

- 新生児の水疱性病変は常に HSV 感染症を想起すべきである。治療しなければ 80% が CNS 型，播種型に移行する。
- SEM 型であっても髄液検査などの CNS 評価は行う。また同時に眼科にコンサルトする。

CNS 型

- 播種性の CNS 障害とは病因から分けて考える。CNS 型は神経軸索に沿った逆行性の感染であり，播種型のそれは血行性である。
- そのため播種性は多発，壊死性病変を呈し，CNS 型は片側性になりやすい。しかし臨床的な発症は両者の区別は難しい。

● 新生児ヘルペス感染症の病型

	SEM型	CNS型	播種型
頻　度	45%	30%	25%
発症日齢	7-14日	14-21日	5-12日
臨床所見	発疹は外傷部に起きやすい（脳波電極貼付部など）	けいれんは部分，全般性ともにある。発熱，嗜眠，易刺激性，体温不安定，大泉門膨隆，錐体路症状，黄疸，凝固異常などがあるが，症状からCNS型と播種型を分別することは難しいまた細菌性髄膜炎など重症細菌感染症や新生児エンテロウイルス感染症との鑑別も難しい	
皮疹合併率	80%	発症時 35-40%	経過中 60%初期はなし
死亡率	0%	5%無治療では50%	30%無治療では80%
後遺症残存率	0%	30%	15%

(DW Kimberlin et al. Pediatrics 2001；108：223-9 より)

播種型

- 最も重症な型。HSV血症を起こし，多臓器にわたり影響を与える。劇症肝炎，間質性肺炎，壊死性腸炎，壁内気腫を認めることもある。髄膜炎を60-75%に合併する。

- 多くの新生児HSV感染は，HSV外陰部炎に伴う産道感染である。母体にHSV感染既往があるかどうかで感染リスクは変わり，初感染50-60%，再感染2%である[14]。

- 新生児感染症のHSV潜伏期間は2日から2週間であり，症状は4-6週間以内に起きる。それ以降に起きた場合は，周産期に獲得したHSVの可能性は低い。

- CNS型はその他に比し，発症がやや遅い。出生2-3週の発熱，傾眠傾向，けいれんは注意する[15]。

- HSV1型と2型で臨床病型を区別することは不可能である。

- CNS型，播種型は臨床所見からは，重症細菌感染症との鑑別は不可能である。

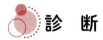 診　断

- 画像検査は通常の脳炎評価と同様に行う。
- 髄液検査では軽度の単核球有意の上昇，タンパク軽度上昇，糖の軽度低下がみられる。しかし，髄液細胞数と生化学検査の結果だけで除外診断はできない。そこで髄液の HSV-PCR を行う（感度 91％，特異度 92％）[16]。
- FilmArray は real-time PCR 法と比べて陽性的中率が 90-92％と低下する点に注意する[17]。
- HSV-PCR は日本ではコマーシャルベースでは可能であるが，保険適用はない。
- 髄液 PCR で CNS は 74％陽性，播種型では 93％陽性である[18]。
- 陽性患者のおよそ 30％が 1 回目の髄液 PCR 陰性といわれていて，発症数日で陽性になる場合もある[16]。
- 疑いが強い場合，1 回目の髄液 PCR が陰性であっても 2 回目を行う。HSV 脳炎の場合，通常数日は意識状態が悪い期間が持続する。
- 1-2 日で明らかな改善が得られ，かつ PCR が陰性であれば複数回の検査は必要ないと考えている。

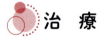 治　療

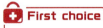 First choice

- アシクロビル 60 mg/kg/day 分 3

- 疑えば必ず治療を行う。
- 治療期間：SEM 型 14 日間，CNS 型・播種型 21 日間。
- 播種型は治療しても約 3 割が死亡する。死亡までの時間も短く，発症数日で勝負が決まってしまう。

- CNS 型は治療終了時までに髄液検査を行い，PCR 陰性化を確認をする。仮に陰性化が得られていないときは，陰性化するまで治療を延長する。
- 治療はアシクロビルの高用量投与になるため，20％に好中球減少をきたす。しかし治療中か治療終了後に改善する。重要なのは治療を止めないことである。
- 仮に好中球数が≦500/μL で長期間に及ぶときは，G-CSF を投与してでも治療を継続する。
- 免疫グロブリンの効果は証明されていないため，ルーチンの投与は推奨しない。

 維持療法

- アシクロビル 900 mg/m^2/day 分 3，内服，6 カ月間投与

- 維持療法によって神経学的予後が改善する。

乳児期以降の HSV 脳炎

- 乳児期以降の HSV 脳炎は，原因が判明した脳炎のうち約 2 割を占める。
- 病変は脳内どこでもありうるが，前頭葉，側頭葉が多い。鼻粘膜から嗅球経由で感染が拡大する。
- 症状は意識変容，健忘，性格変化が高頻度で認められる。
- CNS 以外の症状の有無は問わない。皮膚粘膜病変がなくても否定できない。
- 髄液細胞数と PCR 検査を行う。いずれも病初期には正常値である可能性があり，疑わしい場合には再検を要する。
- 画像検査は MRI のほうが CT より優れている。脳炎では髄膜炎よりも局所所見が出やすい。

 First choice

- アシクロビル 30-45 mg/kg/day 分 3，14-21 日間

Chapter 2 中枢神経感染症

5 脳膿瘍/硬膜下膿/血栓性静脈炎

頻度：★☆☆☆☆　重症度：★★★★☆

疾患のトリセツ

☑ 脳膿瘍と細菌性髄膜炎は別の疾患として考える。細菌性髄膜炎からの連続性は基本的になく，きわめてレアである。

☑ 死亡率は依然 4.8％（テント上），9.8％（テント下）と高く，重症な感染症である。

☑ 発症機構は以下の2通りで，病巣との関連がある。原因不明の脳膿瘍が 20-30％いることも忘れない。

☑ これらの患者背景や基礎疾患がある場合や，頭痛や嘔吐が遷延する場合，何らかの神経症状がある場合などに画像検査を行い診断する。

---

1. **血行性：30％**
- 先天性心疾患（右左シャント）＋感染性心内膜炎
- 先天性心疾患（右左シャント）＋血栓性静脈炎
- Lemierre 症候群
- 慢性肺感染症，気管支拡張症，嚢胞繊維症
- 肺動静脈奇形
- 肝肺症候群

2. **隣接感染症の波及：40％**
- 慢性中耳炎，乳突蜂巣炎
- 副鼻腔炎
- 歯性感染症
- 穿通性頭部外傷
- VPシャント感染症
- 頭蓋内手術後
- ハローベスト関連
- 髄膜炎

- 発熱や頭痛は約半数に認めるが，嘔吐，けいれん，髄膜刺激症状は認めないことも多い。そのため診断までは時間がかかることが多い。

検　査

髄液検査

- 脳膿瘍を疑っている場合，腰椎穿刺は得られる情報が少ない。また膿瘍のサイズ，場所によっては脳ヘルニアのリスクになるため，積極的には腰椎穿刺をしない。

画像検査

- 画像診断が重要だが，いつ検査を行うかが問題である。長時間持続する頭痛や嘔吐など頭蓋内圧亢進症状がある場合，神経巣症状，意識障害がある場合に考慮する。
- 画像検査は造影 MRI か造影 CT を用いる。
- CT は当初所見が正常であっても，後に異常所見を認めることがある。
- 造影 CT ではいわゆる ring-like enhanced lesion を呈する。
- MRI は CT より，脳実質炎，小脳膿瘍，脳浮腫，脳幹病変の評価に優れる。

微生物検査

- 原因菌の評価は，外科的手術時の膿の検体培養が最も優れる。必ず嫌気性菌培養を追加するため，嫌気性菌用ポーターを用いる。検体は抗酸菌染色，培養も追加する。
- 原因菌は原発巣により異なる。一番報告が多いのはレンサ球菌（嫌気性，好気性）で 60-70%。GNR が 20-40%，腸内細菌が 20-30%，黄色ブドウ球菌 10-15%，真菌 1-5%。
- 多菌種によることが 20-40%占め，原因菌がわからないことも 30% もある。

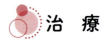
治療

- 治療の基本は抗菌薬投与および膿瘍の外科的除去である[19]。

必ず外科的治療を必要とする場合

- 真菌，寄生虫が原因として疑われ（特に免疫不全者），改善に乏しい
- 後頭窩膿瘍
- 治療反応性がよくない多発膿瘍
- 穿刺排膿後の再増悪

抗菌薬＋CT/MRI ガイド下定位穿刺排膿（≠open drainage）が許される状況

- 膿瘍径＜3 cm，被包化されていて，かつ頭蓋内圧亢進症状がない[20]
- 多発している場合は，培養を得る目的では 1 つから穿刺できればよい
- 後頭窩に位置している場合，穿刺排膿は施行不可能である
- 穿刺排膿は繰り返し施行を必要とすることがある

抗菌薬のみで治療可能な状況

- 細菌性髄膜炎に続発した場合で，原因菌が判明している
- 膿瘍は脳深部に位置し，手術のリスクが高い
- 外科的手術の適応がない
- 罹病期間が 2 週間未満

- 治療経過の評価のために 1-2 週間に 1 回の画像検査を行う。

- de-escalation は血行性播種が疑われ，単菌種のみが想定される場合は可能。しかし近接臓器からの波及や病態不明である場合は，特に嫌気性菌カバーは外さないほうがよい。

- 緑膿菌や高度耐性腸内細菌，MRSA のリスクがなく，培養もされなければ抗 MRSA・緑膿菌作用のある薬は中止できる。

- 治療期間は最低 6-8 週間の静注治療が望ましい[19]。

● 原発巣と原因菌から考える Empirical therapy

原発巣	原因菌	Empirical therapy（すべて静注・併用）
副鼻腔炎・歯性感染症	緑色レンサ球菌 嫌気性菌 *Haemophilus* spp.	セフォタキシム 300 mg/kg/day 分4＋ メトロニダゾール 30 mg/kg/day 分3
慢性中耳炎，乳突蜂巣炎	好気・嫌気性レンサ球菌 嫌気性菌 GNR，緑膿菌	アンピシリン 300 mg/kg/day 分4＋ セフタジジム 150 mg/kg/day 分3＋ メトロニダゾール 30 mg/kg/day 分3
外傷・術後	黄色ブドウ球菌 表皮ブドウ球菌 GNR，緑膿菌	セフタジジム 150 mg/kg/day 分3＋ バンコマイシン 60 mg/kg/day 分4
感染性心内膜炎	黄色ブドウ球菌 緑色レンサ球菌	セフォタキシム 300 mg/kg/day 分4＋ バンコマイシン 60 mg/kg/day 分4
原因不明	さまざま	セフェピム 150 mg/kg/day 分3＋ バンコマイシン 60 mg/kg/day 分4＋ メトロニダゾール 30 mg/kg/day 分3

Chapter 2 中枢神経感染症

6 急性小脳失調/小脳炎

頻度：★★☆☆☆　重症度：★★☆☆☆

疾患のトリセツ

☑ 6歳未満（多くは1-3歳）で水痘罹患後，カゼ罹患後，またワクチン接種後2-3週後に跛行や体幹失調（立位，坐位が保てない）を認めた際，本疾患を疑う。

☑ 原因は水痘が最も多い。その他 EBV, *M. pneumoniae*, エンテロウイルス, ムンプス, ワクチンなど。

☑ 発症率は1人/10万-50万人。しかし多くの軽症例は見逃されている。

診　断

- 問診で2-3週間さかのぼった，先行感染，予防接種を確認し，その他鑑別となる外傷歴や中毒のリスクになる曝露歴を確認する。

- 歩行は典型的には wide-based（広い歩幅）で，不安定，よろめく。水平性眼振，構音障害（喋れる年齢）を認める。

- 発熱は通常伴わない。神経巣症状，髄膜刺激徴候などがあればその他疾患を考慮する。

- 片側性（laterality）を認めた場合も急性小脳失調らしくない。脳血管障害，急性散在性脳脊髄炎（ADEM）などを考慮する。

- 指鼻試験など小脳機能を評価する。

検　査

- 髄液検査と画像検査はルーチンには必要とされていないが，他の疾患との鑑別に必要であれば実施する。

- 意識障害や左右非対称の神経症状や悪化傾向がある場合，強い頭痛，嘔

吐が認められる場合などは MRI 検査を行う。

- 総合的な除外診断となる。急性発症，先行する感染症と予防接種エピソードがあり，その他の疾患の可能性が除外できれば急性小脳失調といえる。
- 除外が難しい場合などは小児感染症，小児神経の専門家にコンサルトする。

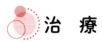
治　療

- 最終的にはほとんど自然寛解する。
- 症状持続時間の中央値は 10-12 日である。
- 1-2 週間程度で改善傾向に向かうが，場合によっては 3 カ月かそれ以上症状が持続する。

小児感染症エキスパートへの道

メチシリン感受性黄色ブドウ球菌（MSSA）髄膜炎/脳膿瘍の治療

　MSSA 感染症治療の第 1 選択は，日本では第 1 世代セフェム系抗菌薬のセファゾリンである。しかし髄膜炎や脳炎を考慮する場合には，セファゾリンは髄液移行性に疑問が残る。またほかの治療薬であるアンピシリン/スルバクタムもスルバクタムの髄液移行性が悪く，臨床データも乏しいため，治療の選択肢とならない。海外ではナフシリン，オキサシリンなどの黄色ブドウ球菌用ペニシリンが存在するが，日本にはこれらの治療薬は存在しない。

　選択肢はいくつかある。第 1 にペニシリナーゼ非産生菌（β-ラクタマーゼ確認試験のみならず誘導試験：Zone edge test ともに陰性を確認する必要がある）であった場合は，ペニシリンやアンピシリンが選択肢となる。

　そのほかに髄液移行性があって，黄色ブドウ球菌に対する活性がある薬剤としてセフォタキシムやセフトリアキソン，またセフェピム，カルバペネム，バンコマイシン，リネゾリドなどが多く存在す

小児感染症
エキスパートへの道

る。しかし海外では上述の黄色ブドウ球菌用ペニシリンで治療され
ているため，これらの治療効果を評価した臨床研究は存在せず，正
解はわからない。

筆者は緑膿菌に対する不要なカバーは増えてしまうものの，GPC
に対する抗菌力を考慮し，かつメロペネムより狭域で済むセフェピ
ム 150 mg/kg/day 分 3 を選択する。

〔参考文献〕
 1) DM Kulik et al． J Emerg Med 2013；45：508-19．PMID：23910166
 2) IASR 2014；35：233-4
 3) M Furuichi et al． J Pediatric Infect Dis Soc 2023；12：165-8．PMID：36525391
 4) LE Nigrovic et al． JAMA 2007；297：52-60．PMID：17200475
 5) LE Nigrovic et al． Pediatrics 2002；110：712-9．PMID：12359784
 6) H Someko et al． Clin Microbiol Infect 2023；29：310-9．PMID：36503113
 7) MC Brouwer et al． Cochrane Database Syst Rev 2015；2015：CD004405．PMID：
    26362566
 8) AR Tunkel et al． Clin Infect Dis 2004；39：1267-84．PMID：15494903
 9) A Chaudhuri et al． Eur J Neurol 2008；15：649-59．PMID：18582342
10) JHY Tan et al ． J Neurovirol 2022；28：46-51．PMID：34888744
11) MJ Abzug． Paediatr Drugs 2004；6：1-10．PMID：14969566
12) A Fellner et al． J Clin Microbiol 2023；61：e0073123．PMID：38014985
13) 日本小児神経学会．小児急性脳症診療ガイドライン 2023，診断と治療社
14) ZA Brown et al． JAMA 2003；289：203-9．PMID：12517231
15) DW Kimberlin et al． Pediatrics 2001；108：223-9．PMID：11483781
16) AA Weil et al． Clin Infect Dis 2002；34：1154-7．PMID：11915008
17) A Humisto et al． Microbiol Spectr 2023；11：e0514422．PMID：37042772
18) DW Kimberlin et al． J Infect Dis 1996；174：1162-7．PMID：8940204
19) J Bodilsen et al． Clin Microbiol Infect 2024；30：66-89．PMID：37648062
20) JL Carpenter． Clin Infect Dis 1994；18：219-26．PMID：8161630

Chapter 3

上気道・頭頸部感染症

Chapter 3 上気道・頭頸部感染症

カゼ

頻度：★★★★★　重症度：★☆☆☆☆

疾患のトリセツ

- ☑ カゼ (common cold) の定義：鼻汁，鼻閉など上気道症状を主症状とし，抗菌薬や抗ウイルス薬など特異的な治療を要さずに自然に軽快する感染症である。
- ☑ すなわち医療者にとってカゼは「病原体診断せず無治療でもいつかは治る」ものである。しかし本人や保護者にとっての病悩感は，軽い場合から深刻な場合まで幅が広い。
- ☑ 医療者と当事者のギャップをいかに埋められるかが，子どもの代弁者たる小児科医の腕の見せどころである。
- ☑ カゼの診療は奥深く，取説は存在しない (カゼを深く学びたい人は『子どものカゼのトリセツ』を参照)

 疫 学

- ライノウイルスを代表とするウイルス感染が主である。
- SARS-CoV-2 やボカウイルスなど新しく発見されたウイルスもカゼを生じさせるが，その他多くのカゼウイルスと区別することは難しい。
- 未就学児は月に 1 回ほどカゼをひき，3 日ほどの発熱を伴い，気道症状の改善には 2 週間ほどかかる。成人や学童ではより症状が軽く発熱も少ない。

 検 査

- カゼに特異的な検査はない。

- カゼ以外を除外診断するために，抗原検査などを闇雲に行ってはいけない。検査の是非は，あくまで事前確率を基に考える。

診　断

- 自然に軽快したことを確認できてはじめてカゼと定義できる。よってカゼは暫定診断である。
- 主な合併症：咽頭炎，中耳炎，副鼻腔炎がある。経過観察が必要である。
- 鑑別疾患：肺炎，重症細菌感染症（菌血症や髄膜炎等）に注意が必要である。特に新生児〜生後3カ月未満の乳児には慎重に対応する。

治　療

- 鎮咳薬，去痰薬，抗ヒスタミン薬などにカゼに対するエビデンスはほとんどない。
- ハチミツが咳の持続期間を短縮するというデータはある。

カゼに対するハチミツの用量

- 2-5歳：ティースプーン0.5杯
- 6-11歳：ティースプーン1杯
- 12-18歳：ティースプーン2杯　　　　　　　　　　いずれも分1，眠前

カゼとコミュニケーション

- 検査も診断も治療もエビデンスがなく，残念な気持ちになるかもしれない。
- カゼ診療のポイントは患児や保護者の主訴だけを聞くのではなく，ニーズ（本当の困りごと）を引き出すことだと筆者は考えている。

- カゼ診療に限らないが，まずは診察する前に自分の気持ちをチューンしよう。「鼻水だけで夜中に来やがって」と思っていてはニーズは引き出せない。自分の感情を否定する必要はないが，たとえば「なぜ鼻水だけで受診したのかな？」と好奇心を持ってみるとよい。

- せっかく聞き出せても，医師として解決できることは少ないかもしれない。それでも共感することはできる。

- カゼ診療において十二分な問診と診察，医学的な臨床推論は欠かせない。さらに患者に（医学部で習う"共感的態度"だけではなく）共感することで，少しでも笑顔を取り戻せると考えている。

- このようにカゼ診療を通して患者・家族を幸せにしたいという気持ちから内因性カゼコラミン（『子どものカゼのトリセツ』を参照）を分泌させることで，医療者も幸せになれるのではないだろうか。

Chapter 3 上気道・頭頸部感染症

2 新型コロナウイルス感染症

頻度：★★★★★　重症度：★☆☆☆☆〜★★★☆☆

疾患のトリセツ

- 新型コロナウイルス感染症（COVID-19）は SARS-CoV-2 による感染症である。
- RNA ウイルスで遺伝子変異が頻繁に生じるため，一度感染しても生涯で繰り返し罹患することがある。
- 2023 年度には 1-4 歳の死亡原因の 5 位の原因は COVID-19 であり，いわゆるカゼとは言いがたい。

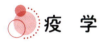

疫　学

- 国立感染症研究所の IDWR や地方衛生研究所の情報によって，自施設の周囲の流行状況を確認する。
- 現時点では明確な流行時期は定まっていない。2023 年 5 月に定点施設報告が開始されてからは，8 月ごろと 1 月ごろをピークとする流行を認めている。季節性なのか人流の変化によるのかは定かではない。
- ウイルス変異により重症度や疫学が変化してきた。今後も変異を繰り返すことで，再び重症度が増す可能性も否定はできない。
- 潜伏期間：中央値 5 日間（1-14 日間）。
- 感染可能期間：症状出現の 2-3 日前から，発症後約 10 日間。

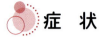
症状

- 発熱，咳，鼻づまり/鼻水，咽頭痛，頭痛がみられる。胸痛，息切れ，腹痛，嘔吐，下痢を伴う場合もある。無症状者も多い。
- 乳児では発熱に呼吸器症状を伴わない場合もある。
- 味覚異常は11歳以上の患者でより多くみられる。

診断

- 咽頭所見のみで他のウイルス性上気道感染症と鑑別することは，(筆者には) 難しい。
- 流行状況と症状から検査前確率を考慮したうえで，抗原検査やPCR検査を行う。検体は鼻咽頭拭い液が最適である。
- 血清抗体価は保険適用外だが，小児COVID-19関連多系統炎症性症候群 (MIS-C) の診断などに用いることがある。

治療

- 対症療法が基本である。
- 入院と酸素治療が必要な場合には有効性を示すエビデンスは少ないが，レムデシビルを用いる (『抗菌薬編』参照)。

Definitive therapy

レムデシビルを下記の投与量で静注
- 体重 3.5-40 kg：初日 5 mg/kg/day 分 1，2 日目以降 2.5 mg/kg/day 分 1
- 体重≧40 kg：初日 200 mg/day 分 1，2 日目以降 100 mg/day 分 1
- 投与期間：肺炎例には 5-10 日間，重症化リスクのある軽症例には 3 日間。

- 重症例や ICU 入室例の場合はデキサメタゾンなども用いるが，小児感染症医にコンサルトする。
- 合併症：熱性けいれん，脳炎脳症，MIS-C。
- 罹患後症状 (Long-COVID)：疲労，運動能力の低下を伴う呼吸困難，集中困難を伴う認知障害，睡眠障害など。

予 防

- 飛沫予防策 (エアロゾルを発生させる状況では空気予防策)。感染経路として接触感染はあまり重要ではない。
- 重症化リスク者にはワクチン接種を推奨する。重症化リスクのない者に対するワクチン接種の推奨度については，現時点では筆者には分からない。

Chapter 3 上気道・頭頸部感染症

3 インフルエンザ

頻度：★★★★★　重症度：★☆☆☆☆～★★★☆☆

疾患のトリセツ

☑ インフルエンザウイルスも RNA ウイルスで，ヒトへの感染性を持つ A, B, C の 3 型がある。

☑ ウイルス粒子表面の赤血球凝集素 (HA) とノイラミニダーゼ (NA) により亜型が分けられる。

☑ 多彩な症状を呈することがある。インフルエンザと検査診断しても，虫垂炎や尿路感染など他の疾患が隠れている可能性を忘れないようにする。

疫　学

- 10 月ごろから流行期がはじまり 2 月上旬をピークとして減衰する。
- COVID-19 流行期にインフルエンザの全国的な流行が消失したためか，2022 年以降は流行時期が変化したり，地域によっては小児の罹患割合が増加したりするなどの変化がみられている。今後も流行状況の変化に注意したい。
- A 型 H3N2 ウイルスは死亡率や入院率が高く，A 型 H1N1 や B 型は比較的低いとされる。
- 流行状況や流行している型について，情報収集しよう。
- ハイリスク：2 歳未満，早産児，基礎疾患がある，免疫抑制薬や抗がん剤，長期アスピリン使用。
- 潜伏期間：中央値 2 日間 (1-4 日間)。
- 感染可能期間：症状出現の 2-3 日前から，発症後約 10 日間。

症　状

- 年長児以降は突然の発熱に，頭痛，咳，咽頭痛，筋肉痛，鼻閉，脱力感，食欲不振などを伴う。
- 乳児では不機嫌や経口摂取不良のみや，発熱のみの場合があり，細菌感染症と鑑別を要する。新生児では無呼吸が起こることもある。
- 多呼吸，結膜充血，鼻汁・鼻閉，頸部リンパ節腫脹などを伴う。
- 咽頭後壁の濾胞腫脹（イクラサイン）が知られているが，他のウイルス感染でも認められる。
- 発疹を伴う場合は，手掌と足底を除く全身性の紅斑性丘疹が出現し得る。
- 吐き気，嘔吐，下痢などの胃腸症状は未就学児でより多い。
- ウイルス性または二次性細菌性の肺炎に進展することがある。細菌性の場合は *S. pneumoniae* や *S. aureus* が一般的である。

診　断

- 流行状況と問診診察による臨床診断に基づいて抗原検査を行う。
- ただし検査が必須ではないことに注意する。流行期でも発症 24 時間以内は抗原検査の感度が低いため，検査陰性でも臨床診断を優先することもある。

治　療

- インフルエンザに抗ウイルス薬は必須ではない。
- 2 歳未満，入院患者や重症化リスクのある患者などでは抗ウイルス薬の投与を検討する（詳細は『抗菌薬編』を参照）。

- 重症例も含めて最もエビデンスがあるのはオセルタミビルであり、内服困難な場合には胃管から投与してもよい。

● ノイラミニダーゼ阻害薬の用法・用量

一般名（商品名）	剤　形	用量や注意点
オセルタミビル （タミフル®）	粉薬 カプセル	新生児・乳児：6 mg/kg/day 分 2 1 歳以上：4 mg/kg/day 分 2 (max 150 mg/day) いずれも 5 日間
ザナミビル （リレンザ®）	吸入薬	10 mg/day (5 mg ブリスターを 2 吸入) 1 日 1 回 5 日間 5 歳以上で吸入が可能な場合のみ。喘息など呼吸器疾患があると使いにくい

- 合併症：けいれん、熱せん妄、脳炎・脳症、ギラン・バレー症候群、ライ症候群、心筋炎、心嚢液貯留、ウイルス性筋炎、耳下腺炎など。

予　防

- 飛沫予防策を講じる。

- ワクチンについて詳説は割愛する。米国と同様に日本では生後 6 カ月以降のすべての小児に毎年のワクチン接種が推奨されている（任意接種）。

- これまで不活化ワクチンの皮下注射のみ利用できたが、2024 年 10 月からは経鼻投与の生ワクチンが承認された（任意接種）。

小児感染症 エキスパートへの道

カゼかコロナかインフルか

「ついさっき，子どもが園で発熱しました。新型コロナやインフルエンザの検査を希望します」。このような主訴で受診される患者さんは多い。問診と診察でも鑑別は難しく，抗原検査を行うのも適さないと判断した場合，みなさんはどのように説明するだろうか？

「現時点では上気道炎としか言えない」と説明したり，翌日以降も熱が続けば再診するよう指示して，抗原検査を検討したりするかもしれない。いずれの説明をしても，検査を希望する保護者との間に意見の相違を感じることがあるだろう。

このようなとき，筆者は「認知の4点セット」（意見・経験・感情・価値観）を利用している。人の意見は過去の経験，感情，価値観から形成されていると捉えることで，意見が対立したときに自分と相手の認知を理解するためのフレームワークである。

冒頭の保護者は発熱に対して，カゼとコロナとインフルを鑑別する検査をしてほしいという「意見」を持っている。それはきょうだいがインフルエンザで重症化した「経験」や，熱で苦しむわが子のために何かしてあげたいという「感情」や，抗原検査でいつでも診断が下せるだろうという「価値観」が影響しているかもしれない。

意見の構成要素を理解できれば「検査をする・しない」という意見の相違をわきに置いて，相手の感情や価値観に向き合うことができる。

筆者は「いま何が一番心配ですか？」と保護者に感情を尋ねることで，それに紐付いた経験や価値観を引き出そうと試みている。

筆者もまだ，発熱直後の診察でカゼとコロナとインフルを鑑別診断することは難しいうえ，相手の意見を変える話術もない。それでも保護者の意見の構成要素を聞き，共感することで，わずかでも笑顔や安心感を取り戻そうと試行錯誤している。

Chapter 3 上気道・頭頸部感染症

4 急性咽頭炎

頻度：★★★★★　重症度：★☆☆☆☆

疾患のトリセツ

☑ 咽頭炎は咽頭の炎症を伴う症候群である。

☑ 鼻汁，鼻閉などの症状を伴う鼻咽頭炎（nasopharyngitis）や，扁桃の強い炎症を伴う扁桃咽頭炎（tonsillopharyngitis）といった純粋に咽頭炎だけといえない状態もあるが，本項では総称して咽頭炎として扱う。

☑ 咽頭炎をみたらA群溶血性レンサ球菌（GAS）であるか否かを考えるが，GASではない咽頭炎にどう対応するかも大切である。

☑ 咽頭所見で原因微生物を推測できるベテラン小児科医もいるが，筆者には難しい。それでも問診と診察（ときに抗原検査も含む）で咽頭炎の原因を考えることが重要である。

☑ 小児の咽頭炎は大半がウイルス性であり特異的治療がない。その分，保護者には症状がどのように経過するかという見通しを説明し，ホームケアの助言をすることが大切である。

疫　学

- 小児の咽頭炎の15-30％はGAS（group A *Streptococcus*：A群溶血性レンサ球菌）によるものであり，細菌性咽頭炎の原因として最多である[1]。GAS咽頭炎については次項で解説する。

- 点状出血はGAS，EBVによる伝染性単核球症，潰瘍は嫌気性菌，エンテロウイルス，HSVに特徴的な所見である。

- エンテロウイルスによる咽頭炎としてヘルパンギーナや手足口病がある。

- 前者はコクサッキーウイルスA，Bやエコーウイルスによる。軟口蓋を

● 非 GAS による咽頭炎の原因

Common	アデノウイルス（学童期前），EB ウイルス（10代），HSV-1
Less common	エンテロウイルス，インフルエンザウイルス（流行期），RSV（流行期），パラインフルエンザウイルス，CMV，ムンプスウイルス，川崎病の症状，*Arcanobacterium hemolyticum*（10代）
Rare	*Mycoplasma pneumoniae*，*Chlamydia pneumoniae*，麻疹，*Fusobacterium* などの嫌気性菌，*Corynebacterium ulcerans*，*Corynebacterium pseudodiphteriticum*，C 群，G 群溶連菌
特別な曝露あり	梅毒，淋菌，髄膜炎菌，HSV-2，野兎病，*Haemophilus ducreyi*，*Coxiella burnetii*

中心に融合性のない 1-2 mm の水疱で，周囲に赤みを伴う，痛みの強い水疱から潰瘍を呈する。初夏から夏季にかけて多く，高熱を伴う。症状持続期間は 7 日未満である。

- 手足口病も同様の水疱を形成するが，ヘルパンギーナよりも前方まで水疱を形成し，手掌足底（体幹や臀部や四肢）に有痛性の水疱を形成する。エンテロウイルス 71 やコクサッキー A6 などが原因となる。

- インフルエンザウイルス，RS ウイルス，ライノウイルスなどによるものは，鼻汁や鼻閉などの臨床症状を伴う。またロタウイルスでは下痢症状に咽頭発赤を呈することがある。

診 察

- 咽頭炎は"咽頭（および扁桃）のみ"に炎症がある状態である。咽頭が赤いかは，他の口腔粘膜（頬粘膜や歯肉）と見比べる。口腔粘膜全体が赤くなっている場合（発熱など）の咽頭の発赤は，咽頭炎とはいえない。

- 咽頭所見をとる前に，診るべき所見を意識しておく。

- 下記の解剖学的名称を思い出し，咽頭所見から何を鑑別したいのかを考えて，「どこのどのような」所見を得たいかを想定してから診察をする。実際は"ぱっと見"なことが多い。だからこそ診るべき所見に意識的である必要がある。

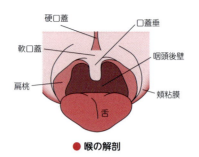

● 喉の解剖

咽頭所見をみるポイント

- 発　赤：扁桃，軟口蓋，硬口蓋，口蓋垂
- 濾　胞 (軟口蓋，咽頭後壁)
- 白　苔：扁桃
- 潰　瘍：軟口蓋，硬口蓋，頰粘膜，舌
- 点状出血：硬口蓋，軟口蓋，頰粘膜

- 指示に従える年齢であれば「口を開けてベロを出してえ〜っと言ってごらん」と手本を見せると，咽頭後壁や口蓋扁桃の全体まで見えることがある。

Chapter 3 上気道・頭頸部感染症

5 A群溶血性レンサ球菌咽頭炎

頻度：★★★★★　重症度：★☆☆☆☆

疾患のトリセツ

- ☑ GAS以外の咽頭炎との区別が最も重要である。
- ☑ Centor criteriaは小児での活用は難しい。否定に使うとよい。
- ☑ 問診（年齢，周囲の流行，症状）と身体所見からGASの事前確率が高いと判断した時に検査をする。
- ☑「迅速抗原検査を行い，陰性なら咽頭培養」という2stepで検査を行う。
- ☑ 治療の目的をはっきりさせる。リウマチ熱予防を目的にした場合，治療は急がなくてよい。
- ☑ GAS咽頭炎の治療によって罹病期間が1-2日短くなる。逆に治療してすぐに解熱しない場合は，GAS咽頭炎ではない可能性が高い。

疫 学

- 咽頭炎は小児の救急受診の2-5%を占め，小児へ抗菌薬が処方される主要因のひとつである[2]。
- 好発年齢：5-15歳（7-8歳がピーク）。これは咽頭痛を訴えることができる年齢でもある。
- 潜伏期間：2-5日。
- GAS咽頭炎患者の分泌物による飛沫感染であり，子どもが集まる場所ではアウトブレイクが起き得る。

GAS 咽頭炎への対応

Step 1："咽頭炎をみたとき"と"咳，鼻汁がない発熱をみたとき"に GAS 咽頭炎を疑う

Step 2：GAS 咽頭炎"らしさ"と"らしくなさ（ウイルス性咽頭炎らしさ）"の検査前確率を評価する

Step 3：迅速抗原検査を実施し，陰性なら咽頭培養検査を行う

Step 4：抗菌薬の処方を検討する

Step 1：GAS 咽頭炎を疑う

- 冬季など「園で溶連菌が流行っているんです」と言われることは多い。しかし「流行歴＋発熱」だけで抗原検査（Step 3）を行うと，保菌者を引っ掛けたり偽陽性が増えてしまう。

- 保護者の訴えや流行歴は重要だが，しっかり診察したうえで検査の方針を立てる。

Step 2：検査前確率の評価

- GAS 咽頭炎は突然の発熱や咽頭痛で発症し，頭痛や腹痛・嘔気を伴うことがある（咽頭炎所見のない腹痛や嘔気を GAS のせいにしてはいけない）。

- GAS らしさ（下表）の中でも猩紅熱様発疹と軟口蓋点状出血は陽性尤度比が高いとされ，口蓋垂の発赤腫脹も GAS 咽頭炎らしい所見である[1]。

● GAS 咽頭炎"らしさ"と"らしくなさ"

GAS らしい		ウイルスらしい
• 突然発症	• 扁桃の炎症や白苔付着	• 結膜炎，鼻漏，咳，下痢，嗄声
• 5-15 歳	• 軟口蓋点状出血	• アフタ様口内炎，水疱
• 冬～初春	• 頸部リンパ節腫脹	• ウイルス性発疹
• GAS 曝露歴	• 猩紅熱様発疹	• 脱力感
• 発熱	• 頭痛，嘔気，腹痛	

- Centor criteria や McIsaac criteria が 0-1 点では基本的に検査をしない。

2-4 点以上であり，かつ GAS らしい身体所見を伴っていれば抗原検査を行う。

● Centor criteria と McIsaac criteria

Centor criteria（それぞれ 1 点）	McIsaac criteria
1) 発熱	Centor criteria に年齢で加減する
2) 前頸部リンパ節腫脹	• 3-14 歳： 1 点
3) 扁桃白苔	• 15-44 歳： 0 点
4) 咳嗽なし	• ≧45 歳：−1 点

Step 3：検査

- GAS 咽頭炎らしくないと判断した場合は，検査を行わない。

- 3 歳未満に検査をしてはいけないわけではない。しかし保菌している GAS を検出する可能性も高いため，明らかな曝露歴があるなど検査前確率が高い場合に限定したい。

- GAS 迅速抗原検査は，感度はそこそこで特異度はまあ高いくらいの検査である（感度 86%，特異度 95%）[3]。

- もともと偽陰性が 10% 強あり得るうえ，スワブで咽頭以外の唾液なども擦過するとさらに感度を下げてしまう。検査手技も重要である。

- 事前確率が高いと考えたのに抗原検査が陰性の場合は，すぐには抗菌薬を処方せず，咽頭培養を行うことが推奨されている。しかし，実際には筆者は抗菌薬処方を処方して反応性を確認している。

反応性の確認

- アモキシシリン 10 日分を処方。内服後，1-2 日で解熱しなければ再受診。解熱した場合は抗菌薬を飲み切ってもらう
- 再診時に GAS らしくないと判断を変えた場合には抗菌薬の中止を考慮する

Step 4：治療

- GAS 咽頭炎を治療する理由は大きく 3 つ。

① 合併症予防
  - 化膿性合併症（主に扁桃周囲膿瘍）の予防
  - 急性リウマチ熱の予防
② 罹病期間の短縮
③ 周囲への拡大防止

- GAS 抗原迅速検査が陽性，または培養が陽性であれば下記を投与する。

Definitive therapy

アモキシシリン 50 mg/kg/day 分 1-2，10 日間

- 上記いずれの治療目的に対しても，治療期間を短縮してもよいという新たな根拠は得られていない[4,5)]。
- 経口第 3 世代セフェムやマクロライド系抗菌薬が比較されているが，有効性，副作用，価格，薬剤耐性対策の観点からアモキシシリンにとって代わる根拠はない。

Chapter 3 上気道・頭頸部感染症

6 クループ

頻度：★★★★☆　重症度：★★☆☆☆

疾患のトリセツ

- ☑ クループは喉頭の狭窄，閉塞による"吸気時喘鳴""咳""嗄声"をきたす症候群の総称である。
- ☑ ウイルスを原因とする喉頭気管炎 (laryngotracheitis) および痙性クループ (spasmodic croup) があるが，臨床的に鑑別は困難かつ区別する意味合いが少ない。本項では両者を含めてクループとする。
- ☑ 軽症から気管挿管を必要とする症例 (少ないが) まで幅広い。
- ☑ クループの原因としてパラインフルエンザウイルス 1-3 型が最も多く，50-80%を占める。次いでインフルエンザウイルス，RS ウイルスが原因となる。頻度は低いがアデノウイルスやライノウイルスの他に，ヒトコロナウイルスや SARS-CoV-2 も原因となる。
- ☑ インフルエンザウイルスによるクループはパラインフルエンザによるものよりも重症度が高い[1]。

診　断

- 臨床的に診断される。カゼ発症後，特に夜間，急に"犬吠様咳嗽"と"吸気性喘鳴"をきたした場合に考慮する。
- 他疾患を除外したい場合以外は単純レントゲン写真は要さない。抗原検査もルーチンには不要。

● **クループの特徴**

年　齢	6カ月-3歳
前駆症状	ないか，軽度のカゼ症状
発　熱	微熱〜中等度
経　過	症状が突然始まり，数時間（通常12-48時間）で完成する。症状は夜間に悪化する
症状・所見	嗄声や犬吠様咳嗽を伴う。嚥下障害はなし 吸気時喘鳴は軽度〜重症までさまざま 重症感は強くない
予　後	48-72時間で改善する ウイルス性の中耳炎，細気管支炎や肺炎を続発することがある
家族歴	両親の家族歴がクループ発症や再発に相関する

鑑別疾患

- 頻度は低いが気道緊急症となる疾患との鑑別も必要である。

- 感染性：細菌性気管炎，喉頭蓋炎，咽後膿瘍や副咽頭間隙膿瘍
- 非感染性：異物，気管挿管後，腫瘍，急性血管神経性浮腫

重症度評価

- クループ重症度分類はWestley scoreが用いられる[6]。

● **Westley score**

意　識	正常：0点		異常：5点	
チアノーゼ	なし：0点	興奮時のみ：4点	安静時もあり：5点	
喘　鳴	なし：0点	聴診器使用であり：1点	聴診器不使用でもあり：2点	
呼吸音	正常：0点	減弱：1点	著しく減弱：1点	
陥没呼吸	なし：0点	軽度：1点	中等度：2点	高度：3点

軽症：≦2点，中等症：3-7点，重症：≧8点（12-17点は呼吸不全として扱う）

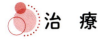

治 療

● クループの治療

	軽症≦2点	中等症 3-7 点	重症≧8点
抗菌薬			
鎮咳薬		不 要	
加 湿			
ステロイド	デキサメタゾン 0.15-0.6 mg/kg/回 PO	デキサメタゾン 0.15-0.6 mg/kg/回 PO or IM	デキサメタゾン 0.6 mg/kg/回 PO or IM
アドレナリン吸入	不 要		吸入用 0.1%アドレナリン 0.2-0.4 mL+生食 2 mL
ディスポジション	帰 宅	ステロイド投与後に安静時の喘鳴，陥没呼吸がなくなれば帰宅。4時間で改善がなければ入院を考慮	吸入後に 1-2 時間経過観察 反応良好：再発なく安静時に喘鳴，陥没呼吸がない状態→帰宅可能 吸入 2 回後も喘鳴，陥没呼吸が残存すれば入院を要する

PO：経口，IM：筋肉注射

- 重症度に合わせた治療を行う。
- 呼吸状態の評価が最も重要である。上気道閉塞を疑う場合は，気道確保および集中治療が可能な医療機関への移動を考慮する。
- 抗菌薬は全例で不要である。

Chapter 3 上気道・頭頸部感染症

急性喉頭蓋炎

頻度：★☆☆☆☆　重症度：★★★★☆

疾患のトリセツ

- ☑ かつては致死的な気道緊急症をきたす感染症として遭遇していたが，Hib ワクチン導入後は激減している[7]。
- ☑ 吸気性喘鳴を伴う小児に対して，予防接種歴の聴取は必須である。
- ☑ 典型的には上気道感染症状の後，急激に発熱，強い咽頭痛，嚥下困難，流涎をきたす。
- ☑ こもった声 (muffled voice, hot potato voice) を認めることがある。嗄声は少ない。
- ☑ 気道閉塞症状を和らげるため，tripod position (頸部を過伸展させて，顎を突き出し，胸部を前方にする姿勢) をとることがある。
- ☑ 吸気性喘鳴はクループより強くない。

診　断

- 検査よりも安全な気道確保が優先される。
- 頸部単純レントゲン側方撮影は患児の不安を煽り，喉頭けいれんのリスクを高めるだけなので行わない。

治　療

- 治療の根幹は①安全な気道確保，②抗菌薬投与である。
- 死亡は搬送中ないし来院後数時間で起きる。
- 子どもを泣かせないために必須でない検査，介入は行わない (特に単純

レントゲン写真や咽頭所見の確認)。

• 気道確保が安全にできる麻酔科医,救命救急医,耳鼻咽喉科医がバックアップできる病院で診療する。小児では気管切開が必要になる症例は少ない(＜5%)。

• 頻度が減ったとはいえ,*H. influenzae* が重要な原因菌であることに変わりない。初期抗菌薬は血液培養を採取したうえ,セフォタキシムを選択する。

➕ Empirical therapy

• セフォタキシム 200 mg/kg/day 分 4

• 気管挿管が完了していれば,喉頭蓋表面の培養を採取することも原因菌評価のために推奨する。

• Gram 染色で GPC cluster が認められた場合は,MRSA を考慮してバンコマイシンを追加する。

Chapter 3 上気道・頭頸部感染症

8 伝染性単核球症

頻度：★★★☆☆　重症度：★★☆☆☆

疾患のトリセツ

☑ 思春期の発熱，扁桃咽頭炎，リンパ節腫脹をみたら伝染性単核球症 (infectious mononucleosis；IM) を想起する。非常に疲労感が強い疾患である。基本的に自然寛解する疾患であるが，特徴的な合併症に気をつける。

☑ EBウイルス (EBV) が原因のほとんど (80-95%) を占めるが，IM様症状をきたす疾患は数多くあるため，鑑別疾患をよく知っておく必要がある。

☑ 10-30代 (15-19歳が最多) の初回EBV感染症がIMとなる (50-100/10万人)。小児期のEBV感染症のほとんどが無症候性感染症である。4歳未満のIMは稀。

☑ EBVは一度感染すると生涯にわたり潜伏感染する。周期的に唾液腺に無症候性排泄が起こり，成人の6-20%からEBVが唾液から検出される。

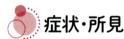

症状・所見

- 古典的IMはEBV感染症で発熱，咽頭痛，リンパ節腫脹を特徴とする。

- 発症2-5日前に前駆症状として頭痛，倦怠感，疲労感をきたす。

- 発熱は通常急激に現れ，6日間ほどかけて徐々に解熱する。2週間以上40℃以上の発熱が続くこともある。

- リンパ節腫脹は頸部で多く (後頸部＞前頸部)，2-4週持続する。左右対称に軽度の腫脹，軽度の圧痛といった程度で皮膚所見は伴わない。

- また全身性のリンパ節腫脹もよくある。後頭部，鎖骨上，腋窩，内側上顆，鼠径も腫れる。必ず診察すること。

- 両側の眼瞼浮腫（Hoagland sign）は患者の 50％に認めるが，発症後 5 日ほどで消失する。
- 皮疹は患者の 5-20％に認める。発症数日後に主に体幹や腕に現れる。アンピシリン投与と皮疹については「小児エキスパートへの道」（p.80）を参照。
- 扁桃咽頭炎は発症 1 週目に非常に強く出る。しかし 2 週目に急激に改善する。GAS 咽頭炎と同様の扁桃白苔付着が起こり得る。IM 患者が GAS を保菌していることもある。
- 1-2 mm の口蓋点状出血が 25-60％にみられる。3-4 日間持続する。
- 脾腫は小児のほうが起きやすい。発症 2 週ごろが最も大きくなる。3-4 週に自然に改善する。
- 咳，鼻汁が小児期の IM では認められることがある。

診　断

- Hoagland's criteria が有名である[8]。

Hoagland's criteria

- リンパ球割合≧50％
- 異型リンパ球≧10％
- 発熱，咽頭炎，リンパ節腫脹
- 血清学的評価で陽性

- 咽頭痛や易労感を伴わなくても IM を否定はできない。
- 身体所見でリンパ節腫脹（特に後頸部）や口蓋点状出血が有用である。
- IM を疑ったら，まずは頻度の高い EBV とサイトメガロウイルス（CMV）の血清学的検査を行う。疑わしい病歴があればトキソプラズマ，HHV-6，HIV の検査を追加する。
- EBV による初感染（IM）を診断するには VCA-IgM，VCA-IgG，EBNA を測定する。抗体検査には FA 法（蛍光抗体法）を用いる。

● EBVの抗体検査

感染の状態	VCA-IgM	VCA-IgG	EBNA
初感染	＋	＋＋	－
既感染	－	＋	＋
再活性化	－	＋＋	＋

－：陰性　＋：低値　＋＋：上昇

治　療

- 時間がかかっても自然治癒する。症状自体は 2-4 週持続し，2 カ月くらいかけて徐々に改善する。リンパ節腫脹と易疲労感が最も残る症状である。慢性疲労症候群との関連も指摘されている。
- アシクロビルは臨床的な症状改善のメリットは証明されていないため，投与しない。
- ステロイドも十分な推奨はなく，気道閉塞など重症の合併症例のみで検討する。

合併症

脾臓破裂

- 脾破裂は非外傷性に生じることもあり，IM の 500-1,600 例に 1 例とされる。
- 脾破裂のほとんどは IM 診断から 3 週間以内に発生する。
- IM に腹痛はあまりみられないため，強い腹痛を伴う場合に脾臓破裂を疑う。左側肩の放散痛を伴う (Kehr's sign)。
- 脾破裂リスクを低減するため，脾腫のある間はコンタクトスポーツなどを自粛してもらう。

気道閉塞

- 頸部や縦隔のリンパ節腫大による気道閉塞を認めることがある。強い扁桃咽頭炎をきたした場合にリスクとなる。
- 気道閉塞のある咽頭所見が強い症例には，耳鼻科や集中治療科など気道管理ができる医師へコンサルトを行い，ステロイドの投与も考慮する。
- ステロイドのレジメンは決まっていない。症例報告ではデキサメタゾン 1.5 mg/kg/day 分 6 で開始し，徐々に漸減する。

神経学的合併症

- 神経学的合併症の頻度は 1％未満と少ないが，非常に多くの形をとる。
- 脳炎，髄膜炎，ギラン・バレー症候群，視神経炎，球後視神経炎，脳神経麻痺，横断性脊椎炎，亜急性硬化性全脳炎などがある。
- 不思議の国のアリス症候群（変視症）も認めることがある。

IM 様疾患（mono-like illness）

EB ウイルス

- 「EBV なのに IM 様疾患ってどういうこと？」と思うかもしれないが，実は 4 歳未満の IM は血清学的診断が難しい。臨床症状は IM だが，血清抗体価が陰性ということがある。
- その場合は血中の EBV-DNA を PCR で見つけることでしか診断できないが，PCR 検査は保険適用もなく，なかなか現実的ではない。血清学的診断はできないが，実は EBV があることを知っておく。

サイトメガロウイルス

- IM 様疾患の中で最も多く（70％），典型的な EBV-IM に比べ軽症。異型リンパ球数も EBV に比べ少ない。持続する発熱が特徴的で，リンパ節腫脹は軽度で，咽頭炎がない場合もある。咳があることも多い。肝逸

脱酵素上昇は基本的に認める。

• 低出生体重児は輸血関連が有名だが，ショックや肝脾腫，間質性肺炎，血小板減少，腎不全などを伴う重症 IM 疾患をきたすことがある。

トキソプラズマ

• 土いじり，生肉，レアな肉 (生ハムを含む) の摂取，ネコ曝露から想起する。発熱とリンパ節腫脹が特徴で咽頭炎所見や肝逸脱酵素上昇は少ない。

● IM 様疾患をきたす原因

異型リンパ球陽性	EBV，CMV，トキソプラズマ，A 型肝炎，HHV-6，HIV
異型リンパ球陰性	CMV，トキソプラズマ，HIV，コクサッキーウイルス，アデノウイルス，HSV，風疹，薬剤 (フェニトイン，サルファ薬など)，悪性リンパ腫

小児感染症 エキスパートへの道

伝染性単核球症と皮疹と抗菌薬

上述したとおり，伝染性単核球症 (IM) の約 20％に皮疹 (麻疹様発疹) が出現する。ひとたび IM に対し，アンピシリン (またはアモキシシリン) が投与されると，投与後 5-10 日後，その比率は 60-100％と高くなる……1960 年代の報告をもとに，ずっとこう信じられてきた。そのため UK の NICE ガイドラインでは，咽頭炎に対するアモキシシリン投与は推奨されていない。

ただし実際にはなぜ皮疹を呈するかはわかっていない。ウイルス感染症そのもの，ウイルス感染に関連する薬剤耐性低下，または薬剤アレルギーが機序として疑われており，IM に対するアモキシシリンは禁忌とよくいわれる。ならばセフェム系が安全と，咽頭炎に対して安易にセフェム系抗菌薬が投与される理由にもなっている。

最新のレビューでは，アモキシシリンは他のペニシリン，セファロスポリン，マクロライドと比較して，IM における発疹リスクの増加は同程度と評価され，ペニシリン系に限らずどの抗菌薬を処方する際でも皮疹の出現に注意を促している [PMID：37219437]。

やはり皮疹は起こり得るので，IM を疑う咽頭炎に対する安易な抗菌薬処方をしないこと，そして皮疹が起こる可能性を保護者とも事前に共有しておくことが重要である。

Chapter 3 上気道・頭頸部感染症

9 急性中耳炎

頻度：★★★★★　重症度：★★☆☆☆

疾患のトリセツ

☑ カゼ，発熱患者では鼓膜は必ずみて，急性中耳炎（acute otitis media；AOM）の有無を確認する。

☑ 診察所見としては中耳腔の液体貯留と鼓膜の膨隆に注目する。

☑ 重症度，耳漏の有無，2 歳未満か，両側かを考慮して抗菌薬を処方する。

☑ Watchiful waiting（WW）はどのように経過する見通しかを家族によく説明し，注意深く外来で観察する。抗菌薬なしで治る経験は大切である。

☑ 耳鼻咽喉科医に積極的にコンサルトし，診察や治療方針の判断，滲出性中耳炎への対応などを学ばせてもらおう。

疫　学

- 3 歳未満児の 60％が一度は経験し，24％は 3 回以上罹患する，高頻度の疾患である[9]。発症のピークは 2 歳で，特に生後 6-12 カ月に多い。乳児期に AOM を発症すると，約 7 割が 1 回以上の再発をきたす。

- 日本で小児に処方される抗菌薬のうち，上下気道感染症に次いで AOM が 3 番目に多い[10]。

- AOM の前駆症状の 95％がウイルス性上気道炎で，カゼと密接に関連する。

- ウイルス性上気道疾患の約 3 分の 1 が AOM を合併し，AOM 発症までの期間の中央値は約 4 日である。鼓膜が膨隆している小児の約 80％の中耳液から細菌が分離される。

- 肺炎球菌ワクチンが普及した現代でも，AOM 症例の約 35-40％が *S. pneumoniae*，約 35-40％が *H. influenzae*，約 25％が *M. catarrhalis* を原因としている[9]。

滲出性中耳炎との分類

- 空気圧耳鏡検査で，鼓膜の膨隆の徴候はないが，中耳腔液体貯留の証拠がある場合，滲出性中耳炎 (otitis media with effusion；OME) と診断される。
- 中耳腔液体貯留は 3 つの鼓膜異常 (①白色，黄色，琥珀色，②青色を含む異常な色，③瘢痕化によるもの以外の不透明化，可動性の低下または欠如) のうち少なくとも 2 つがあるか，気泡または気液界面の存在がある場合に証拠ありとする。
- OME は，AOM や上気道感染などに続発する合併症として生じることがある。
- ほとんどの小児では，OME は数カ月以内に何もしなくても治る。OME が 3 カ月以上持続し，かなりの伝音難聴 (20dB 以上) がある場合は，鼓膜切開チューブの挿入とアデノイド切除術による介入が考慮される。
- OME に対する抗ヒスタミン薬，充血除去薬，抗菌薬，鼻腔内または全身性のコルチコステロイド薬は効果がないため，避けるべきである。

耳鏡診察のテクニック

- 子どもにとって耳鏡は怖い道具で，体を強く保定される診察は苦痛である。なるべく耳鏡に慣れてもらい，痛みが少なく，短時間での診察を心がける。
- 筆者は時間が許す限り本人にスペキュラを触らせたり耳鏡を覗かせたりして，耳鏡に慣れてもらうよう心がけている。

- 外耳の奥 2/3 は骨性外耳道であるため，皮膚が薄く，異物が当たると痛い。耳鏡を持つ手の指を患者の側頭部に当てて，不意に深く入らないようにする。
- 2 歳までは鼓膜がほぼ水平で，外耳道の外側はやや前方に彎曲しているため，耳介を下方に牽引する。
- スペキュラは外耳道を真っすぐにさせる道具ではない。適切に耳介を牽引できていれば，スペキュラをほとんど外耳道に入れなくても鼓膜を診察できる。
- 筆者は耳垢除去をできないが，小児科医でも除去できる者も少なくない（除去法の詳細は『子どものカゼのトリセツ』を参照）。

AOM の診断

- 中耳腔液体貯留に鼓膜の膨隆を認めれば AOM と診断してよい[11-12]。
- 発熱や易刺激性は伴わなくてもよい。耳痛は最も特異的な症状だが，言葉を話す前の乳幼児では確認が難しい。
- 中耳腔液体貯留に鼓膜の膨隆を認めず，opacification または air-fluid level を認めれば OME と診断する。
- 上気道炎に伴う OME では発熱や易刺激性を認めることもある。

AOM の診断｜米国ガイドライン

- 中等度〜高度の鼓膜膨隆，あるいは急性外耳道炎によらない耳漏が認められる
- 軽度の鼓膜膨隆および急性（48 時間以内）に発症した耳痛（耳を触る，引っ張る，擦る）がある，あるいは激しい鼓膜発赤がある
- 中耳腔液体貯留がない場合は診断すべきでない

(AS Lieberthal et al. The diagnosis and management of acute otitis media. Pediatrics 2013；131：e964-99 より)

AOM の診断｜日本のガイドライン

- 急性に発症した中耳の感染症で，耳痛，発熱，耳漏を伴うことがある
- 本人や保護者により急性症状が発見され，48 時間以内に受診した場合を急性発症とする。持続期間は 3 週間を超えないものとする
- 米国小児科学会のガイドラインの診断基準を参照する

（日本耳科学会ほか．小児急性中耳炎診療ガイドライン 2024 年版，金原出版より）

中耳炎診療の Steps

Step 1：問診

- 患者背景と症状を確認する。
- 年齢（特に 2 歳以下），中耳炎の既往歴，免疫不全の有無，ワクチン接種歴。
- すでに中耳炎としての経過観察/抗菌薬投与を受けていたら改善傾向の有無。
- 体温（38.5-39.0℃を超えるか），発熱から受診までの期間（≧48 時間か），耳痛（耳を触る，引っ張る，擦る），耳漏。

Step 2：診察

PAT (Pediatric Assessment Triangle)

- 意識障害や not doing well：RED FLAG（髄膜炎）。

外　観

- 耳介後部の発赤・腫脹・圧痛，耳介聳立：RED FLAG（乳様突起炎）。
- 下顎部の発赤・腫脹・圧痛：RED FLAG（化膿性唾液腺炎，流行性耳下腺炎）。
- 結膜炎あり：結膜炎・中耳炎症候群（*H. influenzae* 感染を示唆）

- 耳漏なし→「鼓膜の診察」へ進む
- 耳漏あり→血性　　→耳鼻科へ紹介
　　　　　　非血性　→中耳腔由来　→抗菌薬投与
　　　　　　　　　　外耳道由来　→外耳道炎

鼓膜の診察

- 鼓膜が見えた場合は中耳液貯留（色調異常・不透明化・可動性低下のうち2つ以上，または気泡や気液界面あり）を評価する。

- 色調異常は白色，黄色，琥珀色，青色を含む。不透明化は瘢痕化を除く。可動性は気密耳鏡検査が必要なので実際は評価困難である。

- 中耳液貯留なし→watchful waiting（経過観察）
- 中耳液貯留あり→膨隆あり→AOM と診断
　　　　　　　　　膨隆なし→発赤あり→AOM かもしれない
　　　　　　　　　　　　　　発赤なし→OME

耳垢で鼓膜が見えない場合

- 耳痛（耳を触る，引っ張る，擦る）あり→耳垢除去＋耳鼻科に紹介
- 耳痛なし→watchful waiting（経過観察）

Step 3：治療方針の決定

- AOM 治療の目的は疼痛の軽減と合併症の予防であるが，全例に抗菌薬が必要なわけではない。

- 耳痛があれば十分な鎮痛は必要である。

- 2023 年のコクランレビュー[13]では両側性 AOM の 2 歳未満児，または耳漏を伴う AOM で抗菌薬が最も有用と判断された（詳細は「小児感染症エキスパートへの道」参照）。

- 筆者は米国ガイドラインの治療基準を参照して治療するが，同時に保護者が経過観察を理解し納得されるか，という点も重要である。

- RED FLAG には即対応する。血性耳漏の場合や，鼓膜を観察できないが AOM を疑う場合には耳垢は取る努力をして，耳鼻咽喉科にコンサルトしよう。

● **AOM の治療基準｜米国のガイドライン**

年　齢	耳漏あり	重　症	両　側	片　側
6カ月〜2歳	抗菌薬	抗菌薬	抗菌薬	WW
2歳以上	抗菌薬	抗菌薬	WW	WW

WW：watchful waiting（経過観察）
重症：toxic，48時間以上持続する耳痛，≧39℃の発熱

(AS Lieberthal et al. The diagnosis and management of acute otitis media.
Pediatrics 2013；131：e964-99 より)

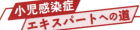

急性中耳炎に対する抗菌薬の効果

　本文でも引用した2023年のコクランレビュー[13]の結果についてより詳しくみていこう。まず経過については治療群とプラセボ群ともに，治療/観察の開始24時間後に60％が回復していた。

抗菌薬治療群の効果

- 疼痛軽減：2-3日後の疼痛残存がほぼ1/3だった（RR 0.70, 95％ CI：0.57-0.86, NNTB=20）。プラセボと比して4-7日後の疼痛が1/4に（RR 0.76, 95％ CI：0.63-0.91, NNTB=16），10-12日後の疼痛が2/3に減少した（RR 0.33, 95％ CI：0.17-0.66, NNTB=7）。
- 合併症：鼓膜穿孔と反対側AOM発症はプラセボと比して半減した（各々RR 0.37, 95％ CI：0.18-0.76, NNTB=33, RR 0.0.49, 95％ CI：0.25-0.95, NNTB=11）。
- 長期的な影響：3カ月後のティンパノメトリー異常，AOM再発を減らさない（各々RR 0.97, 95％ CI 0.76-1.24, RR 0.93, 95％ CI 0.78-1.10）。
- 有害事象（嘔吐，下痢，発疹など）：抗菌薬投与群でより多く発生した（RR 1.38, 95％ CI 1.19-1.59），有害事象の追加治療に必要な数（NNTH=14）。

NNTB（Number Needed to Treat to Benefit）：利益を得るための治療必要数
NNTH（Number Needed to Treat for Harm）：害に至るまでの治療必要数

➕ Empirical therapy

- アモキシシリン 80-90 mg/kg/day 分 2-3

- 主な標的は *S. pneumoniae* と NTHi (non-typeable *Haemophilus influenzae*) である。

- 30 日以内にアモキシシリンを処方された場合，結膜炎・中耳炎症候群を疑う場合・AOM を反復している場合：アモキシシリン/クラブラン酸 (アモキシシリンとして) 90 mg/kg/day 分 2。

- ペニシリン系やベータラクタム系抗菌薬にアレルギーがある場合は専門医に相談する。

抗菌薬の治療期間[14]

- 2 歳未満：10 日間
- 2 歳以上：5 日間

- 鎮痛：アセトアミノフェン 10-15 mg/kg/day (投与間隔は 4-6 時間以上，最大 60 mg/kg/day)。

Step 4：経過観察

- 初回診察後，48-72 時間以内に再診してもらう。

- 経過観察のみで改善を得られない場合には，抗菌薬治療を開始する。

抗菌薬治療をしても改善を得られない場合

- アモキシシリンが無効の場合：アモキシシリン/クラブラン酸を使用する。

- アモキシシリン/クラブラン酸が無効な場合：ST 合剤 (トリメトプリムとして) 8-12 mg/kg/day 分 2。

Step 5：OME への対応

- AOM 後には OME を合併することがあるが，その大半は数カ月以内に自然治癒する。

- 3 カ月後にも OME が残存する場合，もしくは難聴や言語発達の程度などに応じて鼓膜チューブ留置が必要になることがある。

AOM 急性期治療の DO & DON'T

- 病院勤務であれば耳鼻科医の診察にできるだけ同席し，耳垢除去の手技や鼓膜所見の思考過程をのぞく。あとでカルテを読むだけよりもずっと学びがある
- 耳鼻咽喉科のない病院や診療所であれば，耳鼻咽喉科への紹介状を書いてフィードバックをもらう。多くの耳鼻咽喉科医は丁寧な中耳炎診療をする小児科医を拒むことはない
- 説明と同意なき経過観察：放置に近い。保護者は不安になり他院へ行くだろう
- 説明と同意を得る時間がないから，抗菌薬を処方するのは論外である
- 鼓膜が見えないけど，2 歳以下で高熱だから中耳炎として抗菌薬を出しておく：鼓膜診察の前に中耳炎を疑っていた，または中耳炎の除外が必要な場合には迷わず耳鼻咽喉科と連携する

Chapter 3 上気道・頭頸部感染症

10 外耳道炎

頻度：★★☆☆☆　重症度：★★☆☆☆

疾患のトリセツ

- ☑ 外耳道炎は別名 Swimmer's ear と呼ばれる。つまり水気，温帯，多湿がリスクになる。
- ☑ 米国では年間 240 万人が受診し，そのうち 5-9 歳，10-14 歳と学童期以降にピークがある。
- ☑ 外耳道炎は痛い。外耳道周囲には三叉神経，顔面神経，舌咽神経，迷走神経などの脳神経感覚枝が分布しているためである。

外耳道炎の背景因子

- 水曝露，外耳道異物（イヤホンや補聴器を含む），過剰な耳掃除，AOM による耳漏，放射線治療後，湿疹，接触性皮膚炎

症 状

- 軽　症：疼痛のみ。外耳道の発赤はあるが浮腫はない。発熱を伴わない。
- 中等症：疼痛が増大する。外耳道は浸軟と強い発赤を伴う。外耳道の浮腫は増大し，内腔はふだんの 50% 以下に狭窄し，鼓膜が見えにくくなる。
- 重　症：麻薬を要するほど強く痛む。外耳道に肉芽組織を伴うこともある。
- 進行例：耳介前/後リンパ節の有痛性腫脹，耳介聳立，乳様突起の発赤を認めることがある。急性乳様突起炎との鑑別点は，耳介が浮腫状だが後耳介溝は保たれている点である。
- 鑑別診断：進行した外耳道炎は壊死性外耳道炎（外耳道の軟骨外 3 分の 1 の軟骨周囲炎），悪性腫瘍（横紋筋肉腫など），ランゲルハンス細胞組織球症，多発血管炎性肉芽腫症など。

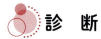
診 断

- 上記の症状や所見を基に臨床診断する。
- 鼓膜を見ようとしても、耳鏡を入れることは痛みで困難なことが多い。そこまで強い耳痛と耳漏があれば、急性中耳炎よりも外耳道炎の可能性が高い。
- 水泳や鼓膜チューブに関連する外耳炎は *P. aeruginosa* が最多である。外耳道の局所感染に続発するものは *S. aureus* や化膿性レンサ球菌が一般的である[1]。

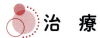
治 療

✚ Empirical therapy

Gram 染色で GNR を認めたとき、または Gram 染色できないとき
- レボフロキサシン 1 回 5 滴 1 日 2 回点耳

Gram 染色で GPC を認めたとき
- セフメノキシム 1 回 5 滴 1 日 2 回点耳

- 上記のいずれも点耳後 10 分間の耳浴と耳漏のドレナージを行う。
- 症状は治療開始後 48-72 時間以内に改善し、7-10 日間で治療できる。
- 耳漏のドレナージが困難で耳洗浄が必要な場合や、治療に反応性せず耳真菌症や壊死性外耳道炎が鑑別となる場合は、耳鼻咽喉科にコンサルトする。

Chapter 3 上気道・頭頸部感染症

11 急性副鼻腔炎

頻度：★★★☆☆　重症度：★☆☆☆☆

疾患のトリセツ

☑ 中耳炎とともにカゼの延長線上に座する感染症である。通常のカゼの経過から外れたときに鑑別に挙げる。小児のカゼの 1 割弱に合併する。

☑ 画像診断ではなく，3 つの発症パターンから臨床診断する。

☑ 副鼻腔が存在しなければ発症しない。副鼻腔炎を引き起こすのに十分な副鼻腔形成は，上顎洞・篩骨洞で 18-24 カ月，前頭洞，蝶形骨洞で 6-10 歳であり，乳児期は鑑別に挙がらない。

☑ 発育過程の小児では ostiomeatal complex が狭く，鼻腺の数は成人に比べて小児で多く，面積あたりの鼻汁分泌量が多い。そのため，感染やアレルギー性鼻炎が生じると，鼻腔の狭い小児は症状が出やすく，副鼻腔への影響も大きい[15]。

疫　学

- 原因菌は中耳炎と同様に *S. pneumoniae*，NTHi，*M. catarrhalis* で，残りは無菌である。
- 筆者は小児の急性副鼻腔炎診療はかなり難しいと思っている。小児科医にとって最もトライ＆エラー的疾患である。
- 副鼻腔炎診療の肝は，①治療すべき急性細菌性副鼻腔炎の選定，②副鼻腔炎の合併症である。

副鼻腔炎の発症リスク因子

- 副鼻腔に液体貯留を促す病態がリスクとなる。

- 副鼻腔口の閉塞（副鼻腔分泌物→鼻腔への流れの妨げ）：カゼ，アレルギー性鼻炎，鼻茸，多発血管性肉芽腫症，鼻中隔偏位，経鼻胃管，経鼻挿管，異物，水泳・潜水など
- 副鼻腔繊毛機能低下：先天性繊毛機能異常（primary ciliary dyskinesia），たばこ煙曝露，インフルエンザウイルス・パラインフルエンザウイルス感染症
- 分泌物粘性上昇：嚢胞繊維症
- その他：免疫不全症，チアノーゼ性心疾患

診 断

- 以下の3つの発症パターンから臨床診断する。

① Persistent：鼻症状や咳嗽が10日間以上続き，まったく改善がないもの（小児では最多：90％くらい）
② Double sickening：カゼが快方に向かっていたのに，6-7日目頃から発熱や鼻症状，咳嗽が悪化するもの
③ Severe：発症初期から発熱と膿性鼻汁を認め，3-4日連続するもの（小児では少ない）

＊鼻症状には前鼻漏，鼻汁，後鼻漏，鼻閉などを含む

- カゼの症状が2-3週間持続することはよくある。しかしほとんどは10日くらいで改善傾向になる。そのためまったく改善傾向がなく10日間持続しているかが問診のミソである。

- 夜間に仰臥位で咳嗽が増悪すること（後鼻漏による）や，持続する鼻汁くらいである。

- 前鼻漏がないのに後鼻漏だけを認める場合もある。咽頭診察で確認するが，耳鼻咽喉科のファイバースコープでしか確認できないこともある。

- 副鼻腔炎の診断に迷う場合は耳鼻咽喉科にも相談し，プロの判断を学ぶ機会にしよう。

- 膿性鼻汁は通常のカゼの経過でもふつうに認められるため，抗菌薬開始の合図ではない。

- 眼周囲が腫脹することがあるが，疼痛がないことが多い。眼窩隔膜前蜂窩織炎や眼窩蜂窩織炎との鑑別が必要である（合併も多い）。
- 学童以上では頬部の圧痛や叩打痛は有用な所見である。それでも 1/3 くらいでしかみられない。
- 蝶形骨洞炎は，熱や後鼻漏くらいしか症状がないことがあり，学童以上でも診断が難しい。水泳が発症リスクになる。

画像検査

- 合併症がない副鼻腔炎の診断に画像検査は必要ない。むしろ撮影してはいけない。カゼでも副鼻腔粘膜肥厚が認められる。合併症を疑い外科的介入の要否を判断するときにのみ行う。

頭部 MRI/CT が必要な合併症

- 眼窩隔膜前蜂窩織炎，眼窩蜂窩織炎，Pott's puffy tumor，硬膜外膿瘍，脳膿瘍，髄膜炎，海面静脈洞血栓症

- 上顎洞の超音波検査は診断においてレントゲンや CT に遜色なく，低侵襲および簡便である。

培 養

- 培養は必要ない。診断の Gold reference は上顎洞穿刺液で $\geqq 10^4$ CFU/mL 培養陽性であるものの，実践的でない。
- 慢性副鼻腔炎や免疫不全の副鼻腔炎では，原因菌の評価が必要になる場合があるため，耳鼻科にコンサルトする。

治 療

- 多くの保護者は「鼻水が一切出なくなる」ことを期待しているが，副鼻腔炎の治療目標は症状軽快をゴールとする。治療開始前に保護者とゴール設定を共有することが重要。

- 経過観察でもほとんどは合併症なく治る。
- アモキシシリン/クラブラン酸群とプラセボ群のランダム化比較試験では[16]，数日の差はあったが両群とも症状軽快し，重症な合併症なく症状軽快した。
- 膿性鼻汁か漿液性鼻汁かによって，症状軽快までに日数に差がないことも示された。
- Persistent 群は注意深い経過観察で対応可能である。3 日間経っても改善しなければ抗菌薬を開始する。

抗菌薬治療

 Empirical therapy

- アモキシシリン 80-90 mg/kg/day 分 2-3

- 30 日以内にアモキシシリンを処方された場合：アモキシシリン/クラブラン酸 (アモキシシリンとして) 90 mg/kg/day 分 2。
- アモキシシリン/クラブラン酸が無効な場合：ST 合剤 (トリメトプリムとして) 8-12 mg/kg/day 分 2。
- ペニシリン系やβ-ラクタム系抗菌薬にアレルギーがある場合は，専門医に相談する。
- 治療期間：10-14 日間 (改善してから+7 日くらい)。
- 抗菌薬投与は副鼻腔炎の合併症予防にはならない。副鼻腔炎の合併症 (上述) の発症頻度は著しく低く，抗菌薬を投与しているにもかかわらず発症している。
- 副鼻腔炎診療はカゼの延長線上にあり，抗菌薬治療のメリットも限られている。抗菌薬治療の限界に自覚的に処方すべきである。
- 中耳炎と同様にトライ&エラーするしかなく，することが許される疾患でもある。

抗菌薬以外の治療

- 生理的食塩水による鼻洗浄を（実施できそうな症例には）提案する。12歳未満の小児でも鼻症状の軽快に有用であることが示されている[17]。

妻と他科と患者家族との連携

　私の妻は耳鼻咽喉科医だ。娘がウイルス性上気道炎に罹患した後，膿性鼻漏が増悪したことに気づいたのも妻であり，急性副鼻腔炎と診断しアモキシシリンを処方してくれたのも妻である。娘の症状は 7-10 日間ほどで軽快した。家族としても小児科医としても心強いものである。前著者の伊藤先生は自身の副鼻腔炎に対し，その症状に心が折れかけつつも Gram 染色結果に基づいて「抗菌薬なし」で治癒を得られた。私も自分自身にならそれを試したかもしれないが，娘の場合は「抗菌薬治療が必要」という判断に同意だった。

　治療のゴール共有は言うまでもなく大切だが，どのような過程を経て治療していくかにも合意が必要だと感じる。大切な子どもをどうやって治すのか，どの状態がゴールなのか，抗菌薬を使うなら最後まで飲み切ることなどに合意形成することも，適正使用の一歩であると実感する。

Chapter 3 上気道・頭頸部感染症

12 頸部リンパ節炎

頻度：★★★★★　重症度：★☆☆☆☆

疾患のトリセツ

☑ 子どもの頸部リンパ節はよく腫れている。5歳未満では約半分に触れる。
☑ 子どもの頸部腫瘤の95％は感染症ないし炎症性のリンパ節腫大である。

鑑別のポイント

- 時間経過：急性，亜急性，慢性
- 左右差：片側，両側
- 位　置：前頸部，後頸部，後頭部，耳介前，耳介後部，耳下腺，顎下
- 深　さ：浅頸部，深頸部

頭頸部のリンパ節とリンパ流

- リンパ流を意識しながら順番に各部位のリンパ節を確認していく。

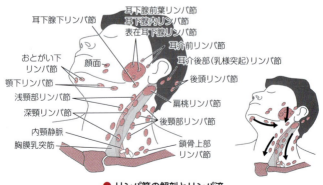

● リンパ節の解剖とリンパ流

96

● リンパ節群とリンパ流域

	リンパ節群	リンパ流域
頭 部	耳介後部（乳様突起）	側頭・頭頂・頭皮，耳管後壁，耳介上半分
	後 頭	後頭頭皮，頸部上部〜外側部〜後部皮膚
	耳介前部	前頭側頭頭皮，耳管前壁，耳介，結膜外側
	耳下腺	鼻根部，眼瞼，側頭頭皮，外耳道，耳下腺，中耳，鼻腔庭，後部口蓋
	顔 面	眼瞼，結膜，頬部・鼻部皮膚粘膜，鼻咽頭
頸 部	顎 下	下口唇中心，口腔庭，顎の皮膚，舌先端
	顎下腺	頬粘膜，鼻側部，内側眼瞼交連，上口唇，下口唇外側，歯茎，舌縁前部，歯
	浅頸部	前浅頸部：前頸部浅層，下咽頭，甲状腺，喉頭
		後浅頸部：耳管下部，耳下腺領域
	上部深頸部	扁桃，アデノイド，後部頭皮頸部，舌，咽頭，口蓋，甲状腺，鼻，鼻咽頭，食道，副鼻腔
	下部深頸部（斜角筋，鎖骨上部）	背部頭皮，頸部，腕胸部浅層，深頸部リンパ節浅層，喉頭，気管，甲状腺
		右側：左側下葉，舌区，右側肺および胸膜
		左側：左側上葉，腹部全体

- 頸部以外のリンパ節・組織（鼠径，腋窩，膝窩，肘窩，肝臓脾臓）も必ず触診し，本当に頸部リンパ節のみが腫脹しているのかを判断する。

- カルテには正しい医学用語を用いた解剖学的場所，大きさ（mm，cm），形，圧痛・可動性・波動の有無，そして同部位の皮膚の色を記載する。

- ウイルス性は急性・両側性というパターンが最も多い。一方，細菌性の典型例は急性・片側性である。前頸部，片側で咽頭所見がある場合は，GAS が重要な原因菌である。

- 片側の慢性の耳介前・顎下リンパ節腫脹と結膜炎合併は Parinaud 症候群を考える。原因の最多はネコひっかき病である。

- 曝露歴の聴取が重要である。シックコンタクト，動物接触歴・食事・薬剤などに注意する。

● **時間経過と左右差を考慮した鑑別疾患**

臨床経過	Common	Uncommon
急性, 両側	ウイルス感染症：ライノ, アデノ, インフルエンザ, ムンプス, エンテロ, EBV, CMV, HSV 細菌感染症：*Mycoplasma*, GAS	HHV-6 パルボウイルス
急性, 片側	細菌感染症：<u>*S. aureus*</u>, <u>GAS</u>, 嫌気性菌	GBS（新生児, 乳児期早期）
慢性, 片側	非結核性抗酸菌*（<15-30 mm, 下顎が多い）, *B. henselae*（>4 cm が多い）	トキソプラズマ（<3 cm, 前頸）, 結核, アクチノマイシス
慢性, 両側	EBV, CMV	HIV, 結核, 梅毒, トキソプラズマ

下線は頻度の高いもの　＊MAC（*Mycobacterium avium* complex）が最も多い

- 非感染性のリンパ節腫脹の鑑別は超重要。日本では川崎病が非常に多い。
- 年齢による細菌性リンパ節炎の鑑別も可能である。

年齢別 原因菌の頻度

- 新生児：GBS＞*S. aureus*
- 2 カ月 -1 歳：*S. aureus*＞GBS, *B. henselae*
- 1-4 歳：*S. aureus*＞GAS＞NTM*, *B. henselae*, トキソプラズマ
- 5-18 歳：*S. aureus*, GAS＞ 嫌気性菌[†], NTM, *B. henselae*, トキソプラズマ

＊NTM：非結核性抗酸菌症
[†]齲歯や歯肉, 歯周囲炎に伴うリンパ節炎では嫌気性菌が関与する場合がある

診 断

- IM を疑う所見があれば, EBV, CMV の抗体検査。GAS 咽頭炎を疑えば GAS 抗原迅速検査±咽頭培養を行う（各項目参照）。
- 画像検査や身体所見で穿刺可能な膿貯留が疑われた場合は, 穿刺排膿培養を行う。嫌気培養も追加し, 嫌気ポーターを使用する。
- 川崎病と鑑別に苦慮する場合には心エコーを行う。
- 重症感, 増大傾向がある, 長期間持続する場合は次の検査を考慮する。

● **非感染性リンパ節腫脹の鑑別疾患**

病態・随伴症状		鑑別疾患
悪性疾患	悪性リンパ腫，白血病	持続，進行性の非圧痛性リンパ腫脹。頸部にとどまらない可能性もある。その他発熱や体重減少，疲弊など
	神経芽腫	腹部腫瘤，消化器症状，眼球突出，眼周囲皮下出血，Horner徴候，オプソクローヌスミオクローヌス失調，皮下結節，高血圧，片側鼻腔閉塞
	横紋筋肉腫	限局した，無痛性の増大傾向のある腫瘤，眼球突出，眼痛，鼻腔，耳管，副鼻腔閉塞
	甲状腺がん	頸部への放射線照射の既往，嗄声，構語障害，その他内分泌腫瘍との合併
膠原病	JIA	関節痛・関節炎，発熱，皮疹，肝腫大，心膜炎など
	SLE	関節痛・関節炎，血液異常（貧血，白血球減少），蝶形紅斑，口腔内潰瘍，発熱，腎症
薬剤		フェニトイン，カルバマゼピンなどの抗けいれん薬，その他薬剤アレルギー発症時，BCGワクチン接種後
その他	川崎病	発熱，発疹，結膜炎，四肢硬性浮腫，発赤
	PFAPA	周期性発熱，アフタ，咽頭炎
	菊地病	発熱，白血球減少，発疹，貧血
	LCH	骨融解，発疹（斑状，脂漏性），尿崩症，歯肉炎，アフタ
	HLH	肝脾腫，発疹，けいれん，貧血，血小板減少，＜10カ月
	キャッスルマン病	4cm以上に腫大したリンパ節，発熱，盗汗，肝脾腫
	木村病	頭頸部無痛皮下腫瘤，好酸球血症，IgE上昇
	サルコイドーシス	体重減少，嗜眠，咳，骨病変，鎖骨上LN
	先天性嚢胞疾患	甲状舌管嚢胞，第2鰓弓遺残，cystic hygroma

JIA：若年性特発性関節炎　SLE：全身性エリテマトーデス　LCH：ランゲルハンス細胞組織球症　HLH：血球貪食性リンパ組織球症

- 血算，分画
- 生化学（CRP，ESR含む）
- 血液培養
- インターフェロンγ遊離検査（IGRA）（クオンティフェロン or T-SPOT），ツベルクリン反応（TST）
- EBV，CMV，HIV，トキソプラズマ抗体，*B. henselae* 抗体

- 急性片側性リンパ節炎でGAS，*S. aureus* に対する治療で反応がなく，波動が触れ，画像上膿瘍形成している場合は，穿刺排膿を試みて培養を提出する。一般，嫌気培養ともに提出する。

- また慢性片側性リンパ節炎で痛みが強くなく，波動が触れ，自然排膿する場合は非結核性抗酸菌症を考慮する。
- ただし臨床像から結核性リンパ節炎と鑑別することは難しい。結核の曝露歴も確認する。

- 自然排膿した膿を抗酸菌染色，培養，結核菌-PCR，MAC-PCR
- IGRA，TST

- リンパ節が硬く，可動性制限，増大傾向，体重減少があり，後頸三角，鎖骨上窩に位置している場合は悪性を考慮し，生検する。
- 基本的に切除が望ましい。針生検ではリンパ腫は否定できない。複数リンパ節腫脹がある場合，最大で硬く，かつ下の方（鎖骨上）を選ぶ。
- 通常の培養だけでなく，嫌気性培養，抗酸菌染色，結核菌-PCR，MAC-PCR も行う。
- 画像診断として超音波検査を施行する。深頸部膿瘍との鑑別が必要な場合は造影 CT を施行する。

治　療

細菌性リンパ節炎

- GAS，S. aureus をターゲットにする
- 内服治療：セファレキシン 25-50 mg/kg/day 分 2-3
- 点滴治療：セファゾリン 100 mg/kg/day 分 3

- 治療期間：10 日間または軽快傾向を示したのち 5 日間の長い方。
- 膿瘍形成している場合：切開ないし穿刺排膿＋5-7 日間。

MRSA が原因の場合

- 内服治療：ST 合剤（トリメトプリムとして）8-12 mg/kg/day 分 2
- 点滴治療：バンコマイシン 60 mg/kg/day 分 4

新生児で GBS も考慮した場合も上記治療と同様だが，点滴治療を優先する
治療期間は 10-14 日間

🎯 歯肉・歯周囲炎を伴っている場合

- 嫌気性菌もターゲットに加える
- 内服治療：アモキシシリン/クラブラン酸（アモキシシリンとして）90 mg/kg/day 分 2
- 点滴治療：アンピシリン/スルバクタム 300 m/kg/day 分 4

治療期間は細菌性リンパ節炎と同様

🎯 B. henselae が原因の場合

- （穿刺排膿とともに）アジスロマイシン 10 mg/kg/day 分 1，1 日間
  　　　　　　　　　　　　　　　　　　　+5 mg/kg/day 分 1，4 日間

Toxoplasma の場合

- 免疫不全者でない限り，自然軽快する。
- 免疫不全者の場合：ピリメサミン，スルファジアジンを使用するが，感染症専門医に必ず相談する。

NTM 性リンパ節炎の場合

- 自然軽快するが，9-12 カ月かかる。
- 外科的切除が第 1 選択。顔面神経付近に存在していない限り，外科的切除を行う。切開排膿のみでは瘻孔化するリスクが高く，再発もしやすいため，推奨しない。
- 免疫不全でない限りは培養・感受性結果を待ち，多剤による治療を行う。
- MAC が最も多いという理由から「クラリスロマイシン＋リファンピシン」で暫定的な治療を開始するという考えはある。

Chapter 3 上気道・頭頸部感染症

深頸部感染症/膿瘍

頻度：★★☆☆☆　重症度：★★★★☆

疾患のトリセツ

☑ 深頸部は多くの筋膜により，筋膜間に複雑な間隙がある。
☑ どの間隙が感染することで，組織が疎な方向に病変が広がり，などのような近接臓器で合併症が起きるかを理解する。
☑ 副咽頭間隙：内頸動静脈が存在する。副咽頭間隙膿瘍の首座である。
☑ 咽後膿瘍では下記の間隙があることから，下方への広がりを意識する。

- 咽後間隙：頭蓋底から縦隔まで広がる
- 危険間隙：頭蓋底から横隔膜まで広がる
- 椎前間隙：頸椎前面に存在し，頭蓋底から尾骨まで広がる

☑ 気道緊急症として致死的になり得る。気道緊急症を示唆する所見として，tripod posture，こもった声 (muffled voice, hot-potato voice)，強い吸気性喘鳴がある。
☑ 扁桃周囲膿瘍，咽後膿瘍，副咽頭間隙膿瘍，口腔底蜂窩織炎 (Ludwig angina) を指す。
☑ それぞれ共通する症状は，咽頭痛，強い嚥下痛，流涎，頸部運動制限，疼痛性斜頸がある。各感染症に伴う合併症に特異的な症状に注意しながら診療する。

 ## 扁桃周囲膿瘍 | 9.4/10万人

- 口蓋扁桃の周囲の空間に膿が貯まった状態である。
- 深頸部感染症で最も多く，50％を占める。青年期以降（中央値13歳）に多い。扁桃炎に続いて起こると考えられているが，先行する扁桃炎は36％しかいない[18]。

- GAS が原因と考えられている。
- 内側翼突筋への炎症波及により開口障害が起きる。その他，こもった声を呈する。病変側の耳痛も認める。
- 通常片側だが両側になることもある。病変側の頸部，顎下リンパ節腫脹を伴う。
- 口腔内所見では健側にせり出す軟口蓋/扁桃を認め，浮腫状の口蓋垂は正中を超える。扁桃白苔はないことが多い。

咽後膿瘍｜2.2/10 万人

- 好発年齢は 2-4 歳（同部位のリンパ節は思春期までに萎縮する）。
- 咽後リンパ節は鼻腔，後部副鼻腔，扁桃，中耳，耳管からドレナージを受ける。そのためカゼ症状が先行する場合が多く，低年齢でよくみられる。浅部リンパ節は腫れない。
- カゼの治りが悪く，強い咽頭痛，嚥下痛，頸部の運動制限・疼痛性斜頸（50-80％），流涎などを認めた場合に疑う。
- 咽後膿瘍は縦隔炎を合併することがある。その場合胸痛を認めることがある。
- 咽頭後壁が赤く腫れて見え，触ると波動を触れる……らしい。というのもふつうは触らないためである。膿瘍が破裂すると気道に膿が流れ込むので，むしろ触ってはいけない。

副咽頭間隙膿瘍｜2/10 万人

- 副咽頭間隙内には頸動脈，内頸静脈，脳神経 11，12 番や交感神経叢が位置する。
- そのため解剖学的に関連のある合併症を起こし得る。内頸静脈血栓症，Lemierre 症候群，咽頭反射の低下，嚥下困難，同側声帯麻痺，僧帽筋

衰弱，舌偏倚，Horner 徴候などである。
- 画像検査するまでは咽後膿瘍との鑑別は難しい（合併することもある）。しかし上記合併症が認められた場合は早期から考慮する。
- 膿瘍の位置について，前後方の比較では後方膿瘍のほうが合併症が少ない。

口腔底蜂窩織炎(Ludwig angina)

- 深頸部感染症というより，口腔内感染症として括られるべきだが，解剖学的な連続性があり咽後膿瘍などを合併し得る。また気道緊急症を起こすことがある。
- 口腔底の炎症は上下後方に容易に拡がり，特に下後方に拡がると気道を圧迫し，上気道閉塞を起こす。抗菌薬がない時代の死亡率は約50％であった。
- 歯髄炎・歯周囲炎などが 50-90％に認める。その他口腔内のケガなどが発症に先行する場合がある。
- 褐色で（木のように：woody-hard）硬く，顎下が腫脹する。口は開いたままで，口腔底が腫脹して，まるで二枚舌にみえる。
- 急激に進行することがある。また頸静脈血栓症を起こすこともある。
- GAS, *S. aureus*, 口腔内の菌 (*S. anginosus*, viridans streptococci, 嫌気性菌) が原因菌になる。

画像診断

単純レントゲン写真

- 咽後膿瘍は側方撮影で椎骨前の軟部組織に腫脹を認めることがある。C2 で≧7 mm，C6 で≧14 mm ある場合に腫脹と判断する。

頸部造影 CT

- 「深頸部膿瘍を疑ったとき」が CT の適応である。
- 扁桃周囲膿瘍では，偏倚した口腔所見，こもった声，抗菌薬治療に乏しいなどがあれば CT を積極的に考慮する。
- ただの ring like enhancement ではなく，ギザギザしたスキャロッピング (scallop：ホタテ貝) のほうが咽後膿瘍らしい所見である。

咽後膿瘍の CT 所見

- 咽後間隙の低吸収域は川崎病でも認められる所見として有名である。咽頭痛や頸部痛が強く，リング状に造影され，腫瘤様に認める場合は咽後膿瘍らしい。
- また石灰沈着性頸長筋腱炎が咽後膿瘍の mimicker となる。

超音波検査

- 扁桃周囲膿瘍の診断には有用だが，より深部の膿瘍の診断や除外は難しい。

治　療

気道確保

- 最重要。気道確保・管理ができる人，物が揃う施設への搬送も同時に行う。

外科的治療

- 耳鼻科と連携する必要がある。

扁桃周囲膿瘍

- 非外科的治療の傾向が強まっている。呼吸困難，重度の開口障害，敗血症などの合併症の徴候がなければ抗菌薬治療を開始する。
- 24-48 時間で改善がない，または病状が悪化した場合は，手術を行う

べきである。外科治療を行わない場合の再発率は押しなべて 10 ％程度である。

- 扁桃炎を繰り返す扁桃周囲膿瘍では，切開排膿と一緒に扁桃摘出術を行う。
- 急性期の扁桃摘出術が待機的な手術に比べてリスクが上がるわけではない。
- 初発は穿刺排膿。切開排膿と治療成功率はあまり変わらない。

咽後膿瘍

- サイズが小さければ抗菌薬のみで改善することがある (長径 < 2.2 cm)。
- 抗菌薬のみでの治療成功率はおよそ 50 ％。治療開始 1-2 日で改善しなければ，切開排膿が望ましい[19]。
- 気道管理に集中治療室への入室が必要になることが多い。

副咽頭間隙膿瘍

- 特に深部に重要な臓器が複雑に存在するため，耳鼻科に必ずコンサルトし，可及的にドレナージを試みる。抗菌薬のみで治療可能な例は 10 ％強しかない。
- 経口腔ドレナージのほうが，外表からのドレナージに比べ入院期間が短いかもしれない。

口腔底蜂窩織炎

- 教科書的には外科的ドレナージを必要とする。明らかな膿瘍形成があり，気道閉塞の原因になっていれば考慮する。
- 通常は気道確保，抗菌薬投与で炎症を抑えてからのドレナージが選択される。歯科口腔外科，耳鼻科との連携が重要である。

抗菌薬

- GAS, *S. aureus*，嫌気性菌をカバーし，MRSA の関与があるかどうかでバンコマイシンを追加するかどうか考える。

✚ Empirical therapy

• アンピシリン/スルバクタム 300 mg/kg/day 分 4

咽後膿瘍で縦隔炎合併がある場合

• バンコマイシン 60 mg/kg/day 分 4 を追加

• MRSA が関連している可能性があるため，すぐに手術を行えない場合は抗菌薬を開始する。

• 治療期間：しっかりと評価された研究はない。膿瘍がなくなっていること，症状が改善していることを確認する。計 2-3 週間程度。

• 内 服：アモキシシリン/クラブラン酸 (アモキシシリンとして) 90 mg/kg/day 分 2。

◎ MRSA の場合

• ST 合剤 (トリメトプリムとして) 10 mg/kg/day 分 2 を追加

〔参考文献〕

1) S. Long et al. Principles and Practice of Pediatric Infectious Diseases 6th Edition, Elsevier, 2022

2) R Pellegrino et al. Eur J Pediatr 2023；182：5259-73. PMID：37819417

3) JF Cohen et al. Cochrane Database Syst Rev 2016；7：CD010502. PMID：27374000

4) N Principi et al. Front Pharmacol 2023；14：1174146. PMID：37346296

5) K Hedin et al. Cochrane Database Syst Rev 2023；11：CD004406. PMID：37965935

6) CR Westley et al. Am J Dis Child 1978；132：484-7. PMID：347921

7) M Allen et al. Am J Otolaryngol 2021；42：102882. PMID：33429180

8) RJ Hoagland. Prim Care 1975；2：295-307. PMID：1046252

9) R Kaur et al. Pediatrics 2017；140：e20170181. PMID：28784702

10) K Uda et al. J Infect Chemother 2019；25：758-63. PMID：31235350

11) AS Lieberthal et al. Pediatrics 2013；131：e964-99. PMID：23439909.

12) 日本耳科学会ほか. 小児急性中耳炎診療ガイドライン2024年版，金原出版

13) RP Venekamp et al. Cochrane Database Syst Rev 2015；2015：CD000219. PMID：26099233

14) A Hoberman et al. N Engl J Med 2016；375：2446-56. PMID：28002709

15) 厚生労働省健康・生活衛生局 感染症対策部 感染症対策課. 抗微生物薬適正使用の手引き第三版，2024

16) N Shaikh et al. JAMA 2023；330：349-58. PMID：37490085

17) A Cabaillot et al. Paediatr Respir Rev 2020；36：151-8. PMID：32312677

18) FS Herzon. Laryngoscope 1995；105：1-17. PMID：7630308

19) PN Carbone et al. Int J Pediatr Otorhinolaryngol 2012；76：1647-53. PMID：22921604

Chapter 4

肺炎・下気道感染症

Chapter 4 肺炎・下気道感染症

1 下気道感染症のアプローチ

- 細気管支炎：気道の炎症・浮腫，分泌物増加，気道上皮細胞の壊死を特徴とする疾患である．上気道症状（咳嗽や鼻汁など）に続いて下気道症状（喘鳴など）を呈する．
- 気管支炎：気管支を含む下気道感染症だが，肺炎を含まないもの．カゼと肺炎の間．
- 肺炎：臓側胸膜，結合組織，気道，肺胞および血管構造を含む肺に関与するあらゆる炎症状態を表す．典型的には発熱，呼吸器症状，および身体所見または胸部X線検査で肺実質病変を認める病態と定義する．

 下気道感染症かもしれない小児へのアプローチ

- 下気道感染症は気管支炎，細気管支炎，肺炎と分けて解説されるのが通例である．しかし目の前の患者さんが「どれなのか」悩みながら診療しているのが実際だろう．
- 本項ではあえて病態ごとに区切らずに"下気道感染症かもしれない小児"にアプローチする．

Step 0：そもそも感染症なのか？

- どのような病歴や所見があれば感染症を疑うべきか，という問いに答えるのは難しい．
- 逆に「絶対に感染症を疑わなくてよい条件」を考えてみると，保護者の面前で異物を誤嚥してから気道症状が現れた場合くらいしか筆者には提示できない．

- 気道症状のある小児の診療において,感染症である可能性は最後まで残しておくことを本書のスタンスとする。

疫 学

- 小児の下気道感染症の大半はウイルス性と心得ておく。
- 病態毎の代表的な原因微生物を知っておく。肺炎ですら8割がウイルス性であることは押さえる[1]。ウイルスの種類や他の微生物を知ることは鑑別に有用である。

● 年齢別の市中肺炎の原因

年 齢	原因微生物	臨床的特徴
出生～3w	GBS	新生児敗血症の一症状として。通常重症である
	腸内細菌	多くは院内肺炎として。1週間以内の発症は稀
	CMV	播種性CMV感染症の一症状として
	Listeria monocytogenes	新生児早期敗血症の一症状として
	HSV	播種性感染症の一症状として
	梅毒	先天性梅毒の一症状として
3w-3m	*Chlamydia trachomatis*	母体性器感染症から。無熱性肺炎。亜急性で間質性肺炎
	RSV	2-7カ月が最も多い。通常喘鳴を呈する(細気管支炎/肺炎)
	パラインフルエンザウイルス(PIV)	RSVと同様だがより高年齢に多く,冬季流行はしない
	S. pneumoniae	細菌性肺炎の原因として最も多い
	百日咳菌	まず気管支炎として,次いで細菌性肺炎に。ときに肺高血圧症を呈すると重症例となる
3m-5y	RSV, PIV, Flu, hMpV, アデノ, ライノ	肺炎の原因として最も多い
	S. pneumoniae	大葉性肺炎の原因で最も多い。予防接種で罹患率減少
	H. influenzae	予防接種をしていればHibはほぼない。非莢膜型(NTHi)は免疫不全と発展途上国で多い
	S. aureus	基本的に少ないが市中獲得型MRSAが米国では増加中
	M. pneumoniae	>4歳の肺炎では重要
	結核菌	HIV感染者で周囲に流行がある時,結核高蔓延国の出生者の場合に注意
5-15y	*M. pneumoniae*	主要な原因菌。画像所見はさまざま
	C. pneumoniae	評価が難しいが,おそらく年長児の肺炎の原因菌としては重要

- とはいえ，年齢ごとに想起すべき原因微生物は変化する。想起できなければ診断できない。医者の仕事は稀な疾患も診断することである。したがって知っておくことが重要。

- 年齢別の市中肺炎の原因について臨床的特徴を加えてまとめた。

- 地方衛生研究所などの Web サイトから，自施設周辺の感染症の流行も確認する（週毎に更新されている）（詳細は『抗菌薬編』を参照）。

Step 1：緊急性・重症度を確認する

- 下気道感染の有無を考える前に全身状態を評価する。

- バイタルサインの悪化や呼吸窮迫徴候を認めるなら，検査や入院の閾値を下げることになる。

入院治療か外来通院かを判断する

- 「下気道感染症＝入院」ではない。肺炎としての重症度だけでなく全身状態（内服や経口摂取の可否，活気など），本人の基礎疾患，家庭背景（保護者の疲労や不安や養育能力など）などを加味して判断する。

- 大別すると，以下のどちらか 1 つでも満たす場合は入院治療を選択する。

> - 入院しなければできない治療を要する場合（酸素吸入，点滴補液，静注薬など）
> - 状態が悪化する可能性があり，外来通院では対処が難しい場合

- 下気道感染症の重症度は下記のような評価項目を参照して判断する。

> - SpO_2<92％，チアノーゼ
> - 呼吸回数>70 回/分
> - 頻脈（年齢，体温を考慮しても著しく速い）
> - 毛細血管再充満時間（CRT）>2 秒
> - 呼吸困難
> - 間欠的無呼吸，呻吟
> - 哺乳，経口摂取不能
> - 全身状態不良
> - 意識障害
> - 基礎疾患：先天性心疾患，慢性肺疾患，嚢胞繊維症，気管支拡張症，免疫不全症など

Step 2：問診

生活歴＆ Sick contact

- 同居者や日常的に接する人を確認し（同居していないが毎日夕方は祖父母に預けている場合など），患児より先に症状がなかったか確認する。

- 保育施設や学校での流行を尋ねる際に，低年齢なら集団保育を始めた時期も確認する。たとえば肺炎球菌は入園して数カ月で保菌することが知られている[2]。

ワクチン接種歴

- 下気道感染症の予防効果が最も証明されているのがワクチンである。

- 抗 RS ウイルス抗体製剤（ニルセビマブ，パリビズマブ）の接種歴も確認する。

- 2024 年から母体への RS ウイルスワクチンが承認された。今後は母のワクチン歴の聴取も重要になる。

既往歴

- 3 カ月未満，早産児（＜32 週，特に＜29 週），血行動態に影響がある先天性心疾患，慢性肺疾患，免疫不全，神経筋疾患，染色体異常などは細気管支炎の重症化リスクとなる。気管支炎や肺炎においてもリスクとなる。

- 1 歳未満での RS ウイルス罹患歴は，気道感染時の反復性喘鳴や気管支喘息を発症するリスクとされている。

- 気管支喘息の診断歴はないが，「喘息っぽい，カゼでゼーゼーしやすいと言われたことがある」という子どもはしばしばいる。それだけで方針は変わらないが，呼気性喘鳴を伴う場合に気管支拡張薬の吸入に反応するかを確認してもよい。

投薬歴

- 抗菌薬や抗ウイルス薬の先行投与はもちろん，ステロイドや免疫抑制薬の投与歴も確認する。

Step 3：診察

- 聴　診：泣かせない工夫は大切だが，子どもは泣くもの。啼泣下でも吸気時の聴診はできるし，左右差も確認できる。ラ音を聴取したとき，呼気性/吸気性，湿性/乾性だけで正確な診断は難しくても，診断の事前確率を上げていくことはできる。聴診をおろそかにしない。
- 心　音：心雑音やⅢ音・Ⅳ音がないか診察時は常に確認する。
- 視　診：努力呼吸やチアノーゼの有無を観察する。聴診する際も胸腹部の動きを観察できるし，顔色や口唇の乾燥具合など微細な所見を得るチャンスである。
- ここまでの問診と身体所見に基づく臨床推論から，感染症らしいか否か，フォーカスは下気道感染症らしいか他にも想定されるかなどを判断する。
- 以降は下気道感染症らしいと判断した設定で話を進める。

Step 4：細気管支炎か肺炎か？ ウイルス性か細菌性か非定型肺炎か？

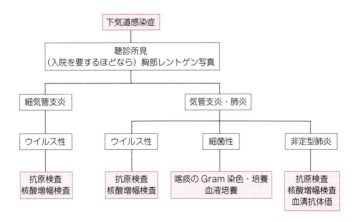

細気管支炎か肺炎かを見極める

- まず病歴と身体所見に基づいて細気管支炎らしいか，それとも気管支炎や肺炎らしいかを考える。両者が合併することもある。

- 細気管支炎：上気道症状に続発して呼気性喘鳴や呼気延長，無呼吸などを伴う場合に想定する。特に急性期は分単位で症状が変化し得る。啼泣や睡眠によっても症状が変動するため，繰り返し診察することが状態の把握に役立つ。

- 気管支炎・肺炎：上気道症状に続発して（もしくは突然に）咳嗽が増悪し，呼気延長を伴わないラ音を認める場合に疑う。発熱，咳嗽，多呼吸，喘鳴を伴う小児に，胸部レントゲン写真で浸潤影を認める際は肺炎である可能性が高い。浸潤影がなければ気管支炎と判断されることが多い。

- いずれも病状の進行に伴い多呼吸や陥没呼吸，低酸素血症を伴う可能性がある。

- 入院を要すほどであれば胸部レントゲン写真を評価する場合が多く，その所見も鑑別の参考とする。

胸部レントゲン写真

- 小児感染症の成書では「肺炎と診断するのに胸部レントゲン写真は必須ではない」とされている[3]。

- 実臨床では「聴診で異常所見がありレントゲンで浸潤影がなければ気管支炎，あれば肺炎」とされていることが多い。

- 筆者は入院を要する呼吸不全を認める場合，臨床所見に比して酸素化が不良な場合（無気肺や気胸を鑑別），治療過程で予期せぬ増悪を認めた場合にはレントゲン検査を行うことが多い。

ウイルス性か細菌性かを考える

- 小児の下気道感染症の大半はウイルス性であるという前提に立つ。

- 細気管支炎らしいと考えればよりウイルス性の可能性が高い。

- 気管支炎や肺炎らしいと臨床診断した場合，以下の場合に細菌性を想定する。

- 先行する上気道症状がなく，初期から敗血症として認識され緊急対応が必要な状態で発症する場合（最初から細菌性肺炎を発症パターン）
- 数日間のカゼ症状に肺炎を続発する場合

- ウイルス性肺炎ではカゼ症状が長引いて，徐々に呼吸状態が悪化し，低酸素血症を認め，結果消耗が激しいような場合が多い印象を持つ。

- 一方で細菌性肺炎は，経過が明らかに変化したように感じる悪化をきたす。呼吸窮迫や低酸素血症よりも，高熱，トキシック，多呼吸が目立つ印象を持つ（カゼに二次性細菌性肺炎を合併パターン）。

Step 5：下気道感染症の治療

- 細菌性の場合は抗菌薬を投与する（後述）。

- ウイルス性は特異的な治療はなく，細気管支炎や気管支炎にも基本的に抗菌薬は投与しない。

- その代わり，保護者への説明が大切である。気管支炎や肺炎は悪化しなくても2週間は咳嗽が持続し，長くなれば3-4週間続くこともあるという説明を必ずする。

主な対症療法

- 酸素投与：$SpO_2 \leqq 92\%$を目安に投与を開始する。非加湿酸素による気道の乾燥に注意する。

- β_2刺激薬吸入：細気管支炎への使用を推奨しない。細気管支炎かIgE関連喘鳴か迷う場合，吸入を試して所見の改善がなければ止める。

- 高張（≧3%）生理食塩水吸入：筆者は投与していない。

- 全身性ステロイド投与：推奨しない。入院を減らさず，入院期間を短縮しないためである。

- 鼻汁吸引：浅い部分の吸引は貯留した分泌物による鼻閉を解除するのには有効である。

- 理学療法：ルーチンには行わない。神経筋疾患など基礎疾患がある場合に考慮する。

- ロイコトリエン受容体拮抗薬：ルーチンの投与は推奨しない。細気管支炎ではなく，IgE 関連喘鳴と判断した場合は考慮してもよい。

小児感染症 エキスパートへの道

入院を拒まれたらどうする？

「お子さんは入院が必要です」と保護者に伝えたら「なんとか通院で治せませんか？」と訊かれることは少なくない。ここで毒づいてはならない。このような場合の対応は，相手の立場で考えることヒントを得られる。

入院とは本人は言うまでもなく，保護者にとっても非常に大変な作業である。急に入院の準備が必要で，保護者の仕事やきょうだいの予定も変更し，入院中の生活は患児も保護者も強いストレスがかかる。収入は減少し，場合によっては職場でマイナス評価を受けるかもしれない。

筆者はまず，私と保護者にとって，患児が大切な存在であり肺炎を治してあげたい気持ちは共通していることを言葉にして確認する。医学的に入院の必要性を列挙する前に，保護者が不安に思う点を尋ねる（ひとつひとつの不安に対応案を提示せず，まずは聞き出すことに集中する）。保護者が一通り話し終えたら「私が入院をお勧めする理由をお伝えしてもよいですか？」と断ってから入院の必要性を簡潔に説明する。その際に，上記の大別した理由に分けると伝わりやすいだろう。

ここまで話すうちに，保護者自身で入院の障壁に対する解決策を思いつくこともある。不安に共感してくれたあなたが提案する解決策を受け入れてくれるかもしれない。このようなやりとりには時間がかかる。それでも慣れてくると問診や診察結果を説明するうちから相手の価値観・不安感を探ることができる。医学的な入院の必要性を並び立てても納得は得られない。

Chapter 4 肺炎・下気道感染症

2 ウイルス性下気道感染症

頻度：★★★★★　重症度：★★☆☆☆〜★★★★★

疾患のトリセツ

- ウイルス性下気道感染症は小児期における最も一般的な疾患のひとつである。
- RSウイルス感染症は2歳までにほとんどの小児が少なくとも一度は罹患する。また入院を必要とする症例の大半は基礎疾患のない早期乳児である。
- いずれのウイルス感染でも，早産児，心肺疾患，喘息，免疫不全などの基礎疾患は重症化リスクとなり，死亡することもある。
- 上気道症状を発症してから数日後に下気道感染に進展することがあり，発症からの時間経過を加味した経過観察が重要である。
- 基本的に抗菌薬は不要である。

疫　学

- 小児の市中下気道感染症を起こす主なウイルス：RSウイルス，ヒトメタニューモウイルス，ライノウイルス，インフルエンザウイルス，パラインフルエンザウイルス，アデノウイルス，カゼコロナウイルス，新型コロナウイルス。
- 細気管支炎：RSウイルスが最多。ライノウイルス，ヒトメタニューモウイルス，パラインフルエンザウイルスが次ぐ。
- 気管支炎・肺炎：ヒトメタニューモウイルス，アデノウイルス，インフルエンザ，パラインフルエンザ，RSウイルス，ライノウイルスが多い。
- かつてはウイルスによって流行しやすい時期があったが，COVID-19流行後はそのパターンも様変わりしてしまった。IDWRなどで地域の

流行を確認することが重要である。
- RSV による小児への疾病負荷はとても強い。季節性 RSV 流行時には，急性下気道疾患で入院した小児の約 75％は RSV 感染症が原因とされる。ウイルス性下気道炎に関連した死亡数においても，RSV はインフルエンザに匹敵する。

臨床症状

- 発症すると最初は上気道症状を呈し，ときに発熱を伴い，2 週間以内に治癒することが多い。
- 一部の症例では発症 4-5 日後から下気道感染に進展することがある。
- 下気道感染を発症すると陥没呼吸（肋骨上，肋間，肋骨下），頻呼吸，喘鳴など努力呼吸の徴候を伴う場合や，重篤な呼吸不全を呈すこともある。
- 早期乳児では（特に早産児では）気道症状よりも活気不良，易刺激性，哺乳不良，無呼吸などを呈すこともあり，注意が必要である。
- 発熱期間はウイルスによって異なり，RSV は最長 7 日間も続くことがある[4]。カゼによる発熱より長いが，「長引く発熱＝細菌感染」ではない。
- アデノウイルスも通常は自然治癒するが，免疫健常者でも重症肺炎を起こすことがあり，診断後も経過観察が必要である。

合併症

- 急性中耳炎を合併することが多い。ただし鼓膜所見だけではウイルス性か細菌性の中耳炎かの判別は難しい。
- RSV や hMPV による下気道感染を起こした乳児は，そのような既往歴のない乳児と比較して，後に喘鳴エピソードを起こすリスクが高いとされている。

- RSV下気道感染症は一般病棟で管理できる重症度であれば，他の重篤な細菌感染症を合併することは少ない。合併症のないRSV細気管支炎や肺炎に基本的に抗菌薬は用いない。

検査診断

- 検査前確率を考えたうえで，目の前の患者に役立つ検査を選択する。「ウイルス性細気管支炎＝RSV，hMPV検査セット」など短絡的に検査を決めない（「俺の言い訳」p.122参照）。
- 原因ウイルスが同定されれば経過の見通しが立ち，注意すべき合併症が分かり，治療方針が立てやすくなる。感染対策の必要性も判断できる。自分の臨床推論を振り返ることができ，診断能力を鍛え，次の患者の診療に活かすことができる。
- 一方で，検査の苦痛は子どもにとって大きく，恐怖心は長く残る。検査の費用や人手もかかる。検査の陽性/陰性を疾患の有無と安易に判断すると，診断の遅れや，不要な抗菌薬投与につながる可能性もある（検査性能については『抗菌薬編』を参照）。

抗原検査

- 特定のウイルス感染症を特定または除外したいとき（検査前確率が高いとき）に主に用いる。
- ただし感度が低いため，検査前確率が低い場合は感染症の否定に使えないため行わない。

核酸測定法

- 常に用いる検査ではないが，重症例や診断に難渋した場合に利用する。
- 感度・特異的が共に高く，非流行期でも利用できる。
- マルチプレックスPCR法を用いた検査では，ひとつの気道検体から複数の微生物を検出できる。高価だが保険診療で利用でき，約1時間で

結果を得られる。
- しかし無症状の児からもウイルスが検出されることがあるため、陽性となったウイルスが本当に現在の感染症の原因となっているか判断が必要である。
- インフルエンザ、RSV、SARS-CoV-2、hMPV が検出された場合は、小児の気道感染症と相関性があるとされる。
- 一方でパラインフルエンザウイルス、エンテロウイルス、ライノウイルス、カゼコロナウイルスなどは他のウイルスとの重複検出、健常児での検出、罹患後の長期間の検出などがあり、判断が難しい。

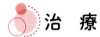
治　療

- ウイルス性下気道感染には抗菌薬を投与しない。
- 急性中耳炎を合併した際は、抗菌薬投与を考慮する (p.87 参照)。

予　防

- RSV に対しては、抗 RS ウイルスヒトモノクローナル抗体製剤としてパリビズマブとニルセビマブが有用である。
- 日本では保険適用とされる症例は限定されているが、欧米では、ニルセビマブがすべての乳児に投与されることで、RSV 感染症の入院を最大 90% も減らすことができている。
- また日本でも成人を対象とした組換え RS ウイルスワクチンが承認されており、このワクチンが普及することで新生児〜乳幼児の RS ウイルス感染症が減少することが期待されている。

思考停止のワナ

事前確率を正確に見積もれない専攻医は検査をするなという意味ではない。目の前の患者の症状と所見をつぶさに観察した内容に対して，原因微生物を同定できることで，症状や所見が微生物と結びつけられる。臨床経験を積むときは診断を得られる「答えあり学習」が望ましいとされる。良くないのは「〇〇先生に検査しろと言われたから」「発熱者は新型コロナの検査をしなきゃいけないから」という理由だけで，問診や診察による情報収集をせずに検査をすることである。その検査はどのようにして子どもたちの役に立つのかを常に考えてほしい。

Chapter 4 肺炎・下気道感染症

3 細菌性下気道感染症

頻度：★★☆☆☆　重症度：★★★☆☆

疾患のトリセツ

☑ 主に小児の細菌による市中肺炎について解説する。
☑ 非常にコモンな感染症だが，「抗菌薬を投与するか否か」小児科医が最も悩む疾患かもしれない。

疫　学

- 小児の市中肺炎は通年性に発症するが，屋内での接触が増える秋から冬にかけて多いとされる。
- 集団保育，受動喫煙，予防接種歴，出生歴，呼吸・循環・神経・免疫系の基礎疾患など，肺炎発症のリスク因子は欠かさず問診する。
- 原因微生物は前述の年齢毎の市中肺炎の原因と，地域の流行 sick contact から推測する。

疑いかた

- "最初から細菌性肺炎"，"カゼに二次性細菌性肺炎を合併"で発症するパターンがある。
- 前者は"初期から敗血症として認識される肺炎"であり，迅速な対応が求められる。
- 最も多いのはカゼの延長線上にある"カゼに二次性細菌性肺炎が合併"である。これは数日間のカゼの経過で急に悪化したといった二峰性のパターンで考慮する。
- 肺炎随伴性胸水や膿胸を合併することがある（次項を参照）。

123

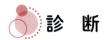

診　断

- 最も基本となるのは喀痰の Gram 染色と培養検査である。
- 高年齢の小児で自分で喀痰を出せる場合，良質な検体でのみ喀痰検査を行う。
- 高張食塩水吸入で喀痰排泄を誘発する方法もあるが，本人への負担のわりには効果を実感しにくく筆者は用いていない。
- まず喀痰の性状を Miller & Jones 分類でみる。M1, 2 はほぼ唾液であり，P 以上を培養に出す。次に Gram 染色で Geckler 分類を評価する。

- Gram 陽性双球菌で莢膜（+）→ *S.pneumoniae*
- Gram 陰性桿菌 → *H. influenzae*
- Gram 陰性双球菌で莢膜（+）→ *Moraxella catarrhalis*

- 気管挿管や気管切開管理中でも検体の質に注意するが，P 以上の喀痰でなくても提出することはある。

● Miller & Jones 分類

M1	膿を含まない粘液
M2	粘液痰に少量の膿が含まれる
P1	全体の 1/3 以下が膿性
P2	全体の 1/3-2/3 が膿性
P3	全体の 2/3 以上が膿性

● Geckler 分類

群	白血球数 /100 倍視野	扁平上皮細胞 /100 倍視野
1	<10	>25
2	10-25	>25
3	>25	>25
4	>25	10-25
5	>25	<10
6	<25	<25

Geckle 4-5 群が評価に適した検体である。白血球が多く，扁平上皮が少ない（唾液ではない）と評価される

培養検査

- 喀痰は下気道感染症に最も特異的な検体である。良質な痰を得られた場合は微生物検査室に提出する。
- 鼻咽頭培養は採取してはいけない。肺炎を想定して鼻咽頭培養を採取するプラクティスはまだ残っているが，子どもに苦痛を与えるだけで，下気道感染との関連性が低く，不要な抗菌薬投与/選択につながる恐れがある。検査技師の労力も検査費用も無駄にしてしまう。
- 血液培養は入院症例では採取する。小児市中肺炎の血液培養の陽性率は1-10%と少ないが，陽性になれば真の原因菌と考えられる。

治 療

Empirical therapy

- 外来：アモキシシリン 90 mg/kg/day 分3
- 入院：アンピシリン 200 mg/kg/day 分4

- ターゲットは肺炎球菌である。肺炎球菌のペニシリン感受性 (非髄膜炎判定：ペニシリン MIC≦2.0 μg/mL) は非常によい。
- BLNAR や *M. catarrhalis* はそもそも市中肺炎の原因としては多くない。

Definitive therapy

S. pneumoniae (ペニシリン感受性)
- アンピシリン 200 mg/kg/day 分4

S. pneumoniae (ペニシリン耐性)：以下のいずれか
- セフォタキシム 150-180 mg/kg/day 分3
- セフトリアキソン 75 mg/kg/day 分1

H. influenzae (BLNAS)
- アンピシリン 200 mg/kg/day 分4

Definitive therapy

H. influenzae (BLNAR)：以下のいずれか
- セフォタキシム 150-180 mg/kg/day 分 3
- セフトリアキソン 75 mg/kg/day 分 1

H. influenzae (BLPAR)
- アンピシリン/スルバクタム 150 mg/kg/day 分 4

M. catarrhalis
- アンピシリン/スルバクタム 150 mg/kg/day 分 4

黄色ブドウ球菌（MSSA）
- セファゾリン 100 mg/kg/day 分 3

黄色ブドウ球菌（MRSA）
- バンコマイシン 60 mg/kg/day 分 4

- 痰の喀出ができた，または気管挿管され吸引痰を採取できた患者以外では Definitive therapy に切り替えることは難しい。
- 培養検体の質が不十分な場合などに，検出された菌をフルカバーしてはいけない。Empiric therapy への反応性を（CRP ではなく呼吸数や酸素需要度など臓器特異的な指標で）評価して判断する。
- 治療期間：基本的な治療期間は 5-10 日間である。
- 内服治療：軽症では初期から内服治療が可能である。

治療がうまくいかないとき

- 合併症がない場合，適切な治療を行っていれば呼吸状態の改善が 2-3 日で得られる。適切な治療を行っていても解熱までは数日かかることがある。
- 抗菌薬が届きにくい病変に関しては後述の肺炎合併症（膿胸・肺膿瘍）の項を参照。

小児感染症 エキスパートへの道

小児の市中肺炎に抗菌薬は必要か

「小児の肺炎に抗菌薬を使用するか？」は永遠のテーマである。筆者は小児の肺炎に対して躍起になって抗菌薬を投与しなくてもよいと考えている。

小児の市中肺炎で抗菌薬を使用するシーンは，"最初から細菌性肺炎"，"カゼに二次性細菌性肺炎を合併"に加えて，"ウイルス性肺炎に細菌性中耳炎合併"の場合も加わる。

"最初から細菌性肺炎"の場合には，抗菌薬投与を含む迅速な治療が必要である。一方，"カゼに二次性細菌性肺炎を合併"を疑った場合には，入院して数日間は抗菌薬投与を待機することがある。カゼをこじらせたウイルス性肺炎だった場合には第5-6病日目に入院し，翌日か翌々日に解熱することがあるからである。

小児の肺炎では原因微生物がわかることは実臨床では少ない。だからこそカゼの二次性肺炎の中でも，呼吸や全身状態や家庭背景から許容される場合，待機的な抗菌薬治療を選択する。

筆者は小児の肺炎は①疫学，②経過，③重症度をみている。

①疫　学

基本的な姿勢として，ウイルス性肺炎が多いという意識が重要である。まず重心をそちらに乗せる。患者をすぐによくしたいという気持ちはよくわかるが，それが盲目的な抗菌薬開始につながってはいけない。

②経　過

カゼだと思っていたが肺炎になった。この経過は二次性ウイルス性肺炎と二次性細菌性肺炎の場合の2通りある。筆者の印象では前者は長引いて，徐々に呼吸状態が悪化し，低酸素血症も認め，結果消耗が激しいような場合が多い。

一方，細菌性肺炎は，経過が明らかに変化したように感じる悪化をきたす。強い呼吸窮迫，低酸素血症が前面に立つというより，高熱，トキシック，多呼吸が目立つ。そのような場合はCRPがいくつであれ，抗菌薬を開始する。

また肺炎に中耳炎を合併していて，発熱が長引いたり，二峰性に発熱することもよく経験する。よく耳を診ないと，肺炎に対して抗菌薬が効いたと思っていても，実は中耳炎を治療していたということがあり得る。

小児感染症 エキスパートへの道

③重症度

　重症度の判定は上述した通りだが，対応はどこで，どう患者を診るかによって変わる。たとえば明らかに挿管適応で，すぐに集中治療下におけるような場合，挿管と同時に得られた喀痰を Gram 染色で診て細菌性肺炎かどうかの評価ができる（Gram 染色で Geckler4, 5 群だが菌がまったく見えない場合，抗菌薬投与はペンディングできる）。

　しかし挿管もできない，一般病棟で診るしかないような状況で（もしそうなら，本当は集中治療ができる場所への搬送を考えるべきだが）呼吸不全であれば，その時点で CRP がいくつだろうが抗菌薬開始はやむを得ない。

Chapter 4 肺炎・下気道感染症

4 非定型肺炎

頻度：★★★★☆　重症度：★★☆☆☆

疾患のトリセツ

☑ 小児の市中肺炎における非定型肺炎は，基本的にはマイコプラズマ感染症である。
☑ 数日以上続く発熱や，長引く咳を伴うときに疑う。
☑ 小児市中肺炎の 5-14% に C. pneumoniae が関与するという報告もある[3]。
☑ 両者を症状やレントゲン所見などで鑑別することは難しい。

疫 学

- 主に学童期に市中肺炎を引き起こす。
- 潜伏期間は 1-4 週間と長めであり，家庭内感染の場合はウイルス感染の場合よりも伝播が遅い。家族の病歴は過去 1 カ月まで聴取する。

臨床症状

- 主な症状は，7-10 日以上持続する発熱と咳嗽である。
- 発熱，倦怠感，頭痛，咽頭痛などから発症し，徐々に咳嗽が増悪する。
- 発作性で夜間に悪化し，2-4 週間持続するため，百日咳と鑑別を要する場合がある。
- 健常小児でもマイコプラズマは鋳型気管支炎をとして重症化する場合もある。一方でクラミジアが重症肺炎の原因となることは稀である。
- 合併症：マイコプラズマは多彩な肺外症状が特徴である。Stevens-

Johnson 症候群，多形滲出性紅斑，脳炎脳症，心筋炎，溶血性貧血や血球貪食症候群などが代表的である。

診　断

- マイコプラズマ感染症の診断には迅速に結果を得られる抗原検査か核酸遺伝子検出法（核酸遺伝子検出法やフィルムアレイ）を用いる。血清抗体価も利用できるが迅速性に劣る。
- マイコプラズマは核酸遺伝子検出法が最も信頼性が高い検査といえる。
- 抗原検査は感度が低いが特異度は高いため，陽性であれば診断に利用できる。
- 血清抗体価は PA 法が用いられることが多い。主に IgM 抗体に反応する。基本的にはペア血清での 4 倍以上の上昇，単一血清では≧640 倍をもって診断根拠とする。

治　療

Empirical therapy

- クラリスロマイシン 15 mg/kg/day 分 2，7-10 日間
- アジスロマイシン 10 mg/kg/day 分 1，3 日間

マクロライド耐性マイコプラズマの場合

- 8 歳未満：重症例はシプロフロキサシン 30 mg/kg/day 分 2-3，7 日間を考慮（保険適用外であることに注意）
- 8 歳以上：ミノサイクリン 4 mg/kg/day 分 2，7 日間

- 8 歳未満でも内服可能ならドキシサイクリンも選択できる（詳細は『抗菌薬』を参照）。

- マイコプラズマで免疫作用が主要な病態になる場合：プレドニゾロン 1 mg/kg/回，1-2 回/日，3-5 日。
- 抗菌薬を投与の有無に関係なく発熱が持続することがある。治療開始後の発熱期間が 7 日以上持続する因子として，肺外病変，レントゲン上均質な硬化像，胸水が挙げられる。

4

非定型肺炎

小児感染症 エキスパートへの道

クラミジアの診断

　診断には PCR 法を用いる。抗体検査と比べて PCR 法は感度は低いが特異度は高く，除外診断には向かない。ただし健常小児からも PCR 法で検査されることがあり，解釈には注意を要する。

　一次感染で IgM 抗体は 2-3 週間後に出現し，IgG 抗体が高値になるのは発症 6-8 週間後である。IgM≧16 倍，またはペア血清で IgG の上昇が 4 倍以上で診断とする。単一血清で IgG≧512 倍や IgA 上昇という基準は特異度が低く用いられなくなった。

Chapter 4 肺炎・下気道感染症

5 肺炎随伴性胸水, 膿胸

頻度：★★☆☆☆　重症度：★★★☆☆

疾患のトリセツ

- ☑ 肺炎の延長線上にある疾患として現れるパターンと、いきなり膿胸で現れるパターンがあり、後者の頻度は少ないが重症である。
- ☑ 肺炎随伴性胸水 (parapneumonic effusion；PPE) は肺炎の2-12%に認める[4]。
- ☑ 死亡率は低いが、1歳未満の場合は死亡リスクが高い。
- ☑ 膿胸とは胸腔内の膿性液体貯留を指す。画像検査でPPE/膿胸が疑われ、胸水量が多ければ (側臥位撮影で≧10 mm, 通常撮影で胸腔≧1/4) 胸腔穿刺を行う。
- ☑ 抗菌薬選択の考えかたは基本的に肺炎と同じである。
- ☑ 胸腔ドレナージ、線溶療法、外科的手術が可能な場所・施設に移動を考慮する。

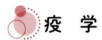

PPE/膿胸の原因微生物

- 多　い：*M. pneumoniae*, ウイルス, GAS, *S. pneumoniae*
- 少ない：*S. aureus*, *P. aeruginosa*, 嫌気性菌
- 特別な曝露：*M. tuberculosis*, ヒストプラズマ, ブラストマイセス, アメーバ性肝膿瘍
- 免疫不全：*P. jirovecii*

- 膿胸で外科的手術が必要になる患者は5歳未満が多い。PICU入室および1/2を超える胸水貯留がリスクファクターである。

- 膿胸リスクにはインフルエンザや早産児, 肥満, 神経学的異常などの基礎疾患がある。

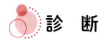
診 断

- PPE や膿胸を示す特異的な所見は少なく，肺炎診療の中で胸水貯留の存在を疑い，①診断過程から，②治療経過から見つかるパターンに分かれる。そして疑ったら画像検査を行う。

①診断過程から

- いきなり PPE/膿胸というパターン。通常の肺炎に比べると重症感が強い。患側の吸気時胸痛（そのため呼吸は浅く速い），呼吸音低下，消失，打診で濁音を呈する。
- 胸痛は伴わないことのほうが多いが，胸痛があると疼痛性側弯を呈することがある。腹痛で見つかることもある。

②治療経過から

- 肺炎として治療しているが改善が乏しい，徐々に悪化する場合に疑う。

画像検査

- 画像検査は PPE/膿胸の診断と治療介入判断を評価するためのキーである。

胸部単純レントゲン写真

- 肋骨横隔膜角（costophrenic angle；CPA）の鈍化，胸膜肥厚像は胸水貯留を示す。
- 気管の偏倚を伴う場合，1,000 mL 以上の胸水貯留を示唆する。
- 側臥位撮影像で胸水の移動がなければ，被包化されている可能性が高い。
- 単純レントゲン写真では PPE と膿胸の鑑別はできない。

超音波検査

- PPE/膿胸の診断において超音波検査の存在意義が最も高い。下記が可能であり，かつ CT に比べて，隔壁形成や被包化を早期に見つけることができる。

> - 異常の局在 (肺実質/胸膜/胸腔) を鑑別
> - 隔壁の有無から被包化胸水か否か，内容液のエコー輝度により膿胸らしいかどうかの判断
> - 胸水量の推定
> - 胸腔穿刺や胸腔ドレーン留置位置の推定

胸部 CT

- PPE/膿胸の診断においては，CT が超音波検査に勝る部分は少ない。

- 壊死性肺炎，肺膿瘍の有無などの肺実質の評価や，外科的切除術を行う前の解剖学的評価を行うときに撮影する。その場合は造影が望ましい。

胸水検査

- 特異的な所見はない。

- 低アルブミン血症があればネフローゼや蛋白漏出性胃腸症などの蛋白漏出性疾患，低ナトリウム血症があれば SIADH などを鑑別に挙げる。

血液培養

- 10-20% 程度で陽性になる。胸水培養が陰性の場合は原因菌評価に役立つ。

胸腔穿刺

- 画像検査で胸水を見つけた後，次は"刺すか，刺さないか"という判断を迫られる。穿刺するメリットは，①診断がつくこと，②治療効果が期待できること (特に膿胸の場合) である。

- 誰を刺すか：ウイルスや *M. pneumoniae* が明らかな原因である場合以外は，基本的なコンセプトとして「胸水量が多いなら"刺す"」である。

- 胸水が採取できたら性状から鑑別を進める。刺して外観が膿なら，それは膿胸である。遠心上清が混濁している場合は乳び胸を考慮する。

● 胸水の鑑別

特　徴	漏出性	滲出性	膿　胸	複雑性膿胸
外　観	漿液性	滲出性（混濁）	混濁	膿
平均 +8WBC (/μL)	1,000	5,300	25,500	55,000
多核球 (%)	50	>90	>95	>95
タンパク（胸水/血清比）	<0.5	>0.5	>0.5	>0.5
LDH（胸水/血清比）	<0.6	>0.6	>0.6	>0.6
LDH (IU/L)	−	>200	>200	>1,000
糖 (mg/dL)	>60	<60	<60	<40
pH	7.4-7.5	7.35-7.45	7.2-7.35	<7.2

● 胸水の分類と原因疾患

漏出性	低アルブミン血症，うっ血性心不全，肝硬変，粘液水腫，腹膜透析，中心静脈リーク，体液管理異常
滲出性	特発性・術後乳び胸，外傷・手術後，先天性肺リンパ管拡張症，尿毒症性胸膜炎，サルコイドーシス，Dressler 症候群，悪性疾患，膠原病・血管炎，膵炎，横隔膜下膿瘍，腹腔内膿瘍，薬剤性，Meigs 症候群（骨盤内腫瘍に伴う胸腹水）

- Light の基準も滲出性の判断に有名。①タンパク比（胸水／血清）>0.5，②LDH 比（胸水／血清）>0.6，③胸水 LDH≧血清 LDH の基準上限の 2/3，のうち 1 つ以上合致で滲出性と判断する。

治　療

抗菌薬

- 抗菌薬選択は肺炎と同様。ただし重症度は高い。胸水，喀痰 Gram 染色などを参考に Empirical therapy は広めに設定したり，治療中である場合は escalation が必要になることがある。

➕ Empirical therapy

GPC（ブドウ球菌様）
- バンコマイシン 60 mg/kg/day 分 4

GPC（レンサ球菌様）・GNR（小型多形）・Gram 染色陰性, 不明
- セフォタキシム 200 mg/kg/day 分 3

院内発症かつ GNR
- セフェピム 150 mg/kg/day 分 3

嫌気性菌を疑った場合
- 上記にメトロニダゾール 30 mg/kg/day 分 3 を追加

- 耐性菌リスクの評価に迷えば専門家に相談する。

- PPE/膿胸の抗菌薬単独治療群の半数に，侵襲的治療が必要になる。

- ドレナージが終了して全身状態が改善すれば，内服スイッチも可能。

- 総治療期間は経静脈，内服あわせて 2-4 週間。

ドレナージ

- 膿胸治療の根幹はドレナージである。穿刺検体で感染所見（Gram 染色 GPC 陽性 or 多核球≧90%）の有無を評価し，膿胸と判断したらドレナージし，外科的治療のタイミングを待つ。

胸腔ドレーン挿入，線溶療法

- かつては小児科医が行っていたが，現在では外科医が行うことが多い。

- 自施設がドレーン挿入や外科的治療にどこまで対応できるか，平時からの確認と，外科医とのコミュニケーションが大切である。

- 線溶療法は胸腔ドレーンから線溶剤を投与する（ウロキナーゼや t-PA）。

- 発熱，不快感，出血などの副作用と，費用（t-PA は数万円/バイアル）などのデメリットを加味し，実際には各医療機関の慣れた方法をとる。

- ドレナージ単独との差がないという報告もあり，ガイドラインごとに推奨が異なる。

BTS ガイドライン[5]
- ウロキナーゼ，下記を 2 回/日，3 日間行う
  1 歳以上：4 万単位/生食 40 mL に溶解
  1 歳未満：1 万単位/生食 10 mL に溶解

IDSA ガイドライン[4]
- t-PA 4 mg/生食 40 mL を 24 時間毎 3 日間行う
- t-PA は VATS と差がないという研究もある

外科治療

- 内科的治療の効果判定は開始後 2-3 日に行い，改善しなければ外科的治療を選択する。

- ビデオ胸腔鏡下手術 (VATS)，ミニ開胸。外科的治療と内科的治療の比較では，おおむね死亡率が低くなり，入院期間，ドレーン挿入期間，抗菌薬治療期間などの短縮が見込まれる。

● IDSA ガイドラインにおける胸水量と穿刺・治療の適応

胸水量	細菌学的検査	リスク	ドレナージ (±線溶療法)，VATS の必要性
少量：側臥位撮影で<10 mm or <胸郭 1/4	培養および Gram 染色陰性 or 不明	低い	なし：胸水採取もルーチンには必要ない
中等量：>10 mm だが <胸郭 1/2	培養および Gram 染色陰性 or 陽性 (膿胸)	低い〜中等度	なし：呼吸状態が安定していて，膿胸でない場合。穿刺による採取は膿胸の評価に有用。ドレナージカテーテル挿入時の施行も診断的治療の意味あり 必要：呼吸状態が不安定で，膿胸の場合
多量：>胸郭 1/2	培養 and/or Gram 染色で陽性 (膿胸)	高い	多くの場合，必要

(JS Bradley et al. Clin Infect Dis 2011；53：e25-76 より)

Chapter 4 肺炎・下気道感染症

6 壊死性肺炎・肺膿瘍

頻度：★☆☆☆☆　重症度：★★★★☆

疾患のトリセツ

☑ 別名「肺化膿症」とも呼ぶ。被包化とその内部の肺組織の液状化を指す。壊死性肺炎は被包形成を画像で認めないが、肺組織の破壊を伴う病態で肺膿瘍の前病変と認識されている。

☑ 膿胸は原則として外科疾患であるが、壊死性肺炎と肺膿瘍は内科疾患である。

☑ 肺膿瘍はすべて壊死性肺炎から発症するとは限らない。その他に①異物誤嚥に伴うもの，②菌血症に伴う敗血症性塞栓 (septic emboli) に続発するもの (右心系感染性心内膜炎，Lemierre 症候群，四肢の血栓性静脈炎)，③囊胞繊維症，長期間気管挿管などの基礎疾患に伴う慢性炎症の末に認めるもの，④血管侵襲性のある細菌，真菌感染症によるものがある。

☑ 壊死性肺炎の症状は肺炎と基本的に変わらないが，より重症である。発熱，咳，嘔気などを認める。咳は喀痰を伴わないこともあるが，気管支内に穿破した場合は著しい量の痰になる。

☑ 誤嚥による肺膿瘍は通常，誤嚥から 1-2 週間後に起きる。膿瘍局在は左側下葉が最も多く 33％である。右側は少なく 8％しかない。多発する症例も 10％に認める[6]。

疫　学

- 先進国ではかなり稀な病態である。年齢中央値は 7-9.5 歳と肺炎より高めである。基礎疾患は 70％以上に認められる (31％が喘息)[6]。

- 誤嚥性肺炎を多く起こす重症心身障害児もハイリスクである。

- 低年齢では慢性肉芽腫症や高 IgE 血症など原発性免疫不全を考慮する。

原因菌

- *S. aureus* と *S. pneumoniae* が 2 大原因菌である。これらは単菌種でも起こりうるが，基本的に多菌種かつ嫌気性菌 (*Peptostreptococcus* や *Bacteroides* spp.) が関与すると考える。
- その他に嫌気性菌としては *Actinomyces* spp., *Streptococcus anginosus*, *Fusobacterium necrophorum* などである。
- また頻度は低いが，結核は必ず rule out する。周囲の接触を詳細に確認する。

 診 断

培養検査

- 喀痰や BAL，膿瘍穿刺液，切開排膿の培養が行われる。切開排膿や穿刺ができない場合は喀痰培養採取を試みる。
- また菌血症に伴う肺膿瘍も十分に考慮する。血液培養は嫌気培養も含めて複数セット採取する。
- 病原体診断には膿瘍の穿刺吸引や排膿で得られた検体が重要である。BAL や喀痰培養，血液培養から原因菌が得られる確率は低いためである。

画像検査

- 通常の細菌性肺炎として治療を開始し，改善が乏しい場合に画像検査を考慮する。
- 結節，腫瘤内に air-fluid level (液面形成) があれば，肺膿瘍の可能性は高くなる。
- 小病変，多発性の評価，病変の局在，重要血管との解剖学的関係，異物誤嚥を評価するためには，胸部 CT が最も優れている。

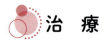

治 療

抗菌薬

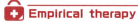

- アンピシリン/スルバクタム 300 mg/kg/day 分 4

- 初期抗菌薬には S. aureus, S. pneumoniae, 口腔内嫌気性菌でβ-ラクタマーゼを産出する菌 (Prevotella.spp) をターゲットにした抗菌薬を選択する。
- 気管支閉塞起点や嚢胞繊維症などがなければ 80-90% の肺膿瘍は抗菌薬治療のみで改善する。適切な治療が行われていても，4-8 日程度発熱は持続する。
- 喀痰培養は嫌気性菌を検出できない。喀痰培養で菌が特定された場合も，基本的に嫌気性菌カバーは外さない。S. aureus が血液培養から検出された場合など，単菌種でも原因の説明がつけられた場合にはその限りではない。

外科的治療

- 5-7 日間治療したにもかかわらず改善が乏しい場合，膿瘍径≧4cm，縦隔中線を超えて拡大している場合，人工呼吸管理が必要な場合は外科的治療を考慮する。
- 穿刺排膿や切開排膿，肺切除などが選択される。胸部外科や小児外科へコンサルテーションし，可能な方法を選択する。

治療期間

- 患者の状態が安定するまでは，静注での治療が基本的に必要である。
- 総治療期間は 2-4 週間。解熱が得られた後でも，少なくとも 2 週間は

治療する。

- 画像的な改善が得られるまでは 3-6 週間かかる。
- 内服変更は可能であるが，血液培養陽性例ではその菌に合わせた治療期間は静注で行う。

内服変更

- アモキシシリン/クラブラン酸
 (アモキシシリンとして) 90 mg/kg/day 分 2

子どものアドボカシー

『成人肺炎診療ガイドライン 2024』では「終末期肺炎に対する倫理的配慮」について，個人の意思や QOL を考慮した診療を提唱し，アドバンス・ケア・プランニングの重要性が記載された。EJIM の総説でも終末期の高齢者の肺炎において，速やかな緩和ケア介入と抗菌薬の適正使用が必要だとされている [PMID：40021428]。

たとえば 10 年後，社会の高齢多死化はさらに進み，成人の終末期肺炎に対する対応は変化が始まっているかもしれない。そのとき，あなたは小児の終末期にどのような感染症診療を提供したいだろう？

小児医療においても，終末期に限らない患児や家族を中心とした意思決定がより推進され，子どものアドボカシーの実践がより重要となるはずだ。成人医療からも学びながら，小児科医として成長できる伸び代はまだまだあると感じる。

Chapter 4 肺炎・下気道感染症

7 コッホ現象

頻度：★★☆☆☆　重症度：★☆☆☆☆

疾患のトリセツ

- ☑ 通常 BCG 接種をすると，10 日くらいで局所発赤が現れ，4 週間で最も所見が強くなり，膿疱や痂疲を呈する状態が 2 カ月続く。
- ☑ 一方，コッホ現象とは結核感染者に BCG を接種すると，早期に（10日以内）接種部位に強い発赤や膿疹が出現する反応を呼ぶ。したがってコッホ現象は結核感染症である。
- ☑ BCG 接種後すぐに所見が現れた場合は，結核かどうかを吟味しなければならない。コッホ現象疑いの報告数は年間 400-500 件であり，そのうち結核既感染と判断され治療が適用された例は 100 例前後となっている[7]。
- ☑ コッホ現象疑いは局所所見の程度により Grade 分けされ，対応フローチャートが提唱されている[7]。
- ☑ コッホ現象を疑う場合には BCG 接種後 2 週間以内にツベルクリン反応検査を行う。同時に IGRA 併用も考慮する。

検　査

ツベルクリン反応検査（tuberculin skin test；TST）

- ツベルクリン液を皮下に接種し，48 時間後に細胞性免疫によって起きた皮膚の反応を評価する。BCG 菌との交差反応性があり，次表のように用いて判定する。

● BCG 既接種者の TST の判定

		接触歴（基本的に喀痰塗抹陽性患者との接触）	
		なし	あり
BCG 接種歴	なし	硬結≧15 mm or 発赤≧30 mm	硬結≧5 mm or 発赤≧10 mm
	あり	硬結≧20 mm or 発赤≧40 mm	硬結≧15 mm or 発赤≧30 mm

それぞれ最大径を測定する　　　　　　　　　（2006 年：日本結核病学会予防委員会）

- コッホ現象を疑う場合は BCG 接種後 2 週間以内に TST を施行し，判定の際は「BCG 接種なし」かつ「接触歴あり」の基準を適用する。BCG 接種後早期であり，結核感染があることを念頭に検査を行っているためである[7]。

IGRA（interferon-γ release assays）

- 学童期以前（5 歳未満）や免疫不全者では感度が低く，検査陰性でも感染を否定してはいけない。

- 一方で乳幼児例でも発病例では IGRA の感度が良好であることから，結核感染・発病の可能性が疑われる場合は積極的に IGRA を適用すべきである[7]。

- 現在日本では T-SPOT 法とクオンティフェロン（QFT-plus）の 2 つの IGRA が使用可能である。ともに BCG 菌との交差反応性はない。ただし *Mycobacterium kansasii*, *M. szulgai*, *M. marinum* との交差反応性は指摘されている。

- T-SPOT と QFT-plus は，基本的に両者の性能に差はない[8]。

- いずれも外注への検体搬送は日勤帯に限られ，地域によっては受付日が限られている。検体量も異なるため，自施設での採用を確認し，利便性の高い方法にすればよい。

- 日本の結核発症者の多くは高齢者だが，未成年では外国出生者（特に結核が中～高蔓延国）が占める割合が高まっている。「周囲に結核といわれた人はいますか？」だけでは足りない。

結核曝露歴の訊き方

- 周囲に結核と診断された人はいるか？
- 祖父母などの高齢者や外国出生者について：同居しているか？ 頻繁に会っているか？ いれば結核の既往歴はあるか？
- 不特定多数の高齢者や外国出生者と接触する機会があるか？（老人ホーム，外国人コミュニティでの生活など）
- 2週間以上，咳が続いている人はいるか？ 体重が減少している人はいるか？
- 寝汗でシーツがべちょべちょになる人はいるか？

診 断

- TSTやIGRAが陰性で非特異的反応と判断した際も，BCG接種から4週間以降に通常の二峰性の局所変化がBCG接種痕に現れることを確認する。ここまで確認できれば非特異的反応と判断してよい。
- この二峰性の局所変化が現れない場合や，BCG接種部位の反応が顕著な例では，IGRAの再検や治療適用も考慮する。
- 局所所見が弱く（膿痂疹を呈さない発赤のみ），1-2日で改善するような場合がコッホ現象である可能性は著しく低いことも知っておく（いわゆる偽コッホ）。
- 真のコッホ現象と診断した場合，治療はもちろん，保健所への届け出を忘れないこと。

● コッホ現象疑いGrade分け

Grade	症 状
1	針痕部の発赤のみ
2	針痕部の発赤＋刺入部周辺の健常皮膚発赤
3	針痕部の硬結（1カ所以上）
4	針痕部の化膿疹（1カ所以上）
5	針痕部の滲出液漏出 or 痂疲形成（1-9カ所）
6	針痕部の滲出液漏出 and/or 痂疲形成（10カ所以上）

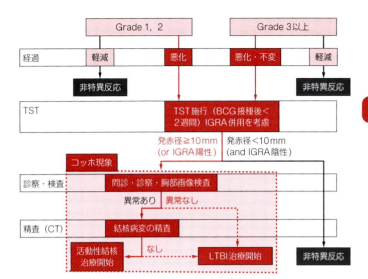

● コッホ現象が疑われる場合の対応フローチャート

[参考文献]
1) S Jain et al. N Engl J Med 2015;372:835-45. PMID:25714161
2) 武内 一ほか. 外来小児科 2016;19:157-165
3) S. Long et al. Principles and Practice of Pediatric Infectious Diseases 6th Edition, Elsevier, 2022
4) JS Bradley et al. Clin Infect Dis 2011;53:e25-76. PMID:21880587
5) IM Balfour-Lynn et al. Thorax 2005;60:i1-21. PMID:15681514
6) K Madhani et al. Ann Thorac Med 2016;11:191-6. PMID:27512508
7) 結核予防研究所. 小児結核診療のてびき(改訂版), 2021年
8) Y Zhang et al. BMC Infect Dis 2023;23:40. PMID:36670347

小児感染症 エキスパートへの道

百日咳の診療

百日咳は主に *Bordetella pertussis* による気道感染症であり,百日咳毒素(PT)などが病原因子と考えられている。古典的にはカタル期,痙咳期,回復期に分けられる。痙咳期にはレプリーゼと呼ばれる特徴的な咳嗽発作(短い連続性の咳嗽+吸気性喘鳴の繰り返し)が

小児感染症
エキスパートへの道

有名だが，早期乳児ではレプリーゼを認めず無呼吸発作を呈することがある。呼吸停止や肺炎，脳症などの合併症による死亡例も報告されている。周囲に咳嗽が遷延している者がいるかも聴取し，流行状況や本人の症状などから百日咳を鑑別に挙げる。

百日咳は，ワクチンで予防可能な細菌性疾患のなかで最も制圧率の低いもののひとつとされる。特に生後 6 カ月未満でワクチン未接種の乳児において重症化リスクが高い。日本では 2018 年から百日咳が全数把握対象疾患となり，2023 年からは百日咳含有ワクチンを生後 2 カ月から接種できるようになるなど対策が進んでいる。それでも年間 1,000 例近くが報告され，乳児から学童が大半を占めている。

私たち小児科医がワクチンを打てない早期乳児を百日咳から守るためには，きょうだいや保護者へのワクチン接種を推奨し免疫を高めること（コクーン戦略），周囲の百日咳を迅速に診断・治療することが大切である。

診断は培養検査がゴールドスタンダードだが，実臨床では発症から 2 週間以内は LAMP 法や FilmArray などの遺伝子検査が有用である。それ以降は抗 PT-IgG 抗体価を用いる。抗体価は単血清で≧100 EU/mL，または 2 週間以上間隔をあけたペア血清で抗体陽転化や 2 倍以上の上昇によって診断する。

発症から 6 週以内の乳児，および発症 21 日以内の小児はマクロライド系抗菌薬，主にアジスロマイシン内服で治療する。6 カ月未満児は 10 mg/kg/day 分 1 を 5 日間，6 カ月以降は 10 mg/kg/day 分 1 を 1 日＋5 mg/kg/day 分 1 を 4 日間とする（保険適用外のため注意）。そのほかの治療法は『抗菌薬編』を参照してほしい。

マクロライド耐性百日咳によるアウトブレイク事例が中国で報告され，国内では 2018 年に 1 例目が確認された。国内の耐性率の増加には注意が必要だが，現時点での Empiric therapy はマクロライド系抗菌薬でよいと考える。

利用できる迅速診断法が増えたこともあり，小児科医が百日咳を診断できる機会はしばらく増えるかもしれない。多彩な臨床症状からの推論が求められ，検査や治療の選択肢があり，ワクチン予防の啓発も重要である点から，小児科医の活躍がさらに求められる感染症だろう。

Chapter 5

尿路感染症・外陰部感染症

Chapter 5 尿路感染症・外陰部感染症

1 腎盂腎炎・膀胱炎

頻度：★★★★☆　重症度：★★★☆☆

疾患のトリセツ

☑ 尿路感染症は上部尿路感染症（腎盂腎炎）と下部尿路感染症（膀胱炎）に分けられる。

☑ 腎盂腎炎は，①Gram 染色が役立つ，②原因菌がわかる，③de-escalation できる，④内服変更可能な「おいしいところ」がつまった基本的な小児細菌感染症である。

☑ 腎盂腎炎は気道症状など他の臓器特異的症状がなく，39℃以上の発熱（高熱）が 48 時間以上持続した場合に疑う。哺乳不良や活気不良，嘔吐など非特異的な症状で発症することもある。

☑ 膀胱炎は高熱がなく，膿尿，細菌尿が認められた場合に診断される。

☑ 膀胱炎は 5 歳以上の小児ではいわゆる膀胱刺激症状（頻尿，尿意ひっ迫，残尿感，排尿時痛など）がみられる。

疫　学

- 腎盂腎炎の罹患率が最も高いのは，1 歳未満の乳児である。早期乳児（生後 3 カ月未満）では男児が，それ以降は女児が増加する。割礼の文化がない日本でも 1 歳以降は徐々に女児の割合が高くなる[1]。

- 早期乳児において重症細菌感染症の 94％が腎盂腎炎であり，積極的に疑う必要がある[2]。

- 原因菌はグラム陰性腸内細菌科細菌が主で，大腸菌が 8 割を占め，クレブシエラが次ぐ。腸球菌は頻度が低い。黄色ブドウ球菌は他の感染巣から菌血症になったうえで腎盂腎炎を起こすことがある。腎盂腎炎と膀胱炎の原因菌は同じと考える。

- 出血性膀胱炎は免疫抑制者（化学療法中，骨髄，臓器移植後）において

重要な疾患であり，アデノウイルス，BKウイルスなどにより起こりうる。免疫抑制剤の調節やときに抗ウイルス薬の投与を要する。

問診と診察

- 便秘症の既往歴，尿路感染の既往歴や家族歴，最近の抗菌薬治療歴を確認する。
- 身体診察では腹部腫瘤や便塊のほか，排尿後にも膀胱を触れるなど先天性腎尿路異常（CAKUT）の所見も確認する。

診 断

- 血液培養を採取する。
- 腎盂腎炎としての検査前確率によって下記のように対応を分ける。

誰に検査をするか

疑いが強くない患者
- 特異的症状が乏しく，48時間以上高熱（39℃以上）が持続していて，下記リスクがない場合：そのために鼓膜診察，咽頭診察などをじっくりと行う
  ➡ 簡単な方法（バッグ尿やパッド尿，可能であれば中間尿）で尿定性/沈渣検査を施行し，結果陽性であれば侵襲性の高い検査を施行する（2step process）

疑いが強い患者（リスクあり）
- 腎泌尿器系の異常（先天性腎尿路異常：CAKUT），尿路感染症の既往，全身状態が不良，新生児発熱，をリスクありとする
  ➡ 積極的に侵襲性の高い検査を施行する

- 侵襲性の高い検査とはカテーテル尿採取である。膀胱穿刺は基本的に行っていない。
- 上記の「2step process」は，ERにおける尿カテーテル検査を安全に30％減らすことができる[3]。

- 自排尿が確立できている年齢（3-4 歳以降）であれば，基本的に中間尿を採取する。下記のリスク因子があり中間尿が採取できなければ，カテーテル採尿も考慮する。

- CAKUT が指摘されている
- 尿路感染症の既往がある
- 便　秘
- 遺尿症
- フォーカス不明の発熱に対し，抗菌薬治療で解熱した既往がある
- 全身状態が不良

尿検査

- 尿検査で膿尿，細菌尿を証明することが腎盂腎炎の診断である。ここでは AAP（American Academy of Pediatrics）ガイドライン 2020 の診断基準を参考にする[4]。尿採取方法や病原微生物により，その解釈は変わるため注意を要する。

- 尿沈渣の自動計測機では，遠心尿沈渣の WBC≧5/HPF が≧25 個/m^3 に相当する。

- 尿中一般物質半定量検査において，腎盂腎炎の診断のために感度が高いのは白血球反応，特異度が高いのは亜硝酸塩である[5]。Gram 染色は施行者の経験に左右される可能性はあるが，感度・特異度ともに高い[5]。

- 尿中亜硝酸塩を認めない場合として腸球菌による感染や，大腸菌でも菌と尿が接している時間が短い場合などがあることに注意する。

● AAP ガイドライン 2020 における尿路感染症の定義

膿尿[†]の定義	細菌尿の定義
下記のいずれか ・白血球反応あり ・非遠心尿≧10 個/HPF ・遠心尿≧5 個/HPF	カテーテル尿：≧5×10^{4}cfu/mL クリーンキャッチ尿：≧1×10^{5}cfu/mL

AAP (American Academy of Pediatrics)，HPF (high power field)，cfu (colony forming unit)
† 無菌性膿尿の鑑別は重要。特に川崎病，急性虫垂炎など尿路近傍に炎症がある腹腔内炎症性疾患，溶連菌感染症後，運動後など

● 尿路感染症診断における各種検査特性

検査	感度	特異度	陽性尤度比	陰性尤度比
白血球反応陽性	79%	87%	4	0.2
亜硝酸陽性	49%	98%	25	0.5
Gram 染色	91%	96%	55	0.4

(GJ Williams et al. Lancet Infect Dis 2010 ; 10 : 240-50 より)

- 大腸菌以外の菌では膿尿を伴わないこともある[6]。白血球反応や亜硝酸塩が陰性でも，Gram 染色で有意な所見が得られたら，腎盂腎炎の可能性を高く見積もる。

- バッグ尿の培養は絶対に避ける！ コンタミネーションが 63%に及ぶため，培養陽性になっても診療に用いられない。診療に役立たない検査を臨床微生物検査技師に強要してはならない。

- カテーテル尿でもコンタミネーションは 10%弱で起こる。コンタミネーションを防ぐために，①最初の数 mL は容器に入れずに捨てる，②失敗したらカテーテルを変える。

- 新生児期のバッグ尿は尿定性検査においても信頼性が低いため，新生児期で尿検査を施行するときはカテーテル尿が望ましい。

- カテーテル採尿と尿 Gram 染色は小児科医としても必須の手技である。自施設にある資材をあらかじめ確認しておき，診療時間外でも速やかに実施できるように備える。

- Gram 染色の結果をみる際には指導医や検査技師によるフィードバックを必ず受けること。

小児のカテーテル採尿のポイント

- 採血や腰椎穿刺などの刺激によって排尿してしまう場合があるため，それらよりも先に実施する。

- エコーで膀胱に尿があるかを確認する。

- 特に乳児の女児では尿道口を見つけるのが難しい。陰核と腟開口部の間にあるが，粘膜などで覆われて穴として視認しにくい。

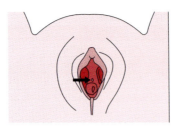

● 女児の尿道口

● 尿道留置カテーテルと採尿チューブの選択

	新生児	乳児	幼児〜小児	小児	小児
体重 (kg)	3〜5	6〜9	10〜15	15〜25	25〜
尿道留置カテ (Fr)	5〜8	5〜8	8〜10	10〜12	12
採尿時のチューブ (Fr)	3〜4	4〜6	6〜8	8〜10	10〜

陰部に用いる消毒剤の種類

- 0.02-0.05％塩化ベンザルコニウム
- 0.025％塩化ベンゼントニウム，0.02％クロルヘキシジングルコン酸塩

- 年齢や体格によってカテーテルを選択する。採尿だけが目的であれば，筆者は尿道留置カテーテルよりも小さいサイズの栄養チューブやネラトンカテーテルを用いる（栄養チューブはやや硬いので粘膜損傷に注意する）。

Gram 染色のポイント

- 可能なら遠心分離にかけて沈渣を用いると細菌を捉えやすい。
- 尿検体を 10 μL の白金耳でスライドガラスに垂らす。
- 検体はしっかり乾燥させてからグラム染色を行う。
- 尿検体をただちに微生物検査技師に渡せない場合，基本は冷蔵する（淋菌を疑う場合は室温保存）。

治療

- 尿の Gram 染色の結果と重症度に応じて，下記の Empirical therapy を開始する。
- その際，自施設のアンチバイオグラムで 80％以上の感受性を有する抗菌薬を選択することが望ましい。
- GPC を認めた場合は腸球菌を考慮する。腸球菌はセフェム系抗菌薬にもともと耐性なので，アンピシリンを選択する。
- GPC を認め重症な場合は，腸球菌による腎盂腎炎という診断にとらわれず，ほかの感染巣も検索する。

Empirical therapy

Gram 染色で GNR が認められた場合

①ICU を考慮するほど重症
- メロペネム 120 mg/kg/day 分 3

②一般病棟で管理可能
- セファゾリン 100 mg/kg/day 分 3

もともと ESBL 産生菌の保菌者（下記のいずれか）
- セフメタゾール 100 mg/kg/day 分 3
- ゲンタマイシン 5 mg/kg/day 分 1

もともと AmpC 過剰産生菌の保菌者（下記のいずれか）
- セフェピム 100 mg/kg/day 分 2
- ゲンタマイシン 5 mg/kg/day 分 1

Gram 染色で GPC が認められた場合

①ICU を考慮するほど重症
- バンコマイシン 60 mg/kg/day 分 4

②一般病棟で管理可能
- アンピシリン 100 mg/kg/day 分 4

➕ Empirical therapy

Gram 染色ができない

①ICU を考慮するほど重症
- メロペネム 120 mg/kg/day 分 3
  （改善に乏しければバンコマイシンを追加）

②一般病棟で管理可能

初　発
- セファゾリン 100 mg/kg/day 分 3

繰り返している場合
- ゲンタマイシン 5 mg/kg/day 分 1
  ＋アンピシリン 100 mg/kg/day 分 4

🎯 Definitive therapy

- 培養で陽性になった菌の感受性にあわせて，de-escalation を行う
- 広域抗菌薬で治療しているとき「良くなっているから」という理由で de-escalation を躊躇してはいけない

内服治療

- 初期治療から内服での治療が可能とされている。しかし筆者は血液培養結果と内服可能であることを確認するまでは，点滴静注で治療を開始している。

- 入院中に腎臓エコー検査で CAKUT のリスクを評価することによって，外来診療につなげることもできる。

- 点滴治療から内服への変更は可能である。菌血症，腎膿瘍などの合併症を伴っていない，解熱が得られている，経口摂取が可能などの条件が満たされれば，変更してよい。

- 注意点は感受性のみならず抗菌薬の腸管吸収が十分な内服抗菌薬を選択することである。

内服変更の例

アンピシリン感受性の大腸菌

• アモキシシリン 30-40 mg/kg/day 分 3

セファゾリン感受性，アンピシリン耐性の大腸菌

• セファレキシン 100 mg/kg/day 分 3

ST 合剤感受性の ESBL 産生大腸菌

• ST 合剤 8-10 mg/kg/day 分 3（トリメトプリム量）

• 第 3 世代内服セフェム系抗菌薬への変更は行わない。

治療期間

• 基本的に菌血症を伴っていなければ 7-14 日間とする。

• 治療期間を短縮できるかについて検討されているが，エビデンスは十分ではない[7]（詳細は下記の「小児感染症エキスパートの道」参照）。

小児感染症エキスパートへの道

the SCOUT STUDY

腎盂腎炎の治療期間を 5 日間へ短縮できるかを検討した"the SCOUT STUDY"がある[6]。生後 2 カ月から 10 歳児の腎盂腎炎症例を対象とし，内服困難例や重症例，基礎疾患例は除外した。症例の 99％は内服抗菌薬で治療された。治療期間を 5 日間と 10 日間で比較した結果，治療失敗率は標準治療群が 2/328 例（0.6％）で，短期治療群の 14/ 336 例（4.2％）よりも有意に低かった。

筆者としては 4.2％の失敗を許容してまで 5 日間で治療終了する必要性は低いと考える。抗菌薬適正使用の取り組みとしても，日本の小児医療現場では不適切な第 3 世代セフェムを減らすことなど優先する課題があるだろう。

治療がうまくいかないとき

- 腎盂腎炎として治療を開始して奏効した場合，48時間以内に解熱が得られることが多い。
- Gram染色を繰り返すと，菌の形態変化（GNRでは伸長する）や菌量の把握ができるので有用である。
- 超音波検査などで尿流を停滞させる先天性尿路奇形や尿結石の有無を確認する。
- 腎膿瘍や急性巣状細菌性腎炎（acute focal bacterial nephritis；AFBN）を考慮して画像検査を行う。
- AFBNは腎盂腎炎と腎膿瘍の中間に属する病態と考えられている（詳細はp.233「アドバンストレクチャー」を参照）。

郵 便 は が き

113-8790

料金受取人払郵便

本郷局承認

6835

差出有効期間
2027年
4月20日まで

（切手不要）

（受取人）
東京都文京区湯島2丁目31番14号

金原出版株式会社　営業部行

フリガナ		年　齢
お名前		歳
ご住所	〒　　　−	
E-mail	@	
ご職業 など	勤務医（　　　　　　　　科）・開業医（　　　　　　科） 研修医・薬剤師・看護師・技師（検査/放射線/工学） PT/OT/ST・企業・学生・患者さん・ご家族 その他（　　　　　　　　　　　　　　　　　　　　）	

※このハガキにご記入頂く内容は，アンケートの収集や関連書籍のご案内を目的と
するものです。ご記入頂いた個人情報は，アンケートの分析やデータベース化する際に，
個人情報に関する機密保持契約を締結した業務委託会社に委託する場合がござい
ますが，上記目的以外では使用致しません。以上ご了承のうえご記入をお願い致します。

◆ 弊社からのメールマガジンを □希望する □希望しない
「希望する」を選択していただいた方には，後日，本登録用のメールを送信いたします。

金原出版　愛読者カード

弊社書籍をお買い求め頂きありがとうございます。
皆さまのご意見を今後の企画・編集の資料とさせて頂きますので，
下記のアンケートにご協力ください。ご協力頂いた方の中から抽選で
図書カード1,000円分(毎月10名様) を贈呈致します。
なお，当選者の発表は発送をもって代えさせて頂きます。
WEB上でもご回答頂けます。
https://forms.gle/U6Pa7JzJGfrvaDof8

① **本のタイトルをご記入ください。**

② **本書をどのようにしてお知りになりましたか?**
　□ 書店・学会場で見かけて　□ 宣伝広告・書評を見て
　□ 知人から勧められて　　　□ インターネットで
　□ 病院で勧められて　　　　□ メルマガ・SNSで
　□ その他(　　　　　　　　　　　　　　　　　　　)

金原出版キャラクター「けーたくん」

③ **本書の感想をお聞かせください。**
　◆ 内　容〔満足・まあ満足・どちらともいえない・やや不満・不満〕
　◆ 表　紙〔満足・まあ満足・どちらともいえない・やや不満・不満〕
　◆ 難易度〔高すぎる・少し高い・ちょうどよい・少し低い・低すぎる〕
　◆ 価　格〔高すぎる・少し高い・ちょうどよい・少し低い・低すぎる〕

④ **本書の中で役に立ったところ，役に立たなかったところをお聞かせください。**
　◆ 役に立ったところ(　　　　　　　　　　　　　　　　　　　　　　)
　　→ その理由(　　　　　　　　　　　　　　　　　　　　　　　　　)
　◆ 役に立たなかったところ(　　　　　　　　　　　　　　　　　　　)
　　→ その理由(　　　　　　　　　　　　　　　　　　　　　　　　　)

⑤ **注目しているテーマ，今後読みたい・買いたいと思う書籍等がございましたら
お教えください。また，弊社へのご意見・ご要望など自由にご記入ください。**

ご協力ありがとうございました。

Chapter 5 尿路感染症・外陰部感染症

2 尿道炎

頻度：★☆☆☆☆　重症度：★★☆☆☆

疾患のトリセツ

☑ 尿道炎は，主に細菌が尿道に感染することによって引き起こされる炎症である。

☑ 症状は膀胱炎と同様の頻尿，残尿感などに加え，尿道炎に特徴的な排尿障害，外尿道口からの膿性分泌物や同部位の瘙痒感である。女性の場合，排尿障害は尿道炎の主要徴候である。

☑ 男性のほうが女性よりも症状が局在しやすいため，診断しやすい。女性では外陰腟炎と同時発症していることが多いため，混同しやすい。

疫　学

- 基本的に STD (sexual transmitted disease) であるため，思春期以降が多い。

- 男性では *Neisseria gonorrhoeae*（淋菌：1/3 程度）が原因菌として最も多い。

- 非淋菌性尿道炎では *Chlamydia trachomatis*（15-40%），*Mycoplasma genitalium*（15-25%），*Trichomonas vaginalis*（10-20%），*Ureaplasma urealyticum*（10-20%）などで，合併もありうる。

- 淋菌を疑ったら，クラミジア，梅毒，HIV も検索する。

- 単純ヘルペスウイルスも 2-3%程度で原因となる。

- 非 STD 性の尿道炎は UTI，細菌性前立腺炎，包茎，カテーテル挿入，Stevens-Johnson 症候群などに関連し発症する。

- 淋菌性尿道炎は非淋菌性尿道炎に比べて，潜伏期間が短く（2-6 日 vs 2-3 週間），症状が激烈で，尿道分泌物がほとんどの場合（90%以上）

認められる。
- 思春期以前の尿道炎は基本的に性的虐待を想起すべきである。

診　断

CDC の診断基準

以下のいずれかを満たす場合に尿道炎と診断する
① 外尿道口からの明らかな分泌物
② 60 歳未満の男性で，他の膿尿の原因となる尿路感染症によらない尿中白血球定性反応陽性
③ 尿道擦過 Gram 染色で白血球 5 個以上/HPF
④ 初尿の尿中白血球定性反応陽性ないし，初尿での白血球 10 個/HPF

- 淋菌感染症では培養が gold standard である。尿分泌物擦過 Gram 染色でソラマメ状の Gram 陰性双球菌を見つける。
- 核酸増幅検査では淋菌とクラミジアの同時検出が可能である。

治　療

- 治療は Gram 染色の結果に準じて行う。

Empirical therapy

- 淋病を治療する際にクラミジアを除外していなければ，両者への治療を開始する

Gram 陰性双球菌を認めた場合

- 45 kg 以上：セフトリアキソン 250 mg 1 回（筋注 or 静注）
  ＋アジスロマイシン 1 g 1 回（内服）
- 45 kg 未満：セフトリアキソン 125 mg 1 回（筋注 or 静注）
  ＋エリスロマイシン 50 mg/kg/day 分 4，14 日間

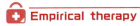

Gram 染色で菌が認められない場合

- 45 kg 以上：アジスロマイシン 1 g 1 回投与
- 45 kg 未満：エリスロマイシン 50 mg/kg/day 分 4，14 日間

カテーテル関連血流感染（CRBSI）について

　中心静脈カテーテルや末梢静脈ラインが留置されている場合，感染症が発生するのは留置時と長期管理中に大別される。筆者が病棟主治医をしていた際，小児病棟で *Bacillus cereus* の CRBSI が 3 例続出したことがあった［PMID：31239193］。臨床検査技師や感染制御部から血培からの *B. cereus* が病棟内で増えているとの助言で介入が始められた。3 例とも末梢静脈アミノ酸輸液製剤を用いており，カテーテル長期管理中の感染と考えられた。アルコール綿による消毒や輸液回路の管理などの介入により，その後は新規症例が現れることはなかった。

　入院患者の場合，基礎疾患の他にも周囲の患者の症状，留置デバイス，投与薬剤なども重要な臨床情報となる。また，このような感染予防は日々の診察時にも継続的に行える。詳しい対策は『小児感染対策のトリセツ』を読んでいただきたい。

Chapter 5 尿路感染症・外陰部感染症

3 亀頭炎，亀頭包皮炎

頻度：★★★★★　重症度：★☆☆☆☆

疾患のトリセツ

☑ 陰茎亀頭や包皮における炎症である。
☑ 2-5 歳の小児に多い。
☑ 恥垢は亀頭の保護や感染予防の役割も果たしているが，過剰に溜まると刺激性の亀頭包皮炎を引き起こすことがある。

疫　学

- 2 歳以下は *Escherichia coli*，3-6 歳は *Enterococcus* 属，7-12 歳は *Staphylococcus aureus* および *Streptococcus pyogenes* が多い。

診　断

- 外観で診断する。

- 治療として亀頭や包皮の炎症を抑えること，再発予防のケアが必要である。

- 少量の食塩を混ぜたぬるま湯に，陰茎を 1 日に 2-3 回ひたし，包皮と亀頭の間を可能な範囲で洗浄する。

- 尿閉をきたすことはめったにないが，入浴やリドカイン外用などでも解除できない場合には小児泌尿器科医に相談する。鎮静下で膀胱カテーテル留置することがある。

- 平時のケアで汚い手で外陰部を触らないこと，亀頭と包皮の間に石鹸などを入れないこと，恥垢を除去する必要がないことを本人と保護者に指導する。

治療

Empirical therapy

亀頭炎や亀頭包皮炎だけの場合

- フシジン酸ナトリウム軟膏1日2回外用

排膿，排尿時痛，蜂窩織炎を合併する場合

- 上記外用に加えて，セファレキシン 50 mg/kg/day 分2

GAS感染を他の部位に伴っている場合

- アモキシシリン 50 mg/kg/day 分2，10日間

小児感染症 エキスパートへの道

臨床微生物検査技師とのコラボレーション

あなたは自施設の細菌検査室に行ったことがあるだろうか？ 感染症の患者を診療するうえで臨床微生物検査技師と対話することは診療のヒントに満ちている。たとえば血液培養が陽性化してから菌名の報告までに約24時間はかかる。それまでに Gram 染色の情報が役立つのはもちろんだが，血培ボトルの見た目（内容液が肺炎球菌でオリーブ色がかるなど）など，検査技師の方の頭の中にはさまざまな推論に満ちている。

そこに小児科の主治医が臨床情報を追加することで，培養同定の前に菌種を予測できることもある。身近なプロフェッショナルから学ぶコツは，対面で相談することだ。業務で多忙な時間帯はなるべく避け，教科書やメモを持って細菌検査室へ行こう。

Chapter 5 尿路感染症・外陰部感染症

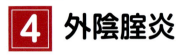

4 外陰腟炎

頻度：★★★☆☆　重症度：★☆☆☆☆

疾患のトリセツ

- ☑ 腟，外陰部の炎症である。帯下や外陰部瘙痒感，排尿障害，不正性器出血，腐敗臭 (foul smell) などがみられる。
- ☑ 性器出血が認められた時には Shigella や S. pyogenes による感染症，外傷を考慮する。Streptococcus の場合は，粘膜がびまん性に発赤することがある。また淋菌性の場合は，帯下が緑色で膿様のあることが多い一方，C. trachomatis では帯下は少ない。
- ☑ 思春期前後では腟の環境が異なる。思春期にエストロゲン分泌が増加すると，腟環境は Lactobacilli が増加することにより，乳酸とグリコーゲンが産生され，pH は 4.0 程度の酸性環境となる。
- ☑ 思春期前の外陰腟炎の多くは非感染性で，外陰部の清潔操作が不十分で衣服，石鹸などの刺激，異物残留などに起因している。
- ☑ また蟯虫による再発性の外陰腟炎もあるので注意する。思春期前の細菌性は気道や消化管の常在細菌叢が原因菌となり，Gardnerella vaginalis が原因菌になりうるかどうか判然としない。
- ☑ 思春期前に STD の原因菌 (N. gonorrhoeae, C. trachomatis, T. vaginalis, HPV, HSV) による外陰腟炎をきたしていた場合，必ず性的虐待を考慮しなければならない。そのため外陰部の性的虐待を考慮した診察技術を要す。
- ☑ 思春期以降の外陰腟炎は細菌性腟症 (Bacterial vaginosis：BV) が最も多く（成人女性の 1/3 が罹患する），外陰部カンジダ症や STD の原因菌も原因となる。またタンポンの使用などに伴う S. aureus によるトキシックショック症候群を起こすことがあるため注意する。

診　断

- 帯下が認められた場合は Gram 染色，培養，KOH 法を行う。*C. trachomatis*, *N. gonorrhoeae* に対する PCR も考慮する。蟯虫が疑われた場合は粘着テープ検査を実施する。

- BV の診断 (Amsel criteria) は以下のうち 3 つ以上満たした場合になされる。

①薄く均一の帯下
②腟内 pH＞4.5
③帯下のKOH法施行時に特徴的な魚臭，アミン臭がする (whiff test 陽性)
④上皮細胞の 20%が菌で埋め尽くされた "clue cell" (右写真) である

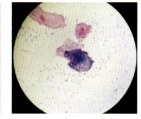

● Clue cell
腟の上皮細胞に無数の細菌が付着している

- *Candida* 外陰腟炎は，初経前ではきわめて稀であり，抗菌薬曝露，糖尿病，免疫抑制，オムツ使用などのリスクがなければ考慮しない。

- しかし思春期以降は生涯 50–70%が罹患するほどメジャーとなる。瘙痒感，発赤，排尿障害，臭くない厚い白色の凝乳状帯下が特徴的である

- KOH 法で *Candida* 菌体を証明する (感度は 38–83％)。培養は保菌と感染を鑑別できない。

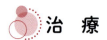

治 療

Definitive therapy

BVの治療
- メトロニダゾール（内服）1000 mg/day 分2（250 mg錠4錠），7日間

非複雑型 *Candida* 外陰腟炎
（年間再発回数＜4回，*C. albicans* による，免疫不全ではない）
- フルコナゾール（内服）150 mg 1回

- 思春期前の外陰腟炎はほとんどが非感染性であるため，外陰部の清潔操作などの教育が最も重要である。刺激性の外陰腟炎に対しては，ステロイド外用薬も効果的である。
- 思春期前外陰腟炎で感染性を考慮した場合の治療は，尿道炎と同じである。培養結果から一般細菌の感染症であると判明した場合は，結果に合わせて治療薬を変更する。

Chapter 5 尿路感染症・外陰部感染症

5 精巣上体炎

頻度：★★★☆☆　重症度：★☆☆☆☆

疾患のトリセツ

- ☑ 5歳未満と思春期早期の二峰性の好発時期がある。
- ☑ *M. pneumoniae*，エンテロウイルス，アデノウイルスなどの感染症後に多く，頻度は低いが細菌性（小児期：腸内細菌，*P. aeruginosa*，思春期：STD）に分けられる。
- ☑ 細菌性精巣上体炎であった場合，小児期では解剖学的・神経学的機能異常が，思春期はSTDによる尿道炎がベースにあることがある。
- ☑ 症状・所見：1-2日の経過で出現する片側性の精巣上体の腫脹，同部位の発赤，精巣挙筋反射 (cremasteric reflex) 陽性で，精巣は正常であることが多い。
- ☑ 非感染性の鑑別：IgA血管炎，川崎病やアミオダロンなどの薬剤性，精巣捻転が重要。

診断・治療

- 超音波検査では精巣上体の腫脹と血流の増加（ないし正常）が認められる。しかしrule in にはあまり使用できない。一方で精巣捻転やその鑑別診断に重要なため必須である。
- 尿培養，尿定性沈渣検査を施行する。尿培養が陰性であった場合は，感染症後である可能性が高い。その場合は抗菌薬を必要とせず，1週間以内に改善することが多い。

👑 アドバンストレクチャー

■尿培養定量検査の実態

　細菌尿の定義では定量的な尿培養結果が用いられている。ではどのように検査室でこの数値がはじき出されているか？　実はこれらの数値は「見た目」で決定されていることがほとんどで，どこまで生えたら10の〇乗くらいと判断されている。

　一般的に尿培養では培地上に1μL（0.001 mL）の白金耳を使用して菌を塗布する。たとえば培地に1コロニー形成されれば$1×10^3$cfu/mLとなり，10コロニーであれば$1×10^4$cfu/mL，それ以上になるとコロニー同士が融合してしまい分けて数えにくくなるため，培養された範囲によって$1×10^5$cfu/mL，$1×10^6$cfu/mL以上などというように判断されている。

■小児の無症候性細菌尿

　症状，膿尿を伴わない細菌尿を無症候性細菌尿（asymptomatic bacteriuria：ABU）という。学童期の女児では年間0.5％にABUが認められる[8]。乳児期で見つかったABUでも症候性腎盂腎炎に発展する例はほとんどない[9]。

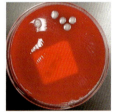
● 10^3 cfu/mL

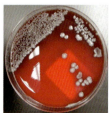
● 10^5 cfu/mL

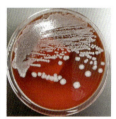
● 10^6 cfu/mL

〔参考文献〕

1) T Ohnishi et al. Int J Infect Dis 2021 Mar：104：97-101．PMID：33383218
2) TL Greenhow et al. Pediatrics 2016；138：e20160270．PMID：27940667
3) JM Lavelle et al. Pediatrics 2016；138：e20153023．PMID：27255151
4) TK Mattoo et al. Pediatrics 2021；147：e2020012138．PMID：33479164
5) GJ Williams et al. Lancet Infect Dis 2010：10：240-50．PMID：20334847
6) S Nadeem et al. J Pediatr 2022；245：208-12．PMID：35120990
7) T Zaoutis et al. JAMA Pediatr 2023；177：782-9．PMID：37358858
8) CM Kunin. J Infect Dis 1970；122：382-93．PMID：4920323
9) B Wettergren et al. Acta Paediatr Scand 1990；79：300-4．PMID：2333743

Chapter 6

血管内・血流感染症

Chapter 6　血管内・血流感染症

1 感染性心内膜炎

頻度：★★☆☆☆　重症度：★★★★☆

疾患のトリセツ

- ☑ 小児の感染性心内膜炎 (infective endocarditis；IE) は先天性心疾患 (congenital heart disease；CHD) のある児の発熱で常に考慮すべき疾患である。
- ☑ 小児の IE の 80-90％は CHD のある児に起きる[1]。小児循環器医，心臓血管外科医との連携が欠かせない。
- ☑ 中心静脈カテーテルも IE のリスク因子である。
- ☑ 不明熱を診たら血液培養を複数セットとらなければいけない理由は，IE を診断するためである。
- ☑ IE の診断基準が国際心臓血管感染症学会 (ISCVID) によって，23 年ぶりに更新された[2]。Duke-ISCVID IE Criteria 2023 でも基本病態は持続菌血症であることは変わらないが，検査手法に PCR や遺伝学的検査が追加された。

- 持続的菌血症：血液培養複数セット陽性
- 心内膜障害：心エコー陽性 (疣贅，膿瘍など)

疫学と分類

- 「Duke-ISCVID IE Criteria 2023」で possible 以上に分類されれば，積極的に IE を診断するための身体所見，検査 (経食道心エコー含む) を行う。

● Duke-ISCVID IE Criteria 2023

大基準

A. 微生物学的検査
①血液培養陽性*
- 2 つの別々に採取された血液培養から一般的に IE の原因となる病原体が分離される（定型菌）†
- 3 つの別々に採取された血液培養から時々/稀に IE の原因となる病原体が分離される（非定型菌）

②検査陽性
- 血液の PCR 法や他の核酸検査が陽性（Coxiella burnetii, Bartonella 属, Tropheryma whipplei）
- Coxiella burnetii が血液培養で一度検出されるか、本菌に対する anti-phase 1 IgG antibody の抗体価 が>1：800
- Bartonella henselae や Bartonella quintana の IFA 法抗体検査で IgM 陽性や IgG が≧1：800

B. 画像検査
①心エコーおよび心臓 CT
- 心内膜炎、弁/弁尖穿孔、弁/弁尖瘤、膿瘍、偽性動脈瘤、心内瘻孔を認める
- 以前の画像と比較して、心エコー検査で著明な新たな弁逆流を認める（既存の逆流の悪化または変化では不十分である）
- 以前の画像と比較して、人工弁に新たな部分離開を認める

②FDG-PET/CT
- 自己弁、人工弁、人工血管、心内装置リードなどにおける異常集積を認める

C. 手術による主要基準
- 心臓手術中の直接検査により確認された IE の証拠であり、主要画像診断基準でも、その後の組織学的または微生物学的確認でもないもの

小基準

A. 素因
- IE の既往、人工弁、弁置換術の既往、先天性心疾患、軽度以上の弁膜症、心血管植込み型電子デバイス（CIED）、肥大型閉塞性心筋症、注射薬の使用

B. 発熱≧38.0℃

C. 血管病変
- 動脈塞栓症、敗血症性肺塞栓、脳膿瘍または脾膿瘍、真菌性動脈瘤、頭蓋内出血、結膜出血、ジェーンウェー病変、化膿性紫斑病

D. 免疫学的所見
- リウマチ因子、オスラー結節、ロス斑、免疫複合体性糸球体腎炎

E. 微生物学的所見（主要基準に満たないもの）
- 感染性心内膜炎と一致する微生物の血液培養陽性であるが、主要基準の要件を満たさないもの
- 心臓組織/心臓人工臓器/動脈塞栓以外の無菌部位から培養・PCR・核酸検査によって IE と一致する微生物が検出された場合。または、追加の臨床的または微生物学的裏付け証拠なしに、弁またはワイヤーから単独で皮膚細菌が PCR 法で検出された場合

F. 画像診断基準
- 人工弁、上行大動脈グラフト（弁の罹患の証拠を伴う）、心内装置リードまたはその他の人工材料の植え込み後 3 カ月以内に FDG-PET/CT で異常集積が検出された場合

G. 身体所見基準
- 心エコーが利用できない場合、聴診により新たに弁逆流が確認された場合

診断確実（definite）
病理学的診断
- 原因微生物を疣贅または摘出した心臓組織，人工弁や弁輪，人工血管，心血管植込み型電子デバイス（CIED），動脈塞栓から認める。
- 病理学的な活動性心内膜炎所見を，心内膜炎の病巣，人工弁や弁輪，人工血管，心血管植込み型電子デバイス（CIED），動脈塞栓から採取された組織に認める。

臨床診断（下記のどれか）
- ▶大基準2つ
- ▶大基準1つ＋小基準3つ
- ▶小基準5つ

可能性大（possible）
臨床診断（下記のどれか）
- ▶大基準1つ＋小基準1つ
- ▶小基準3つ

否定（rejected）
- IE 以外の説明可能な診断がされる
- 4日未満の抗菌薬投与にもかかわらず再発しない
- 抗菌薬投与後4日以内で外科的，剖検的に IE の病理的所見がない
- 上記の IE 診断基準を満たさない

＊血液培養採取の時間間隔は含まれなくなった
†*S. aureus*，ブドウ球菌属，腸球菌属，レンサ球菌属（肺炎球菌と GAS を除く），栄養要求性が高く培養が難しい NVS（nutritionally variant streptococci）である *Granulicatella* 属と *Abiotrophia* 属，*Gemella* 属，培養が難しい口腔内・上咽頭の Gram 陰性桿菌である HACEK group（*Haemophilus* 属，*Aggregatibacter actinomycetem-comitans*，*Cardiobacterium hominis*，*Eikenella corrodens*，*Kingella kingae*）
心臓内人工材料が留置されている場合に「典型的な」病原体に加わるものとして，CNS，*C. striatum* および *C. jeikeium*，*S. marcescens*，緑膿菌，*Cutibacterium acnes*，非結核性抗酸菌（特に *M. chimaerae*），*Candida* 属がある
(VG Fowler et al. Clin Infect Dis 2023；77：518-26 より作成)

- 小児はエコーウインドウが広く，経胸壁心エコーの感度が成人よりも高い。

- 小児では成人に比べて右心系 IE（51％）が多い[1]。

- 急性 IE：数日から数週間の発症，高熱，SIRS を伴い，CHD がなくても起こりうる。代表的な原因菌は *S. aureus*，*S. pyogenes* である。

- 亜急性 IE：数週から数カ月の発症で微熱，さまざまな塞栓症状をきたし，CHD を基礎に持つ。緑色レンサ球菌が多いが，その他さまざまな原因病原体による。

- 治療は血液培養結果に合わせ，各種ガイドラインを参考のうえ，感染症専門医にコンサルトをして行う。感染症専門医が診療に関わることで患者の予後が改善することが最も証明されている疾患である。

- 治療効果判定は発熱の有無，炎症反応で行わない。血液培養陰性が最も

重要な治療指標となる。

- 小児のIEの正確な疫学は不明である。日本でのコホート研究によると，原因菌は Streptococcus spp. が半数を占め，次いで Staphylococcus spp. (37%)，Haemophilus spp. (4.5%)，Candida spp. (2.5%) である[1]。

疑いかた

- 下記の医療行為を受けている場合に疑う。

菌血症の発生率[3]

抜歯 60% (18-85%)，歯周囲手術 88% (60-90%)，扁桃摘出術 35% (33-38%)，気管支鏡検査 15% (範囲記載なし)，尿道カテーテルの留置や抜去 13% (0-26%)

- 発熱はほぼ認めるが，無熱でも否定はできない。特異的な徴候，身体所見はないが，下記の症状・所見は必ず確認する。

小児のIEの症状[3]

発熱 75-100%，倦怠感 50-75%，食欲不振や体重減少 25-50%，心不全 25-50%，関節痛 17-50%，胸痛 0-25%，消化器症状 0-50%

小児のIEの身体所見[3]

脾腫 50-75%，点状出血 21-50%，塞栓症状 25-50%，新規の心雑音や心雑音の変化 21-50%，オスラー結節 0-10%，ロス斑 0-10%，ジェーンウェー病変 0-10%，爪下線状出血 0-10%，結膜出血 0-10%

- IE 症例のほとんどに心雑音を認めるが，もともと CHD が多い小児において，その著しい変化や新規雑音は認識しにくい。
- オスラー結節，ジェーンウェー病変，ロス斑，爪下線状出血は有名な所見だが頻度が高くない。爪下線状出血は指腹からペンライトを当てると見つけやすい。
- 点状出血や脾腫のような特異的でない徴候は 1/3-1/2 の症例で認める。
- 筆者は次を IE を疑うシグナルとしている。

IE を疑うシグナル

- CHD がある患者の発熱
- 血液培養が連続陽性（持続菌血症）
- 発熱＋脳梗塞（脳膿瘍）
- 尿培養から S. aureus が単菌種で有意菌量陽性
- 固形臓器に膿瘍形成
- 不明熱
- 特に症状がなく，抗菌薬で改善することを繰り返す発熱

- 2週間以上持続する発熱は予後が悪い。

 診　断

- 特異的な単一検査はない（だから診断基準がある）。Criteria に当てはまるかどうかが重要である。

- IE の疑いが強まれば（possible 以上になれば）積極的に診断に向かい，そのための追加検査，経食道心エコー検査を行う。

- ただし Criteria に当てはまらなくても，リスクが高いと判断されれば臨床的 IE として治療せざるを得ないときがある。

血液培養

- IE を疑った場合，血液培養の複数セット採取は必須である。抗菌薬の前投与がなければほとんどの IE で血液培養は陽性となる。

- 動脈血を選択する必要はない。

- 逆に抗菌薬前投与がある場合，血液培養陽性率が60％程度に下がる。特に所見がない CHD 患者の発熱に，血液培養なき抗菌薬投与は厳に慎むべし。

血液培養陰性に関連する因子

- 右心系 IE
- 先行する抗菌薬投与
- 真菌性（特に *Aspergillus* spp.）
- *Bartonella* spp.，リケッチア，クラミジア（オウム病），ウイルス
- 遅発育菌（*Candida, Haemophilus, Brucella,* NVS）
- 嫌気性菌
- 非細菌性血栓性 IE（血管炎など）

- 状態が安定している患者で血液培養が陰性の場合は，抗菌薬治療を待機しながら血液培養を再度 3 セット提出して結果を待つことも考慮される[4]。

- HACEK group，NVS，真菌など培養に特別な条件を要する菌がいる。臨床的に IE を疑う患者の血液培養であることを検査室に連絡する。

心臓エコー検査

- 経胸壁心エコーは低侵襲であり，初期検査として行う。感度にはばらつきがあるが（30-100％）おおむね 80％で，成人（60％）のそれより高い[5]。しかし逆にいえば偽陰性が 20％はある。陰性だからと言って否定しない。

- IE を否定したい場合，小児循環器専門医ないし熟練した技師に依頼する。

- 経胸壁心エコーで疣贅が認められた場合は，塞栓症状や心不全合併リスクが上昇する。

- 人工弁周囲は解像度が低下するため，人工弁関連 IE では感度が落ちる。

- 経食道心エコーは後方に位置する僧帽弁，左房の評価に優れるため，経胸壁心エコーより感度が高い。しかし小児ではその恩恵は小さく，60 kg 未満では経胸壁心エコーに比べて感度が変わらない。

- 一方で経胸壁心エコーでも複雑な CHD 患者では，疣贅と心臓構造や手術跡との鑑別が困難で，偽陰性が 7 割近いとの報告もある[6]。IE を否定しきれない場合，経胸壁心エコーを繰り返し行う。

- 疣贅の縮小ないし消失はしばしば治療終了後に起きるため，治療中の連続心エコーは治療効果判定には有用ではない。

免疫学的異常の評価とその他の検査

- 血清リウマチ因子は小基準のひとつであり，possible な場合は行う。
- 間質性腎炎の評価としては尿定性，沈渣を行う（血尿，タンパク尿，赤血球円柱，顆粒球円柱の有無を評価する）。
- 血沈は延長することが多いが，うっ血性心不全，腎不全を呈すると正常値になることがある。
- 心電図は診断に寄与しないが心臓合併症（不整脈）の評価に有用である。

治　療

- 患者の全身状態が許すなら，血液培養が陽性になってから治療すべきである。できるだけ empirical な治療は避ける。
- 治療は感染症専門医の介入を推奨する。感染症専門医の介入により明らかに予後が改善する疾患である。
- 治療指標は血液培養の陰性化が最も重要である。発熱や炎症反応で評価しない。

 Empirical therapy

待てない患者の場合は血液培養を 3 セット以上採取後，下記を開始

- バンコマイシン 60 mg/kg/day 分 4（トラフ 15-20 μg/mL）
  ＋ゲンタマイシン 3 mg/kg/day 分 1

原因菌が不明の IE

急性発症時：日単位で発症した場合，*S. aureus*，*β streptococcus*，非発酵菌（*P. aeruginosa* など）を考慮

- バンコマイシン 60 mg/kg/day 分 4＋セフェピム 150 mg/kg/day 分 3

🆘 Empirical therapy

亜急性発症時：特に抗菌薬前投薬がある場合，いったん中止。2-3日以上をおいて，血液培養を再検。心不全がなければ抗菌薬投与は培養24-48時間待つ。それでも陰性の場合は緑色レンサ球菌，*S. aureus*, *Enterococcus* spp., NVS, HACEKを想定

- バンコマイシン 60 mg/kg/day 分4
  ＋アンピシリン/スルバクタム 300 mg/kg/day 分4

内服治療について

- 小児のIEでは基本的に内服抗菌薬治療を行わない。

治療がうまくいかないとき

- IEの治療目標は①菌血症，②合併症をコントロールすることである。
- 発熱や炎症反応を治療効果判定に用いると，無用な抗菌薬変更などを要す。血液培養の再検を行い，陰性を確認する。
- また合併症としては心不全，塞栓症，炎症の波及が考えられる。下記に外科的介入の必要性を示唆する所見を記す。

心不全症状を引き起こす弁膜症がある弁機能不全

- 黄色ブドウ球菌による左心系IE
- 真菌または高度耐性微生物によるIE
- 合併症：心ブロック，弁輪部または大動脈膿瘍，偽動脈瘤，瘻孔
- 適切な抗菌薬治療にもかかわらず菌血症が持続し，発熱が5-7日以上続く
- 再発性感染（抗菌薬投与が完了した後の菌血症の再発）
- 適切な抗菌薬治療にもかかわらず疣贅の残存や塞栓の再発がある
- 持続する発熱がある

(L Vicent et al. J Clin Med 2022；11：3217より)

● Definitive therapy

原因菌		抗菌薬	
緑色レンサ球菌/ *Streptococcus gallolyticus (bovis)*	自然弁・感受性あり	1. ペニシリン G[†] 2. セフトリアキソン	
	自然弁・低感受性	1. ペニシリン G 　+ゲンタマイシン 2. バンコマイシン 　+ゲンタマイシン	
	人工弁・感受性	自然弁に下記追加 +ゲンタマイシン	
	人工弁・耐性/低感受性	自然弁に下記追加 +バンコマイシン +ゲンタマイシン	
ブドウ球菌[¶]	自然弁・感受性	セファゾリン	
	自然弁・耐性	バンコマイシン	
	人工弁	自然弁に下記追加 +リファンピシン +ゲンタマイシン	
腸球菌[※]	感受性	1. アンピシリン 　+ゲンタマイシン 2. アンピシリン 　+セフトリアキソン	
	β-ラクタム耐性	バンコマイシン +ゲンタマイシン	
	バンコマイシン耐性	**絶対に**感染症専門医に相談	
HACEK group	—	セフトリアキソン	
その他 Gram 陰性桿菌 (腸内細菌/*P. aeruginosa*など)	抗菌薬は感受性に合わせる。感染症専門医に相談 β-ラクタム＋アミノグリコシド/キノロンのダブルカバーも考慮		
真 菌	感染症専門医に相談 多くの症例で外科的手術が必要となる 点滴治療終了後も suppressive therapy として生涯アゾール系抗真菌薬を内服する必要がある		

＊投与期間はすべて血液培養陰性からカウントする
†ペニシリン G がない場合，アンピシリン 300 mg/kg/day 分 4 も選択可能
¶MRSA のバンコマイシンに対する MIC 値によっては治療を変更する必要が出てくるため，
　必ず感染症専門医に相談する
※ゲンタマイシンは高度感受性か否か判定する必要がある。高度耐性か否かを検査室で判定し
　てもらう。高度耐性であった場合は使用不可

投与量（1 日量）	投与期間*	備 考
30 万単位/kg 分 6	4 週間	
100 mg/kg 分 2	4 週間	
30 万単位/kg 分 6	4 週間	
3 mg/kg 分 1	2 週間	
60 mg/kg 分 4	4 週間	
3 mg/kg 分 1	4 週間	
3 mg/kg 分 1	2 週間	
60 mg/kg 分 4	6 週間	
3 mg/kg 分 1	6 週間	
100 mg/kg 分 3	6 週間	髄膜炎があれば 3 世代セフェムを髄膜炎量で
60 mg/kg 分 4	6 週間	
20 mg/kg 分 3	6 週間	投与期間は 6 週間以上考慮
3 mg/kg 分 1	2 週間	
300 mg/kg 分 4	4-6 週間	3 週間以上症状がある or 人工物/人工弁あり
3 mg/kg 分 3	4-6 週間	
300 mg/kg 分 4	6 週間	→6 週間治療を推奨
100 mg/kg 分 2	6 週間	
60 mg/kg 分 4	6 週間	
3 mg/kg 分 3	6 週間	
100 mg/kg 分 2	4-6 週間	人工物/人工弁あり→6 週間

1

感染性心内膜炎

Chapter 6 血管内・血流感染症

2 感染性動脈瘤

頻度：★☆☆☆☆　重症度：★★★★☆

疾患のトリセツ

- ☑ 感染性動脈瘤（mycotic aneurysm；MA）は IE に合併するか病原体によっては菌血症（多くは持続菌血症）の合併症として起きる。
- ☑ IE において疣贅によって塞栓が起こるなどして，感染が内膜から血管外まで波及した状態である。
- ☑ 頭蓋内と頭蓋外の MA に分けられ，頭蓋内＞＞臓器内＞四肢の順に起きる。
- ☑ 頭蓋内 MA は IE の 1％程度に合併するが[1]，破裂しない限り症状が認められないため過小評価されている。そのためすべての左心系 IE 患者は，特に症状がなくとも頭部 MRI を撮影することを推奨する。
- ☑ 頭蓋内 MA の頭痛や神経学的症状は病変場所によりさまざまであるが，IE 患者にそれらの症状が出現した場合は頭部 CT 血管造影や MRA を行う。
- ☑ 胸郭内，腹腔内 MA も破裂しない限り特に症状は呈さないが，切除されない限りいずれ破裂する。
- ☑ *S. aureus*，*Streptococcus* spp.，非チフス性 *Salmonella* や腸内細菌，*Campylobacter fetus* 菌血症の合併症として感染性動脈瘤を呈する。
- ☑ 頭蓋内 MA に対する外科的手術の必要性の評価は定まっていないが，手術をした方が生命予後は良好な報告が多い。
- ☑ 頭蓋外 MA に関しても基本的には手術を勧める。
- ☑ 抗菌薬は手術後 6-8 週間継続する。

Chapter 6 血管内・血流感染症

3 血栓性静脈炎

頻度：★☆☆☆☆　重症度：★★★★☆

疾患のトリセツ

☑血栓性静脈炎は，血栓と菌血症を背景に静脈壁に炎症を伴った病態である。

☑小児では集中治療を受けていて，血栓を合併した患者の菌血症発症時に考慮する。実際にはカテーテル関連血流感染症で菌血症コントロールができないときに，画像検査で血栓を探して診断することが多い。

☑「熱傷患者＋血管カテーテル」は血栓性静脈炎のリスク。下肢に多く，局所の発赤，紅斑，圧痛，腫脹が認められることは30％にとどまる。肺への血栓播種による二次性肺炎で見つかることが多い。

☑術後発症の場合は上肢に多く，局所所見が90％に認められる。発症血管に隣接する長管骨に骨膜下膿瘍を呈することがある。

☑造影CTが最も確度の高い検査だが，大血管の血栓の有無は超音波検査でも評価可能である。

☑基本的に外科的切除が望まれる。

☑治療期間は3-4週間。

☑*Fusobacterium necrophorum*（その他嫌気性レンサ球菌，*Prevotella*など）による頸静脈の血栓性静脈炎をLemierre症候群という。抗菌薬が使用されるようになって激減している。副咽頭間隙の深頸部感染症に合併する。頸静脈鞘に沿って感染が波及するため，転移病変として脳，肺などさまざまな臓器に膿瘍を呈する。外科的治療は要さず3-6週間の抗菌薬治療を行う。

Chapter 6 血管内・血流感染症

4 縦隔炎

頻度：★★☆☆☆　重症度：★★★★☆

疾患のトリセツ

☑ 急性に発症し，全身状態の悪化も伴う急性縦隔炎（①食道穿孔，②近接臓器からの感染症波及，③術後）と indolent（ゆっくり）発症の慢性縦隔炎に分類される。

☑ ここでは最も遭遇する術後縦隔炎について解説する。

☑ 術後縦隔炎は心臓手術後の1％弱で発生する（最大5％ほどの報告あり）。

☑ 低年齢（3カ月未満），術前人工呼吸器管理，染色体異常，長い手術時間，無脾，胸骨閉鎖遅延，心移植，ペースメーカーリード3日以上留置などが発症リスクである。

☑ 手術部位感染症である。両大血管右室起始症修復術，総動脈幹症修復術，Jatene 手術，導管設置術後が心房中隔欠損（ASD），心室中隔欠損（VSD），ファロー四徴症（TOF）修復術よりも発症しやすい。また心膜ペースメーカーリードからの感染も起こりうる。

疫学・診断

- 術後縦隔炎の原因菌として最も多いのは *Staphylococcus* spp. である。

- *S. aureus* ＞ CNS ＞ GNR（*P. aeruginosa* など）＞ *Candida*（イメージとして，GPC 70%，GNR 20-30%，真菌10%弱）が原因。

- 術後縦隔炎の症状は発熱，圧痛，創部発赤・離開・排膿，胸骨動揺性など。

- 重要なのは術後の期間である。例外はあるが，基本的に術後10日前後に起きる。つまり術直後の発熱は可能性としては低い。

- 血液検査では特異的な所見はない。
- 疑ったときには造影 CT を行うが，術後の炎症性水腫や血種との鑑別は難しいことがある。
- 菌血症を約半数の症例で合併する（血液培養は複数セット必要）。

治　療

- 治療の根幹は外科的ドレナージ，デブリドマンである。術中検体は培養に提出する。通常の Gram 染色で菌を認めないときは抗酸菌染色，培養を追加する。

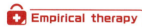

- バンコマイシン 60 mg/kg/day 分 4
  ＋ セフェピム 100 mg/kg/day 分 2

- MRSA を含めた GPC と緑膿菌を含めた GNR をカバーする。
- 治療期間：3-6 週間とされているが，胸骨骨髄炎を合併している例が多いため，筆者は 4 週間以上行う。
- 画像検査では明らかな異常所見が得られないものの，創部発赤，排膿などを認め，縦隔炎を否定できないときがある。心臓血管外科医と外科的ドレナージの必要性を密に協議する。

Chapter 6 血管内・血流感染症

5 心筋炎

頻度：★★☆☆☆　重症度：★★★★★

疾患のトリセツ

☑ 早期察知，三次医療機関へ適切に搬送することが重要な疾患である。
☑ 急激な発症（突然死もある）も，徐々に（insidious）起こるケースともに存在し，症状も多彩である。常にショックの鑑別に挙げる。
☑ 特異的な臨床・検査所見は乏しい。常に疑うことが重要な疾患である。そのため特に初見での診断は難しい。
☑ 初見で診断がつくのは半分程度。他は喘息や肺炎と診断されている。
☑ 原因微生物を評価するためには，予防接種歴，旅行歴，薬剤歴，動物・自然曝露歴，シックコンタクト，結核との接触歴などを詳細に訊く。

疫　学

- 多くは原因不明であるが，判明している場合にはウイルス感染症が多い。

> エンテロウイルス（コクサッキーウイルス，エコーウイルス，ポリオウイルス），ヘルペスウイルス（HSV1, HSV2, VZV, CMV, EBV, HHV6, 7），麻疹，風疹，ムンプス，肝炎ウイルス，アデノウイルス，インフルエンザウイルス，アルボウイルス

- 血清のエンテロウイルス，ヘルペスウイルス（HSV, VZV, CMV, EBV, HHV），アデノウイルス，パルボウイルスB19，インフルエンザは検索したい。その他呼吸器検体，心筋検体などでも検査を試みる。
- 病原体特定のための5点セット：血液，髄液，尿，鼻咽腔拭い液，便を−80℃以下に保存する。
- 原因微生物の検索方法は各施設によりさまざまである。地域の衛生研究

所や大学，研究施設と連携があれば，PCRなどの核酸増幅検査をできる範囲で行う。

診 断

- ふだんのカゼ患者への聴診も常に心筋炎の可能性を頭の片隅において行う。ギャロップリズム，心音低下があれば必ず鑑別に挙げる。また発熱で説明がつかない頻脈でも鑑別を要する。
- 症状は非特異的だが，気道症状，呼吸困難は70％程度に認める。一方で，胸痛は30％程度に過ぎず，さらに下痢，嘔吐などの消化器症状を10％弱で認める[7,8]。
- 心エコーは非侵襲的に繰り返し可能であり，心収縮力評価に優れているため，心筋炎を疑ったときは必ず行う。
- 心電図には何かしらの異常（洞性頻脈も含めてだが）がほぼ出る。特に発熱疾患後に不整脈が認められた場合，心筋炎を考慮し，精査を進める。
- 典型的な所見として下記が挙げられるが，なくても否定はできないことに注意する。

- 低電位（QRS＜5 mm 振幅）
- 胸部誘導でのT波陰転化
- PR幅延長

- 胸部単純レントゲン写真の心拡大は50-60％に認める程度であり，否定はできない。
- 心内膜生検による病理組織学的検査は，診断のGold standardである。Dallasの診断基準が有名。心内膜生検施行によるリスク（穿孔が1％程度認められる）と得られる情報の利点を総合的に判断する。
- 施行時期も経過によりさまざまなため，ガイドラインなどを参考に，小児循環器医と協議する[9]。

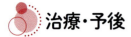

治療・予後

- 原因にもよるが，死亡率が 10-40％程度の超重症な疾患である。

- 心筋炎を疑ったら，集中治療室での全身管理を要すると認識する。厳格な水分管理，カテコールアミン，抗不整脈薬，ペーシング，血管内治療，ECMO などが必要になる。

- 自施設で不可能な場合は周辺の管理可能な施設を探し，搬送する。

- 免疫グロブリン投与は系統的レビューでも成人・小児とも明らかな優位性を証明できていない[10]。小児の症例報告からは 2 g/kg 使用により心機能予後が改善している[11]。

- ステロイド投与は系統的レビューにおいては，左心機能の改善は認めるが，死亡予後に影響を与えない[12]。

- ECMO（膜型人工肺）は心筋炎のおよそ半数に必要である。そのため，ECMO 管理ができる施設への搬送が必要となる。

- NYHA (New York Heart Association) 分類 5，BNP 上昇，EF 低下が死亡と関連する因子である。

〔参考文献〕
1) K Niwa et al. Heart 2005；91：795-800. PMID：15894782
2) VG Fowler et al. Clin Infect Dis 2023；77：518-26. PMID：37138445
3) S. Long et al. Principles and Practice of Pediatric Infectious Diseases 6th Edition, Elsevier, 2022
4) RS Baltimore et al. Circulation 2015；132：1487-515. PMID：26373317
5) RE Kavey et al. Am J Dis Child 1983；137：851-6. PMID：6613950
6) L Vicent et al. J Clin Med 2022；11：3217. PMID：35683606
7) SB Freedman et al. Pediatrics 2007；120：1278-85. PMID：18055677
8) Y Durani et al. Am J Emerg Med 2009；27：942-7. PMID：19857412
9) LT Cooper et al. Circulation 2007；116：2216-33. PMID：17959655
10) J Robinson et al. Cochrane Database Syst Rev 2020；8：CD004370. PMID：32835416
11) NA Drucker et al. Circulation 1994；89：252-7. PMID：8281654
12) HS Chen et al. Cochrane Database Syst Rev 2013；2013：CD004471. PMID：24136037

Chapter 7

消化管感染症

Chapter 7 消化管感染症

1 消化器症状のある小児のマネジメント

頻度：★★★★★　重症度：★☆☆☆☆〜★★★★★

疾患のトリセツ

- ☑ ウイルス性胃腸炎がその最たる原因だが，鑑別疾患は多岐にわたる。
- ☑ 消化器症状を安易に「感染性胃腸炎」と診断してはいけない。思考停止させる恐れがある。
- ☑ 曝露源，潜伏期間，下痢のタイプから具体的な微生物を想起しながら問診することで，「ウイルス性か細菌性か」の二択から鑑別を広げられる。ここに楽しさがある。
- ☑ 細菌性腸炎でも Empiric な抗菌薬は不要な場面が多い。血便＝抗菌薬という診療は厳に慎む。

消化器症状のある小児をみるときの steps

Step 1：全身状態の評価で脱水とショックの有無を評価
Step 2：評価に応じた輸液療法と入院の判断
Step 3：胃腸炎以外の疾患を鑑別する
Step 4：抗菌薬投与が必要かどうか判断する

Step 1　全身状態の評価で脱水とショックの有無を評価

● 脱水の評価

軽症：5%未満	中等症：5〜10%未満	重症：10%以上
意識清明	活気なく不機嫌	意識レベル低下
口渇は目立たない 水分摂取可能	口渇あり 水分をほしがる	飲みが悪い， または水分摂取が不可
脈拍は標準〜やや速い 橈骨動脈の触知は標準 CRT 正常	脈がやや速い 橈骨動脈の触知は標準〜減弱 CRT 延長	脈は速く弱い（最重症は徐脈） 橈骨動脈の触知は減弱〜困難 CRT 延長
呼吸は正常	呼吸はやや不良	呼吸促迫や努力呼吸を認める
涙が出る 口腔内は湿潤 尿量は正常	涙が少ない 口腔内は乾燥気味 尿量は軽度減少	涙が出ない 口腔内は乾燥 尿量は著名に減少
—	大泉門や眼窩が陥凹 皮膚ツルゴール低下（<2秒）	大泉門や眼窩が著明に陥凹 皮膚ツルゴール低下（>2秒）

CRT：Capillary Refilling Time（毛細血管再充満時間）

ショックの認知

- ショックとは，何らかの原因によって全身の臓器や組織に十分な酸素を供給できなくなった状態のことである。体内で酸素の需要と供給のバランスが崩れた状態であり，単に低血圧を指すわけではない。
- 小児のショックは代償期から非代償期に入ると一気に状態が悪化し，心停止が目前となる。ショックの徴候を見逃さず，いかに早く代償期のショックを認知して対応できるかが重要である。

ショックの認知

- 頻脈（心拍出量を維持するため）
- CRT の延長（血圧を維持するための体血管抵抗上昇による）
- 四肢の網状チアノーゼ
- 末梢の脈が中枢の脈より弱く触れる
- 意識変容（脳血流の減少による）
- 末梢冷感
- 尿量減少

Step 2　評価に応じた輸液療法と入院の判断

- 軽症（〜中等症）の脱水では経口補水液による治療を試みる。
- 中等症以上であれば経静脈輸液を選択する。初期輸液には等張晶質液を用いて 20 mL/kg を 5-20 分かけてボーラス投与する（ショックの場合は 5-10 分で投与）。
- 持続的な輸液が必要であれば入院とする。来院時は水分摂取ができなくても，初期輸液に反応して経口補水療法が可能になることもある。
- 脱水治療の基本は経口補水液（oral rehydration solution；ORS）の投与である。できるだけ早期（3-4 時間以内）にティースプーン 1 杯程度から徐々に増量しつつ，2-4 時間で 50-100 mL/kg 補正する。

Step 3　胃腸炎以外の疾患を鑑別する

- 消化器症状のある患者における全身性感染症の must be ruled out として，敗血症，細菌性髄膜炎，急性脳炎・脳症，心筋炎，心不全，トキシックショック症候群を知っておく。
- 嘔吐や下痢のみで感染性胃腸炎と診断しないことも重要である。嘔吐や下痢の鑑別は幅広い。
- 自信を持って診断できるまで，カルテには安易に「胃腸炎」と記載しない。「嘔吐，下痢」などプロブレムとして挙げておくことで鑑別を早期閉鎖させない。

Step 4　抗菌薬投与が必要かどうか判断する

- 感染性胃腸炎の可能性が高いと考えたら，抗菌薬の要否を判断する。
- 大半がウイルス性であり，細菌性でも自然軽快するほうが多い。そのため empiric に抗菌薬が必要な場面は限られている。

Empiric に抗菌薬を処方する場面

- 日本で治療対象となりやすい菌は，非チフス性 *Salmonella* spp. と *Campylobacter jejuni* である。それらを考慮して，下記の限定的な事情にあった場合に治療をする。

- 菌血症合併例（*Salmonella* spp. が多い）
- 腸外感染あり（*Yersinia* 感染症の肝膿瘍や *Salmonella* 感染症の骨髄炎など）
- 免疫正常者では 3 カ月未満児の *Salmonella* 腸炎（菌血症リスクが高い）
- 無脾（または準じるサラセミアなどの異常ヘモグロビン症）
- 旅行者下痢症
- 栄養障害，免疫抑制者の *Salmonella* 感染症，エルシニア感染症，CDI，*Giardia lamblia* 感染症，腸外アメーバ症，コレラ

- 具体的な抗菌薬選択については後述する。

感染性胃腸炎の診断

- 感染性胃腸炎は臨床診断である。そして除外診断を意識する。季節，周囲の疫学，曝露情報と下痢のタイプから診断する。
- 下痢便の色・形・臭いの観察も大切な診察である。検査結果と対応させることで臨床診断の役に立つうえ，保護者の訴える便の表現も理解しやすくなる。

便培養

- 問診や下痢タイプから病原性細菌を想起した場合にのみ行う。発熱のワークアップで無闇に行わない。
- 検査室には *Salmonella* spp., *Campylobacter jejuni* など疑っている具体的な病原体名を必ず伝える。
- "3 days rule" を守る。原因微生物の潜伏期間は大半が 3 日以内であり，入院 4 日目以降の便は基本的に培養検査に提出してはならない。

- 基本的には便そのものを採取して培養に提出するが，やむを得ない場合にのみ直腸スワブぬぐい培養を提出する。

迅速抗原検査

- 迅速抗原検査の多くは特異度に優るが感度が高くない。診断には優れているが，陰性だからといって否定できない（『抗菌薬編』迅速抗原検査の欠点，p.23 を参照）。

FilmArray 消化管パネル

- 保険収載されていないが，アデノウイルス，アストロウイルス，ノロウイルス，ロタウイルス，サポウイルスおよび複数の細菌や寄生虫を便から PCR 法で検出できる。

感染性胃腸炎の原因ウイルスがわかる利点と注意点

- 感染性胃腸炎の診断の確度が高まる
- 疫学情報として役立つ（たとえばアウトブレイク時なども）
- 経過の予測が立つ
- 原因微生物がわかっても，重大な合併症（腸閉塞，腸穿孔，腸重積など）の有無の評価はやめてはいけない
- また検査が陰性でも否定できず，またその他のウイルスが原因かもしれないため，病棟管理上は胃腸炎症状のある患者への感染対策はその可能性がなくなるまで一律に接触感染予防とすべきである

ウイルス性胃腸炎

- 日本で経験する感染性胃腸炎の原因はウイルス性がほとんどで，ロタウイルスワクチンが定期接種化される前の報告ではノロウイルスとロタウイルスが上位を占めていた[1]。
- 定期接種の開始後は，ロタウイルス性胃腸炎が激減したと実感している。

- 嘔吐，下痢がそろわなければ通常感染性胃腸炎とは診断しない。特に嘔吐のみの場合は要注意。

- ウイルス性上気道炎では消化器症状をきたす場合がある。カゼで下痢をしていてもおかしくない。

ロタウイルス

- 突然の嘔吐（64%）に引き続く，水様性下痢と発熱（64%，1/3が39℃以上），脱水（14%）を特徴とする[2]。3%が重症である[3]。

- ロタウイルス性胃腸炎（ロタワクチン未接種の場合）はノロウイルス性よりも重症であることが多い。嘔吐や下痢の程度が強く期間も長い（嘔吐期間2.6日 vs 0.9日，下痢期間5.0日 vs 2.6日），発熱も伴いやすい[2,4]。

- しかしロタウイルスワクチンを接種済みの場合には，より軽症である可能性が高く，臨床所見でその他のウイルス性胃腸炎との鑑別は難しい。

- ウイルス排泄期間は長く，3週間以上続くこともある。

- ロタウイルス胃腸炎と多くの疾患の関連が指摘されている[5]。

- 多くはウイルス血症を伴う。髄膜炎，脳炎・脳症の合併が起こりうる。

- ロタウイルスの自然感染と腸重積の発症に関連がある可能性がある。

● ウイルス性胃腸炎　主要原因毎の特徴

ウイルス	潜伏期間	季 節	下 痢	嘔 吐	発 熱	持続期間
ロタウイルス	1-3日	3-5月	多量の水様便	90%	多い	2-8日
ノロウイルス	12時間-2日	11-12月	水様便	>50%嘔吐が主症状となりやすい	少ない軽度	1-5日
アデノウイルス	3-10日	季節性なし	水様便（ロタより軽度だが遷延しやすい）	ロタより少ない	少ない軽度	3-10日
新型コロナウイルス	3-14日	季節性なし	水様便発熱や気道症状を伴う	>60%	>70%	4-10日

(S. Long et al. Principles and Practice of Pediatric Infectious Diseases 6th Edition, Elsevier, 2022 を参考に作成)

● ロタウイルス胃腸炎との関連が示唆された疾患

神経系	髄膜炎，脳炎，脳症，胃腸炎関連けいれん，熱性けいれん
消化器系	腸重積，腸穿孔，壊死性腸炎，肝障害，消化管出血
腎・泌尿器系	腎前性腎不全，高尿酸血症，尿管結石
血液系	菌血症，血球貪食症候群，DIC

ノロウイルス

- 1歳以上の小児では嘔吐が主症状となる。乳児，成人は下痢が主症状となりやすい。

- ロタウイルス以外の胃腸炎と比較して，重症度は同程度である。

- 予後は良好で1週間以内に改善する。ただし免疫抑制者では慢性感染や重症感染症を起こすことがある。

アデノウイルス

- 腸炎を起こすアデノウイルスは enteric adenoviruses と呼ばれ，血清型 40，41 を指す。

- 3歳未満に多く，3歳までに約半数の子どもが抗体を獲得する。

- 軽度の嘔吐が2日間持続したのち，下痢が前面に立つ。症状は8-12日持続する[6]。発熱はあるが軽度で短い。

- 気道症状（咽頭炎，鼻汁，咳，中耳炎）を21％に合併する。

SARS-CoV-2

- 小児では無症状〜軽症であることが多いが，しばしば重症例を認める。

- 19歳未満の COVID-19 症例91名を解析した報告では，何らかの消化器症状を呈した者が18％おり，腹痛（8％），悪心嘔吐（7％），下痢（12％）とされている[7]。

- 一部には発熱や気道症状を伴わず消化器症状だけを呈する場合もある[8]。

細菌性胃腸炎

いつ細菌性腸炎を疑うか

- 細菌性を示唆する所見として突発的な発症，1日4回以上の下痢，下痢発症前の嘔吐がほとんどないかまったくないこと，便に大量の血液が混ざっていることなどがある。
- 細菌性腸炎に高熱や便潜血を伴わないことは多いが，もし認める場合は細菌が原因である可能性が高い。
- 主な発症様式として①急性下痢，②発熱や腹痛を伴う血便，③侵襲性・非限局性疾患（腸チフスなど下痢以外の症状が目立つ），④腸管外感染（腸管膜リンパ節炎や虫垂炎など腹腔内や，血流感染による他臓器感染）が挙げられる。

曝露源から原因微生物を推測する

- 消化器症状の患者には問診を行い，曝露源の評価を具体的に行う。
- 多くの食中毒の潜伏期間は 48 時間以内である（*Campylobacter jejuni* などは長くても 2 週間）。時間をさかのぼってひとつひとつ食事を確認する。
- 「ペットを飼っていますか？」だけではなく，より具体的に爬虫類や昆虫や魚類の飼育や接触の有無も尋ねる。

● **曝露源から想定される原因微生物**

曝露源	微生物
有症状者	*Shigella* spp., non-typhoidal *Salmonella* (NTS), *Campylobacter* spp., *Clostridioides difficile*
旅行歴	*Shigella* spp., non-typhoidal *Salmonella* (NTS), *Campylobacter* spp.,
肉類（生，不十分な調理，生肉を扱った調理器具等）	STEC（牛肉），NTS と *Campylobacter*（鶏肉，鶏卵），*Y. enterocolitica*（豚肉，豚の腸管），*Y. pseudotuberculosis*（ジビエ）
魚類や魚介類	*Vibrio parahaemolyticus*, NTS
農作物	NTS, *Campylobacter* spp., *Cryptosporidium* spp., STEC
未加熱乳	NTS, *Campylobacter* spp., *Y. enterocolitica*, *Mycobacterium* spp.
川や湖での水泳や飲用	*Campylobacter*, *Cryptosporidium* spp., *Yersinia* spp.（稀）
水泳用プール	*Cryptosporidium* spp.
医療機関や保育施設	*Shigella* spp., *Cryptosporidium* spp., STEC, *C. difficile*
動　物	*Campylobacter* spp.（鳥，下痢をしている子犬/子猫） NTS（家畜，無症状の爬虫類，両生類，鳥類，子犬，子猫） STEC（反芻動物，ふれあい動物園） *Y. enterocolitica*（豚，下痢をしている子犬/子猫） *Y. pseudotuberculosis*（有蹄類，兎，鳥）
抗菌薬投与	*C. difficile*, NTS
輸　血	*Yersinia* spp.

STEC：Shiga-toxin-producing *E. coli*

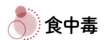
食中毒

- 潜伏期間，症状から鑑別を挙げる。
- 貝毒，フグ毒，キノコ毒，金属類といった感染症以外の食中毒にも留意する。

● 症状と潜伏期間から考える食中毒

潜伏期間	パターン	病態	原因	特徴
1-6時間	悪心・嘔吐	毒素型 熱, 胃酸, たんぱく分解酵素に安定 症状は24時間以内に寛解	S. aureus エンテロトキシン	嘔吐・下痢は90%にみられるが発熱はほとんどない
1-6時間	悪心・嘔吐	毒素型 熱, 胃酸, たんぱく分解酵素に安定 症状は24時間以内に寛解	B. cereus emetic toxin	潜伏期間は0.5-6時間と短く, 嘔吐・腹痛が主症状。下痢は30%にしか認めない
6-24時間	腹痛, 下痢	毒素型 症状は24-48時間持続 B. cereus はより長くなることも	C. perfringens エンテロトキシン	腹痛・下痢が多く, 嘔吐・発熱は少ない
6-24時間	腹痛, 下痢	毒素型 症状は24-48時間持続 B. cereus はより長くなることも	B. cereus diarrheal toxin	下痢はほぼ必発, 腹痛75%, 嘔吐30%, 熱は稀
12-48時間	嘔吐, 下痢（非血便）	—	ノロウイルス	最もメジャーな食中毒原因。最も多い感染経路は通常の感染性胃腸炎。アウトブレイク時の潜伏期間中央値は33時間
16-96時間	発熱, 腹痛, 下痢	炎症性下痢型 腸管への直接侵入や細胞毒性毒素を分泌。血便は±。2-7日で自然に寛解	非チフス性 Salmonella spp.	鶏肉, 鶏卵, 爬虫類, げっ歯類, その他汚染物質の曝露歴 血液検査で好酸球減少症（全例<250cells/μL, ないし<2.5% WBC）が特徴的
16-96時間	発熱, 腹痛, 下痢	炎症性下痢型 腸管への直接侵入や細胞毒性毒素を分泌。血便は±。2-7日で自然に寛解	Shigella spp.	5歳未満に多い。アウトブレイクする。高熱, しぶり腹, 血便もあり
16-96時間	腹痛, 水様性下痢	非炎症下痢型 腸管内で毒素が産生	Enterotoxigenic E. coli (ETEC)	海外渡航歴が重要 下痢は中央値6日間持続, 腹痛は経過中ずっと認める。嘔吐は13%, 発熱は19%
16-96時間	腹痛, 水様性下痢	非炎症下痢型 腸管内で毒素が産生	V. cholerae V. parahaemolyticus	コレラは米のとぎ汁様で大量の水様下痢。V. parahaemolyticus は6日間下痢が持続し, 90%に腹痛, 半数に嘔吐, 発熱があり, 29%が血便
1-10日	発熱, 腹痛（±下痢）	炎症性	Y. enterocolitica	虫垂炎様の右側下腹部痛を伴ったり, 咽頭痛, 皮疹を呈することがある。症状は2週間くらい持続。1歳未満では菌血症に注意。サラセミア, 鎌状赤血球症は重症化の危険性あり
1-10日	発熱, 腹痛（±下痢）	炎症性	C. jejuni	潜伏期間の多くは2-5日。細菌性食中毒では最も多い 5歳未満に多い。鳥, 鶏肉, 肉, 乳製品との曝露 便Gram染色でらせん菌, 高温（42℃）での培養 1/1,000人がギラン・バレー症候群を発症
3-8日	血便, 微熱, 腹痛	炎症下痢型, ベロ毒素（1。2。2のほうが重症） O157が最も有名	Enterohemorrhagic E. coli (EHEC)	強い腹痛と, 水様性下痢で発症するが, すぐに肉眼的な血便に移行。発熱はあっても微熱で, 医療機関受診前に解熱。多くは7日以内に回復する 6%（5歳未満では15%）にHUSを発症。1週間後に合併する。5歳未満の死亡率は3%
1-3週間	持続性水様便（14日以上）		原虫 Cryptosporidium Giardia Cyclospora	発熱, 嘔吐を伴うこともある。便培養陰性で潜伏期間が長いひどい水様下痢をみたら疑う。アウトブレイクを起こすことがある

HUS：Hemolytic-uremic syndrome

1

消化器症状のある小児のマネジメント

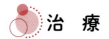

治 療

- 細菌性腸炎と判断し，症状が強い場合のみ経験的治療を行う。

Empirical therapy

- （血液培養採取後）アジスロマイシン 10 mg/kg/day 分 1，3 日間

⚠ 気道感染症の保険病名が必要

● Definitive therapy

原因菌		治療選択
Salmonella spp.	チフス性	成人：シプロフロキサシン内服 小児：アジスロマイシン内服 菌血症疑い：セフトリアキソン
	非チフス性	通常必要ないが，上記限定患者においてはチフス性と同じ
C. jejuni		通常必要ない。症状が強ければ アジスロマイシン内服，エリスロマイシン内服
Shigella spp.		第 1 選択：シプロフロキサシン内服（小児も含む） 第 2 選択：アジスロマイシン内服，セフトリアキソン
ETEC		成人：シプロフロキサシン内服 小児：アジスロマイシン内服，セフトリアキソン
EHEC		基本的に治療しない（「俺の言い訳」参照）
Y. enterocolitica		通常の胃腸炎，腸間膜リンパ節炎には不要 免疫不全者で治療する場合 ST 合剤内服 菌血症，肝膿瘍などの場合セフトリアキソン
V. cholerae		アジスロマイシン内服

ETEC：enterotoxigenic *E. coli*，EHEC：enterohemorrhagic *E. coli*

👑 アドバンストレクチャー

下痢のタイプから原因微生物を見抜く

- WHO の基準では 24 時間に 3 回以上の軟便・水様便を下痢と定義する。

- 観便は身体診察と同等に重要である。便性状は Bristol stool chart を使用し，いわゆる下痢便は Type 6-7 である。

- 感染性胃腸炎の大半は 2 週間以内に自然改善する急性下痢症である。

● Bristol stool chart（もともと便の結腸貯留時間を評価した指標）

Type	状　態	解　釈
1	ナッツのように固い粒（出しにくい）	硬　便
2	ソーセージ様だが硬い	
3	ソーセージ様だが，表面にひび割れあり	通常便
4	ソーセージや蛇で，表面なめらかで柔らかい	
5	はっきりとしたしわがある柔らかい小さい塊（出しやすい）	
6	不定形の境界が崩れた泥状の便	下痢便
7	固形物の伴わない，水様で完全に液体の便	

(SJ Lewis et al. Scand J Gastroenterol 1997；32：920-4 より)

● 下痢タイプと原因病原体/病態

小腸型	大腸型	混合型	嘔吐型，毒素型
ETEC *V. cholerae* *C. perfringens* *G. lamblia* *Cryptosporidium*	*Shigella* spp. *Salmonella* spp. 赤痢アメーバ CDI	*C. jejuni* *Y. enterocolitica* *V. parahaemolyticus*	嘔吐型： ウイルス性胃腸炎 毒素型： *S. aureus* *B. cereus* Emetic toxin

ETEC：enterotoxigenic *E. coli*

• 下痢タイプ（①小腸型，②大腸型，③混合型，④嘔吐型，⑤毒素型）から微生物を推測する。

①小腸型
• 毒素による分泌促進による
• 症状：軽度の嘔吐と著しい水様性下痢を特徴とする
②大腸型
• 直接侵襲または毒素による粘膜，腸管組織障害による
• 症状：しぶり腹，腹痛，発熱，血便
③混合型
• 小腸型，大腸型の特徴を併せ持つ
④嘔吐型
• ウイルス性胃腸炎のほとんど
• 症状：著しい嘔吐＋水様性下痢
⑤嘔吐型，毒素型
• *Staphylococcus aureus*，*Bacillus cereus* の外毒素による食中毒
• 症状：短い潜伏期間＋嘔吐が強い

Chapter 7 消化管感染症

2 抗菌薬関連下痢症

頻度：★★★★★　重症度：★☆☆☆☆

疾患のトリセツ

- ☑ 腸内細菌叢は腸管環境および腸管免疫機能の恒常化に重要な役割を担っている。それをぶち壊しにするのが抗菌薬投与である。抗菌薬は腸内細菌叢を崩し，粘膜構造，ビタミン，ミネラルの代謝を変化させる。
- ☑ 抗菌薬投与により実に 11-40％の小児が下痢を呈する[9]。
- ☑ CDI (Clostridioides difficile infection) も広義の抗菌薬関連下痢症 (antibiotic-associated diarrhea；AAD) である。
- ☑ 不必要な抗菌薬は使用しない。また抗菌薬処方時には下痢発症のリスクを説明し，予防のために Probiotics を投与する (アドバンストレクチャー p.203 を参照)。
- ☑ Cytotoxin-producing K. oxytoca は抗菌薬関連出血性大腸炎を起こすことがある[10]。CDI と違い，毎回，血性下痢をきたす。

腸内細菌叢と免疫疾患

- 腸内細菌叢は宿主との複雑な相互作用を形成し，恒常性の維持に重要な役割を担っている。そのため，このバランスが崩れた状態 (dysbiosis と呼ぶ) がさまざまな疾患 (炎症性腸疾患，肥満や喘息など) を引き起こす可能性がわかってきている。
- 抗菌薬投与は dysbiosis を引き起こす大きな原因であり，2 歳までの抗菌薬使用と 5 歳の子どものアレルギー疾患発症の関連性などが報告されている。

Chapter 7 消化管感染症

3 *Clostridioides difficile* infection

頻度：★☆☆☆☆〜★★★☆☆　重症度：★☆☆☆☆〜★★★★☆

疾患のトリセツ

- ☑ 下痢を認め，しばしば腹痛や発熱を伴い，抗菌薬曝露歴などリスク因子がある場合に *Clostridioides difficile* infection（CDI）を疑う。
- ☑ すべての抗菌薬への曝露がリスクになるが，特に第3-4世代セフェム系，カルバペネム系，フルオロキノロン系，クリンダマイシンが高リスクとされる。
- ☑ 小児は *C. difficile* の保菌率が高い。"菌がいる"ことと"治療が必要"であることは必ずしも同義ではない。検査すべき患者を知ること，また検査結果を適切に評価し，対応することが重要である。
- ☑ *C. difficile* は偏性嫌気性芽胞産生 Gram 陽性桿菌で，分離培養が difficult であるため *difficile* という名がついている。A毒素，B毒素，二元毒素（binary toxin）を産生する。
- ☑ 乳児の保菌率は高く，生後12カ月未満で40％を超え，毒素産生菌も保菌するが，3歳までに成人と同様の1-3％の保菌率となる[1]。乳児期にCDIを発症しない理由は腸管の毒素に対する受容体が未熟であるためといわれる。
- ☑ 抗菌薬開始後5-10日後に多いが，初日から治療後10週まで幅は広い。

診 断

- 臨床的には"症状がある患者"に"毒素産生 *C. difficile* が微生物学的に証明"され，"ほかの原因が除外されている"場合にCDIと診断する。
- CDIの検査には1歳以上の Bristol scale 5-7 の下痢便だけを用いる。

● 小児 CDI リスク

発症リスク	すべての抗菌薬曝露，繰り返す浣腸，制酸剤，NG チューブの長期間挿入，胃瘻・腸瘻，腸管疾患の既往歴・手術歴，腎不全，液性免疫不全
重症化リスク	白血病などに伴う好中球減少，Hirschsprung 病，炎症性腸疾患，3 種類以上の抗菌薬曝露，高年齢，NG チューブ，市中発症などさまざま報告があるが，重症化自体が少ないため，よくわかっていない

- スクリーニング検査には GDH と毒素の抗原検査を用いる。便検体での GDH 検査は感度が高いが，毒素は感度が劣る。
- GDH 陽性・毒素陰性の場合は，毒素遺伝子を検出する核酸増幅検査を用いるか，*C. difficile* を分離培養して毒素検査を行う。

CDI 検査の適応上の注意

- 1-2 歳：疑わしい患者以外は検査を推奨しない
- 2 歳以上："長引く"ないし"悪化する"下痢のリスクのある患者（炎症性腸疾患，免疫不全など）か，はっきりした曝露歴（病院など医療施設における曝露，最近の抗菌薬曝露）がある場合

⚠ 例外はアウトブレイクセッティング，消化管異常がある，毒素性巨大結腸症を疑う場合

CDI の重症度

- 成人も含めて重症度は明確に定義されていない。以下の項目が当てはまる場合は重症と考える。

発熱，重度の下痢，腹部膨満や圧痛，白血球数の増加（≧15,000 /μL），急性腎障害，偽膜性腸炎，低血圧，ショック，腸閉塞，中毒性巨大結腸症

治 療

- CDI の治療の基本は不必要な抗菌薬を終了することである。そのうえで重症度に合わせた治療を行う。

➕ Empirical therapy

初発，初回再発ないし，非重症 CDI

• メトロニダゾール 22.5 mg/kg/day（内服）（最大 500 mg/day）
分 3，10 日間

重症 CDI

• バンコマイシン 40 mg/kg/day 分 4（内服）（最大 500 mg/day）
±メトロニダゾール 22.5 mg/kg/day 分 3（静注）（最大 500 mg/
day），10 日間

再発 2 回目以降

• バンコマイシン 40 mg/kg/day 分 4（内服）（最大 125 mg/day），
10-14 日間後漸減（20 mg/kg/day 分 2，7 日間→10 mg/kg/day
分 1，7 日間→10 mg/kg/day を 2-3 日おきに 2-8 週間）

• フィダキソマイシンは重症例や再発例にも有効とされているが，適正使
用の観点や薬価が高いことからも小児感染症専門医に相談したうえで使
用する。

• CDI 患者は接触予防を行う（下痢などの症状が改善し，48 時間経過す
るまで）。

• 治療後の陰性確認の検査は行わない。

👑 アドバンストレクチャー

■旅行者下痢症

　先進諸国の住民が海外旅行（特に発展途上国）をした場合，渡航後 1 週
間以内で実に 40-60％が下痢になる。小児も成人も考えかたが変わらな
い症候群である。旅行地によりリスク分けされている。

　最も多い原因は細菌で（80-90％），ETEC（enterotoxigenic *E. coli*），
Campylobacter jejuni，*Shigella* spp.，*Salmonella* spp. の順に多い。
10％は原虫で，*Giardia lamblia*，*Cryptosporidium* が主で，その他
Cyclospora，アメーバなどが続く。ウイルスも原因となり，ノロウイル
ス，ロタウイルス，その他カリシウイルスが 5-8％を占める[14]。具体的

● 旅行者下痢症のリスク分類

Low risk	Intermediate risk	High risk
米国，カナダ，西，北ヨーロッパ，オーストラリア，ニュージーランド，日本	東ヨーロッパ，南アフリカ，カリブ海諸島	アジア，アフリカ，中東，中米，南アメリカ

な症状，潜伏期間などは「食中毒」の表を参照。基本的には軽症で，3-5週間で改善する。抗菌薬は数日間の症状改善を見込め，アジスロマイシン10 mg/kg/day 分1×3日間を投与する。

予防が大事であり，渡航先の食事，飲水に関する具体的注意（生野菜，フルーツ，未殺菌ジュース，生水，生肉，未殺菌乳製品屋台での食事摂取など）を行う。乳児に対するミルクを作成する場合も，70℃以上に熱したお湯で溶解する。健康児における予防的抗菌薬投与は推奨されない。

■ Probiotics について

- 2019年のコクランレビューでは小児のAADに対するProbioticsの効果が報告された[9]。

- 下痢の程度を和らげ，下痢の期間を1日ほど短縮できる
- AADの発症率は8%であり対象群の19%よりも低い（RR0.45, NNT 9）
- Probioticsは5×10^9 CFU/日以上の高容量で効果の信頼性がより高い
- 研究の15/33件は *Lactobacillus rhamnosus* や *Saccharomyces boulardii* が用いられた

そのほかにも以下のようなエビデンスが報告されている。

- CDIによる下痢症発症を予防する（RR0.40：成人混在データ），ただし，その効果はCDIのリスクが高い集団（＞5%）に限る（NNT 42）[11]
- 慢性下痢症を4日間早く改善させる（mean difference 4.0日）[12]

● 日本で用いられる Probiotics

商品名	菌　名	単位 (g) あたり の生菌数	用法用量 (添付文書)
ビオフェルミン 配合散	S. faecalis 129BIO 3B B. subtilis	$3 \times 10^6 \sim 1 \times 10^9$	3 g/day 分 3 成人量
ビオフェルミン R 散	S. faecalis 129BIO 3B-R	$1 \times 10^6 \sim 1 \times 10^9$	3 g/day 分 3 成人量
エンテロノン R 散	S. faecalis BIO-4R	$10^6 \sim 10^9$	3 g/day 分 3 成人量
ラックビー微粒 N	B. longum, B. infantis	原末 7×10^{10}	3-6 g/day 分 3 成人量
ミヤ BM 細粒	C. butyricum (宮入菌)	$1 \times 10^{7.7}$	1.5-3 g/day 分 3 成人量
ビオスリー配合散	S. faecalis, C. butyricum TO-A, B. mesentericus TO-A	詳細不明	1.5-3 g/day 分 3 成人量
レベニン S 配合散	S. faecalis, L. acidophi- lus, B. longum	詳細不明	3-6 g/day 分 3 成人量

(菌量は各薬インタビューフォームより)

　ただし研究に用いられた菌種や投与量と，日本の臨床で用いられるものが異なることは否めない（上表）。

　筆者としては AAD の予防に Probiotics は有効だと考えるが，抗菌薬を処方する際に盲目的に Probiotics を添えることもしない。目の前の患者の内服アドヒアランスや抗菌薬の投与期間，AAD が生じた場合の影響を考慮して処方する。

■ Hirschsprung 病関連腸炎 （Hirschsprung-associated enterocolitis；HAEC）

　Hirschsprung 病（HD）が背景疾患にある児が発熱（40％），腹部膨満（99％），下痢（82％），ショック（6％）をきたした場合に HAEC を疑う。HD 関連死亡の約半数を占める最大の原因となっている。

　HD はおよそ 1/5,000 人の疾患であるため，マニアックと思うかもしれないが，小児科医ならば知っておいてもよい。病理学的には陰窩膿瘍，粘膜潰瘍，貫壁性壊死を伴う疾患であり，腸管神経系異常，ムチン分泌異常，不十分な免疫グロブリン分泌，腸内細菌叢の乱れ（C. difficile の関与が指摘されている）などが複合的に関わっていると考えられている。正確な発症原因は不明だが，リスクは HD 家族歴，trisomy 21，long segment, HAEC の既往といわれている。

予防には腸洗浄, probiotics が行われる。診断には腹部レントゲン写真が用いられ, "cut off" sign（S 状結腸, 直腸の拡張＋air fluid level＋壁内気腫）や "sawtooth（鋸の歯）" appearance などを認める。これらの所見は感度 90％, 特異度 24％であり, 臨床的に疑った際のスクリーニングに使用できる。

多くの場合は外科的処置が必要になるため, まず小児外科医にコンサルトする。治療は補液, 全身管理によるショックの離脱およびアンピシリン＋ゲンタマイシン＋メトロニダゾールを投与, そして温生食による腸洗浄（10-20mL/kg, 2-4 回/day）である[13]。

腸管出血性大腸菌感染症（EHEC）に対する抗菌薬について

溶血性尿毒症症候群（hemolytic-uremic syndrome；HUS）は EHEC が産生する Vero 毒素により起こる疾患である。抗菌薬が菌体を破壊し, 毒素放出を助長し, HUS 発症のリスクとなるという考えと, 抗菌薬投与による HUS 発症に影響はないというメタアナリシスの結果から, 米国のガイドラインでは抗菌薬使用を推奨していない。「HUS の診断・治療ガイドライン」（厚生労働省研究班報告）では"抗菌薬使用と HUS 発症に関して一定の結論はない"としていて, 現場の振る舞いとしてどうすればよいかわからない。

『JAID/JSC 感染症治療ガイド 2023』（日本感染症学会・日本化学療法学会）では, 小児の EHEC や STEC の治療選択肢としてホスホマイシンが掲載されている。根拠として示されているのは国内の後方視的研究で, ホスホマイシンを下痢発症から 2 日以内に使用した場合には, 抗菌薬非使用群に比べて HUS の発症率が低いという報告と〔PMID：10604643〕, STEC 感染症例の後方視的検討で発症 5 日以内のホスホマイシン投与が HUS 発症リスクを下げるという報告である〔PMID：26391378〕。これらの影響もあってか, 日本では「細菌性下痢疑い＝ホスホマイシン投与」というプラクティスをよく見かける。

HUS を予防することは重要だが, HUS 予防を大義名分として安易にホスホマイシンを使用することは避けるべきである。曝露歴の詳細な聴取と

EHECらしさ（微熱ないし無熱＋血便）に基づいて，発症2-5日以内に限ってホスホマイシン投与を検討したい。

　現実に初診でEHECかその他の細菌性腸炎かで迷うことはあるが，まず細菌性腸炎に対する抗菌薬投与のメリットが限定的であることを意識することが重要である。そのうえで投与するとした場合に本書ではアジスロマイシンをEmpirical therapyとして記載した。

　近年のレビューではEHECに対してアジスロマイシンは毒素産生抑制に働く複数の研究結果が紹介され〔PMID：36668830〕，フランスで下痢を伴うHUSの治療におけるアジスロマイシンのRCT研究が実施されている〔ZITHROSHU, NCT02336516〕。ただし現状では安全が担保されたわけではなく，細菌性腸炎に対する安易な抗菌薬投与はやはり控えるべきだろう。

〔参考文献〕

1) A Thongprachum et al.　J Med Virol 2016；88：551-70.　PMID：26387663
2) I Pérez-Schael et al.　N Engl J Med 1997；337：1181-7.　PMID：9337376
3) F Raúl Velázquez et al.　Pediatr Infect Dis J 1993；12：54-61.　PMID：8380235
4) ME Wikswo et al.　Emerg Infect Dis 2013；19：1691-3.　PMID：24047618
5) 津川毅ほか．臨床と微生物 2013；40：149-154
6) I Uhnoo et al.　J Clin Microbiol 1984；20：365-72.　PMID：6092424
7) MS Han et al.　JAMA Pediatr 2021；175：73-80.　PMID：32857112
8) P Zachariah et al.　JAMA Pediatr 2020；174：e202430.　JAMA Pediatr 2021；175：871.　PMID：32492092
9) Q Guo et al.　Cochrane Database Syst Rev 2019；4：CD004827.　PMID：31039287
10) KM Hoffmann et al.　Pediatrics 2010；125：e960-3.　PMID：20194278
11) JZ Goldenberg et al.　Cochrane Database Syst Rev 2017；12：CD006095.　PMID：29257353
12) GB Aponte et al. Cochrane Database Syst Rev 2013 Aug 20；2013 (8)：CD007401.　PMID：21069693
13) PK Frykman et al.　Semin Pediatr Surg 2012；21：328-35.　PMID：22985838
14) CDC.　Travelers' Diarrheasd.　https://wwwnc.cdc.gov/travel/yellowbook/2024/preparing/travelers-diarrhea

Chapter 8

腹腔内感染症

Chapter 8 腹腔内感染症

1 急性虫垂炎

頻度：★★★★☆　重症度：★★★☆☆

疾患のトリセツ

☑ 急性虫垂炎の診療を適切に行えるかどうかは，小児の急性腹症の診療が的確に行えるかどうかに等しく，非常に奥が深い。

☑ 虫垂の塞栓が下記の理由で起き，分泌物貯留による虫垂腫大と組織うっ血，腸内細菌叢が血流低下に伴い虫垂組織に浸潤することで，炎症がより惹起され発症する。

- 糞石
- ウイルス感染症，細菌性腸炎，寄生虫疾患などによるリンパ組織過形成
- IgA血管炎，濃縮バリウムなどによる虫垂壁出血

☑ 10％弱の人が罹患する疾患である。ゆえにどう疑うかが重要だが，それが難しい。特に学童期未満の問診・診察は非常に難しいため，一段注意を高くして扱う。

☑ 疑いが強まれば画像検査を行う。超音波か造影CTかは各医師，施設の能力による。小児の虫垂炎診断の遅れは穿孔のリスクを強く伴うことを意識しつつ，できる検査する。

☑ 虫垂炎は壊死や穿孔を伴う点で単純性／複雑性と分類されることがあるが，文献によって定義にバラつきがある。

☑ 白血球数上昇やCRP上昇がなくても，虫垂炎を否定するものではない。

☑ 腹腔内の腸内細菌，嫌気性菌をカバーする抗菌薬を選択する。

☑ 単純性虫垂炎は抗菌薬のみによる治療を選択できるようになってきているが，手術介入が必要になる可能性もあるため，各施設で外科医との連携は引き続き重要である。

疫　学

- 発症のピークは12-18歳で，生涯にわたり男児の8.7％，女児の6.7％が罹患する。
- 穿孔の発生率は年齢が上がるほど減少する。1-4歳では70-95％だが，思春期では10-20％である[1]。
- 新生児期にはほとんど発症しないが，死亡率は高い（28-64％）[2]。
- 原因菌は大腸菌などの腸内グラム陰性桿菌や，*Bacteroides*属や*Peptocsteptococccus*属などの嫌気性菌である。

学童期未満の虫垂炎の特徴

- 3歳未満ではより嘔吐，発熱，下痢など急性胃腸炎と見紛う症状が主
- しぶり腹は，保護者によっては下痢と認識されていることがある
- 3歳未満は穿孔しやすく，48時間以内に70％が穿孔する[3]
- 新生児では腹部膨満，嘔吐，易刺激性，嗜眠傾向など非特異的な症状となる
- 36時間以上経過した場合の穿孔率は65％である[4]

腹痛時の腹部診察の工夫

- いかに子どもの腹部を診察するかは，小児科医の醍醐味でもある。
- 泣かせてしまえば所見はとれない。「おなか痛い？」と訊けば，答えはみな「うん」であるし，「どこ痛い？」と訊けば，みな臍周囲を指さす。
- 診察室に児と保護者を招き入れる時点の第一印象を大切にする。笑顔で挨拶し，かがんで児に目線を合わせ，児を名前で呼び挨拶をする。
- 通常は胸部聴診を腹部診察よりも先に行うが，主訴によっては先に腹部を診察する。
- 乳児であれば保護者の膝の上で仰臥位にする。幼児であれば本人に説明したうえで診察台に臥床させるが，無理に臥床させれば泣いてしまう。保護者が児から離れないようにし，場合によっては保護者に膝枕をして

もらってもよい。
- 診察前には自分の手や聴診器を温める。冷たいままだと腹壁を緊張させてしまう。
- あくまで筆者の印象だが「お腹を押すよ」と児に説明するよりも，「お腹を撫でようね」や「さっき食べたおやつがお腹のどこに行ったか探してみようね」などと声をかけたほうが腹部診察を受け入れてもらいやすい。
- 触診時は手元を見るのではなく，児の顔を見る。表情の変化を見逃さないようにする。
- 学童でも腹痛時の診察には恐怖感を持つ。急に触れることは避け，痛みを伴う部位の診察は最後にすることをハッキリ伝えよう。
- タオルをかけるなど羞恥心への配慮は言うまでもなく必要である。

疑いかた

- 乳幼児では本人へ詳細な問診は難しい。むしろ家族に対して「なぜお腹が痛そうだと思ったか？」を確認することで，発症時期や腹痛の質の変化を捉えられることがある。
- いつ虫垂炎を疑うべきか？ 誰に画像検査を行い，誰を外科医に相談すべきか？ はけっこう難しい。実際に12歳以下の小児虫垂炎は初診時の28-57％が誤診されている[2]。
- 特に腹痛の有無の評価が難しい学童期未満の虫垂炎は，診断における挑戦である。学童期未満は診断が難しいため遅れやすく，穿孔しやすい。
- 症状・徴候がつかみにくい寝たきり患者や集中治療中患者では，ほかに説明がつかない発熱や頻脈，炎症反応上昇なども疑うきっかけとなる。

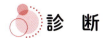
診　断

- 腹痛のある小児はみな虫垂炎の有無を評価するための診察を行う。
- 右側下腹部痛は 80-90％に認めるが，2 歳以下では 50％未満である[1]。
- 小児では migration of pain（上腹部痛→右側下腹部痛）は 2/3 程度に認める。
- 腹痛患者の評価（腹痛の程度，圧痛，筋性防御，腸音，腹膜炎の診断）は診療医毎に異なり，「反跳痛」のみが評価にばらつきが少ない所見である。
- 腸蠕動音は減弱することのほうが多く，著しく亢進している場合は虫垂炎の可能性は低い。

血液検査

- 白血球数＜10,000/μL では陰性尤度比 0.22 であり，上昇していないときは否定材料のひとつになる[2]。
- CRP 2.5 mg/dL をカットオフにした場合の陽性尤度比は 5.2 である。カットオフを 0.8-1.0 mg/dL にした場合，陰性尤度比は 0.44-0.47 となり，可能性が半分程度になる[2]。

診断予測スコア

- 多くの診断予測スコアが発明されている。多く用いられる Alvarado スコアリングシステムの小児版が Pediatric Appendicitis Score（PAS）である。
- PAS＞7 点で急性虫垂炎と判断する。PAS≧8 点をカットオフ値にすると陽性的中率 85.2％，PAS＜4 点にすると陰性的中率 97.7％と精度が向上する[5]。
- 診断予測スコアを用い事前確率を上げたうえで，超音波検査，CT 検査に臨む。

● Pediatric Appendicitis Score (PAS)

痛みの移動	1点
食欲不振	1点
嘔気・嘔吐	1点
右側下腹部痛	2点
咳嗽，跳躍，打診による叩打痛	2点
体温上昇（定義なし）	1点
白血球上昇（≧10,000/μL）	1点
白血球左方移動（定義なし）	1点

(M Samuel. J Pediatr Surg 2002：37：877-81 より)

- 一方で発症早期では判断が難しい。帰宅させる場合にはどのような症状に注意が必要かを家族に説明し，できれば次回受診の予約をとる。

画像検査

- まずは自分で腹部超音波検査を行う。自施設に信頼できる検者がいれば，超音波による精査を依頼する。

- そのような精査が難しい場合はCT検査を行う。造影の必要性はCT機や読影医によっても左右されるし，後にコンサルトする外科医によっても異なる。

- 迷った場合は造影剤を用いてCT撮影する。

超音波検査のポイント

- 腸腰筋，腸骨動静脈をメルクマールに，プローベで腹壁を圧迫しガスを押しのけて，盲端のある6mm以上（青年期）に腫大した管腔構造を見つける。

- 肥満患者，炎症性腸疾患患者では偽陽性が増える。回盲部ガスが多い場合や回腸後面に中止が位置する場合，穿孔している場合などは偽陰性が増える。

- 検査中，児の身体所見も合わせてみられることも超音波検査の利点である。

血液培養検査

- 非穿孔性虫垂炎では陽性率が低いが、穿孔性虫垂炎では10%が陽性になる。小児では穿孔しやすい背景を考慮して血液培養は採取すべきである。

治 療

- 新生児は穿孔率，死亡率が高いため，外科的介入を強く推奨する。
- 非穿孔性虫垂炎は抗菌薬のみでの治療，穿孔性虫垂炎の場合は外科的手術＋抗菌薬を当初から選択するというコンセンサスができつつある。
- 非穿孔性虫垂炎の抗菌薬治療についてのメタアナリシスでは，5-15歳で合併症のない虫垂炎であれば，治療成功率が90.5％である。ただし糞石を伴う場合は手術が望ましいとされている[6]。
- 小児の非穿孔性虫垂炎に対する抗菌薬治療と外科的手術を比較したメタアナリシスがある。抗菌薬で初期治療を受けた群では1,000人あたり76人が治療不成功となる可能性があり，3分の1は1年以内に手術が必要となったが，死亡率の差は不明であった[7]。
- 抗菌薬治療を選択しても，治療中や治療後に外科的手術が必要となる可能性はあるため，筆者は基本的に治療開始時には外科医へコンサルテーションする。
- さまざまな菌が原因として報告されているが，*E. coli*（75％），*B. fragilis*（70％）が最もよく分離され，経験的治療の対象とする。

Empirical therapy

E. coli, B. fragilis を考慮した抗菌薬を選択

- セフォタキシム 200 mg/kg/day 分3
  ＋メトロニダゾール 30 mg/kg/day 分3

バイタルサインが不安定な重症患者では広域抗菌薬で治療を開始

- セフェピム 150 mg/kg/day 分3
  ＋メトロニダゾール 30 mg/kg/day 分3

- 広域抗菌薬で治療を開始した場合は，術中に得られた腹水や膿瘍の培養の結果から de-escalation を考慮する。

内服治療について

- 虫垂炎治療では推奨しない。症状がマスクされ診断が遅くなる可能性があり，原因菌の評価も難しくなるためである。

治療期間

- 治療経過，状態に合わせて設定する。手術をすれば治療期間が大きく短縮される。
- 非穿孔性虫垂炎で手術を選択した場合，術後抗菌薬の投与期間は 1-5 日間である。
- 穿孔性虫垂炎患者では外科的治療後，5-10 日間の抗菌薬投与することが多い。3 日間の治療では失敗報告がある。
- 新生児の外科的治療後の抗菌薬治療は，最低 10 日間は行う。

Chapter 8 腹腔内感染症

2 腹膜炎

頻度：★★★☆☆　重症度：★★★☆☆

疾患のトリセツ

- ☑ 横隔膜下から骨盤内まで非常に広い範囲に起きる感染症である．限局することもあるが，炎症はすべての腹膜に波及しうる．
- ☑ 病態別に一次性と二次性に大別される．

一次性腹膜炎≒特発性細菌性腹膜炎（SBP）

- ☑ SBPは腹腔内に腸管穿孔などの異常を伴わない単菌種による細菌性腹膜炎である．主な感染経路は血行性の播種である．
- ☑ 補体や抗体濃度が低くなる腹水貯留がある患者に発症し，小児ではほとんどがネフローゼ症候群を有し，5-9歳に多い（成人では肝硬変が最多）．結核性腹膜炎も一次性腹膜炎に分類される．

二次性腹膜炎

- ☑ 外傷，感染症，炎症，虚血などにより腸管内，腹腔内臓器の内容が腹腔内に漏れ出ることで成立する．したがって原因菌は多菌種（5-10種類ほど）である．
- ☑ 新生児では壊死性腸炎が，それ以上の小児では虫垂炎が二次性腹膜炎の原因疾患として最多である．
- ☑ その他，腸間膜リンパ節炎，中腸軸捻転，内ヘルニア，腸重積，Meckle憩室，炎症性腸疾患などが原因となる．

特殊な腹膜炎

持続的携帯型腹膜透析（CAPD）関連腹膜炎

- ☑ 腹膜透析チューブの汚染，出口部からの皮膚常在菌の侵入，透析液の汚染により発症する．通常単菌種であることが多い．

脳室腹腔シャント（VPS）関連腹膜炎

- ☑ VPSが挿入されている小児の中でも5％未満にしか起きず，多くはない．腹腔内に流出する脳脊髄液に菌が侵入する経路はSBPのそれと似ている．その場合は単菌種となる．

- ☑ または腹腔側カテーテル先端が腸管に迷入，ないし穿孔した場合は二次性腹膜炎と同様に嫌気性菌まで含めた多菌種による感染症を引き起こす。

疫学・所見

- 腹膜炎の病態により原因菌が異なる。

> - **SBP**：*S. pneumoniae* (30-50%)，*E. coli* (25-40%)，*S. aureus* (2-4%)
>   新生児では GBS が主な原因
> - **二次性腹膜炎**：腸内細菌 (*E. coli* など)，嫌気性菌 (*B. fragilis* など) が複数菌種。複雑型穿孔性虫垂炎では *P. aeruginosa* が 20-30% で分離される (ただし毎回カバーが必要ではない)
> - **CAPD 関連腹膜炎**：*S. aureus*/CNS (30-45%)，腸内細菌 (20-30%)，*P. aeruginosa* (6%)，*Candida*，抗酸菌，真菌 (3-6%)
> - **VPS 関連腹膜炎**：CNS，*S. aureus*，腸内細菌，*P. aeruginosa*
>   シャント留置した数カ月以内は CNS, *S.aureus* が多く，以降は GNR が多い

- 典型的な症状は嘔気・嘔吐，下痢，腹痛である。二次性腹膜炎の最多原因が虫垂炎であるため，症状の詳細は「1．急性虫垂炎」を参照。
- 腹膜炎の自覚症状は乳児期，幼児期では評価が難しい。自発的へ横になる，起きる動作が可能かどうかよく観察する。腹膜炎がある場合はこれらの動作が困難なことが多い。
- CAPD 関連腹膜炎患者は症状とともに，透析液の濁りが疑うきっかけとなる。

診　断

血液検査

- 炎症を示唆する非特異的所見が得られるのみである。

血液培養

- 血液培養は必須。2セット採取する。

- 特にSBPでは75%が菌血症を合併する（血行性の播種が主な病態のため高頻度）。

画像検査

- 単純レントゲン写真ではfree airがあれば腸管穿孔の存在を示唆し，超音波検査で虫垂炎や腸管，腸間膜リンパ節の状態，腹水の評価などが可能である。

- また造影CTではより深部の広範な腹腔内の評価ができる。

腹水穿刺

- 診断の肝である。腹膜炎を疑い，穿刺可能な腹水が存在する場合は必ず穿刺を考慮する。しかしそのために初期治療が遅くなってはならない。

- 細胞数，pH，タンパク，LDH，糖，Gram染色，培養（嫌気培養を含む）を提出する。

- 白血球細胞数の増加（通常≧250-300/μLで顆粒球が80%以上を占める）があれば，腹膜炎を考慮する。結核性ではリンパ球有意であることが多い。

- 二次性腹膜炎では腹水タンパク（≧1 g/dL），LDHは上昇，腹水pH，糖（＜50 mg/dL）は低下することが多い。

- Gram染色は必ず施行する。単菌種のみか，複数菌種かで腹膜炎の発生機序を評価できる。

- 腹水培養は必須。嫌気性菌の培養（そのため検体は嫌気ポーターに入れる）も加えて行う。SBPでは腹水培養陽性率は60%程度である。

CAPD 関連腹膜炎の場合

- 多核球≧50%を伴う 100/mm³ 以上,透析液の混濁,Gram 染色陽性を診断基準としている
- 腹水の遠心後の検体を培地や血液培養ボトルへ接種することも推奨されている

尿検査

- 膿尿を呈することがある。無菌性膿尿の鑑別として腹膜炎は考慮する。

治療

- 全身状態の安定(輸液管理など),抗菌薬選択,外科医へのコンサルトを同時並行で行う。
- 抗菌薬選択は下記の各病態に合わせて選択する。
- 抗菌薬投与方法:CAPD 関連腹膜炎は腹腔投与,VPS 関連腹膜炎に髄膜炎が合併している場合は脳室投与などの特殊な投与方法が選択されることがある。専門家に必ず相談する。

Empirical therapy

SBP

- セフォタキシム 200 mg/kg/day 分 3

  肺炎球菌が主となる原因菌であるが,大腸菌までは考慮する。菌名,感受性がわかれば,結果に合わせて de-escalation する

二次性腹膜炎

- セフォタキシム 200 mg/kg/day 分 3
  +メトロニダゾール 30 mg/kg/day 分 3

  腹水培養で単菌種が確定しても,それだけのターゲットに絞るのは危険である。嫌気性菌に対するカバーは外さない

➕ Empirical therapy

CAPD 関連腹膜炎

- セフタジジム 500 mg/L＋バンコマイシン 500 mg/L を腹腔内投与
  P. aeruginosa および MRSA，MR-CNS まで考慮する
  MRSA の分離が少ない施設では，バンコマイシンの代わりにセファゾリン 500 mg/L
  各施設の選択，投与法があるため CAPD をよく知る小児腎臓科医，泌尿器科医と連携する

VPS 関連腹膜炎

- **腹水 Gram 染色で GPC のみ**：バンコマイシン 60 mg/kg/day 分 4
- **腹水 Gram 染色で GNR のみ**：セフタジジム 150 mg/kg/day 分 3
- **腹水穿刺不可能**：バンコマイシン 60 mg/kg/day 分 4
  　　　　　　　＋セフタジジム 150 mg/kg/day 分 3
- **明らかにカテーテル腹側先端が腸管に迷入ないし穿孔している場合**：
  セフェピム 150 mg/kg/day 分 3
  ＋メトロニダゾール 30 mg/kg/day 分 3
  ＋バンコマイシン 60 mg/kg/day 分 4

- 腸管穿孔が原因となる二次性腹膜炎は外科的手術がより重要である。
- SBP は抗菌薬のみで奏効が期待できる。

治療期間

SBP

- 肺炎球菌ならば 10-14 日間，*E. coli* であれば 14 日間。
- 適切な抗菌薬が開始されていた場合，48-72 時間以内に改善が得られる。
- 菌血症合併が多いため，その治療期間に合わせる。

二次性腹膜炎

- ソースコントロールがしっかりとついている場合 4-7 日間。

- 抗菌薬治療期間は菌血症を伴っていたり，重症度が高いときには適宜調節が必要である。

CAPD 関連腹膜炎

- 菌種によって治療期間が異なる[8]。

Gram 陽性球菌

- *S. aureus*：2 週間
- CNS：2 週間
- *Enterococcus* spp.：2-3 週間
- *Streptococcus* spp.：2 週間

Gram 陰性桿菌

- *E. coli*, *K. pneumoniae*：3 世代セフェム感受性 2 週間，3 世代セフェム耐性 3 週間
- *Enterobacter*, *Serratia*, *Citrobacter*：2 週間
- *P. aeruginosa*, *Acinetobacter* spp.：3 週間
- *S. maltophilia*：3 週間

- 真菌，抗酸菌ではカテーテルの抜去が前提である。真菌では抜去の遅れが死亡の増加に関連する。

Chapter 8 腹腔内感染症

3 腹腔内膿瘍

頻度：★★☆☆☆　重症度：★★★☆☆

疾患のトリセツ

- ☑ 最も多い原因は虫垂炎（穿孔，術後）である。
- ☑ 消化管穿孔を伴う消化管手術術後，壊死性腸炎，炎症性腸疾患，消化性潰瘍，Meckel 憩室，外傷などが原因となる。
- ☑ 腹腔内膿瘍から最も高頻度に分離される菌は *E. coli*, *Bacteroides* spp., *Enterococcus* spp. である[1]。
- ☑ 7 割近くは嫌気性菌との混合感染を起こす。
- ☑ 治療の基本はドレナージとソースコントロールである。
- ☑ 抗菌薬選択は虫垂炎と同じ。抗菌薬の治療期間は菌血症を伴っていたり，重症度が高いときには適宜調節が必要だが，ソースコントロールがしっかりとついている場合は 4-7 日間を推奨する[9]。
- ☑ 一方で，腹部手術後 5-7 日間にわたって発熱と腹痛が持続する場合は，再び画像評価を行うべきである。

固形臓器膿瘍について

- 抗菌薬が使用されるようになり，市中発症の固形臓器膿瘍は減っている。感染成立は距離が近い（感染の波及）か，遠い（菌血症の播種）場合が考えられる。

- 診断は超音波や CT などの画像検査が基本である。微小膿瘍ではネコひっかき病は常に鑑別に入れる。膿瘍検体を採取する場合は嫌気ポーターを用いて，嫌気性培養も忘れずに行う。

- 治療期間の基本は膿瘍が消失するまでである。外科系診療科と実現可能性，児の予後への影響などについて継続的に議論する。

Chapter 8 腹腔内感染症

4 肝膿瘍

頻度：★☆☆☆☆　重症度：★★★★☆

疾患のトリセツ

- ☑ 先進諸国では多くはない。
- ☑ 原　因：一般細菌（*S. aureus*, 腸内細菌, 嫌気性菌, *P. aeruginosa*, *Salmonella* spp., *Enterococcus* spp.), *Candida*（脾膿瘍, 多発膿瘍), ネコひっかき病（微小膿瘍), アメーバ症（単発巨大膿瘍), 回虫症（流行地域では肝膿瘍の前病変）など複数菌が原因となり得る[1]。
- ☑ 感染経路：菌血症からの波及（小児では最多, 80％程度), 近接する臓器の感染症からの波及（胆道閉鎖症術後の胆管炎, 肝移植後など), 門脈を侵入門戸とした波及（虫垂炎, 腸間膜リンパ節炎, 門脈炎など), 新生児では臍帯静脈カテーテルや臍炎からの波及。
- ☑ 起こしやすい基礎疾患：慢性肉芽腫症, 胆道閉鎖症術後, 肝移植後, 腹部外傷後, ヘモクロマトーシス, 鎌状赤血球症, HIV。
- ☑ 症　状：発熱, 嘔気・嘔吐, 機嫌不良など非特異的である。新生児では発熱が認められないこともある。重要なのは菌血症患者や基礎疾患から肝膿瘍を疑うことである。
- ☑ 単発膿瘍は亜急性経過で, 多発膿瘍は急激な経過で認められる。
- ☑ 肝腫大は40-80％に認められる。
- ☑ 肝叩打痛は注意深い診察でも見つけられないくらいにかすかであり, なくても否定できない。

検　査

- 超音波検査は侵襲性が低く, 疑った場合は最初に施行されるべき検査である。
- 診断には腹部CTが最も優れている。膿瘍の評価という観点ではMRI

が勝る点はない。
- 好中球減少患者では典型的な膿瘍の所見を呈さないことがあり，好中球回復時に繰り返し検査を行う必要がある。
- 肝逸脱酵素は肝膿瘍だけで上昇することはあまりない。上昇しても軽度にとどまる。

治　療

- 単発膿瘍（アメーバを除く）の治療の基本は経皮的ドレナージである（4-7日でサイズを再検して，治療効果を判定する）。
- 抗菌薬選択は病因により異なる。
- 菌血症からの波及：血液培養に合わせる。*S. aureus*，*Candida* spp. が多く，通常は単菌種による。逆にこれらで持続菌血症を呈している場合は，固形臓器膿瘍の有無を確認する。
- 近接臓器感染症，門脈血流からの波及：新生児→腸内細菌や嫌気性菌などによる混合感染を考える。

Empirical therapy

- セフォタキシム 200 mg/kg/day 分4
  ＋メトロニダゾール（静注）30 mg/kg/day 分3

状態が悪いとき

- メロペネム 60 mg/kg/day 分3
  （＋シプロフロキサシン 30 mg/kg/day 分2）

- 治療期間：4週間，*Candida* や多発膿瘍は治療が難しいので経過をみながら延長する。
- アメーバ性肝膿瘍を疑った場合には専門家に相談する。

Chapter 8 腹腔内感染症

5 腎膿瘍

頻度：★☆☆☆☆　重症度：★★★★☆

疾患のトリセツ

- ☑ 腎盂腎炎は非常にコモンである一方で，腎膿瘍は非常にレアである。
- ☑ ①腎盂腎炎からの直接の波及，②菌血症の播種が原因となる。
- ☑ 腎実質膿瘍，腎周囲膿瘍と解剖学的に分けられる。
- ☑ 尿流が滞るような状態（尿路結石，神経因性膀胱，膀胱尿管逆流，囊胞性疾患など）はリスクである。
- ☑ 発症初期の症状は腎盂腎炎と変わらないが，診断までに 7 日以上は発熱が持続する。
- ☑ 腸腰筋に炎症が波及すれば，股関節・膝関節軽度屈曲位を取り，進展に伴い痛みを訴える。

 検　査

培養・尿検査

- 血液培養，尿培養，尿検査は必須である。
- 尿検査は菌血症播種に伴うときは正常なこともある。
- 亜急性に悪化するような場合は結核性を考慮し，尿，血液の抗酸菌培養，染色を行う。

画像診断

- 腎盂腎炎で入院した患者は，基本的に超音波検査を行う。
- 腎盂腎炎時の超音波検査の意味合いは①腎泌尿器奇形，水腎症，水尿管などの発見，②腎膿瘍などの腎盂腎炎の合併症検索である。Low-echoic lesion を探し，腎腫大の有無を評価する。

- 超音波検査で異常があれば造影 CT を行う。
- 腎盂腎炎として治療開始後発熱が 48 時間以上持続する場合も，超音波検査を施行するよいタイミングである。

治　療

- 膿瘍が小さい場合は抗菌薬のみでコントロールできる。
- 単発性・中隔非形成性の場合，CT/超音波ガイド下経皮的ドレナージを考慮する。
- どちらにせよ泌尿器科との連絡を密に取る必要がある。腎周囲膿瘍では経皮的ドレナージ術，外科的手術を必要とする症例が多い。

抗菌薬

- 菌血症性を疑う場合は (e.g. 血液培養陽性，尿所見が乏しい)，原因菌に合わせた治療を選択する。
- 非菌血症性の場合の抗菌薬選択は基本的に腎盂腎炎と変わらない。
- アミノグリコシド系抗菌薬は，膿瘍のような酸性環境では活性が落ちるので選択しない。
- 尿路結石などによる尿路閉塞がある場合には原因菌を複数認めることがあり，尿培養結果が単菌種のみでも信用しない。
- 上記治療にもかかわらず，菌血症持続，炎症持続，膿瘍の増大傾向，感染コントロールのために腎摘出が検討される場合は外科的ドレナージを考慮する。
- 治療期間は定まったものはないが，最低 2-3 週間以上必要であり，膿瘍の消失を確認する。
- 急性巣状細菌性腎炎 (AFBN) に関しては 3 週間の治療を基本とする (p.233「アドバンストレクチャー」参照)。

Chapter 8 腹腔内感染症

6 脾膿瘍

頻度：★☆☆☆☆　重症度：★★★★☆

疾患のトリセツ

- ☑ 近年，免疫抑制患者が増えていることなどに関連し，増加傾向にはあるものの，依然として小児ではレアな疾患である。
- ☑ 5つの背景疾患を覚える：感染性心内膜炎＞免疫不全症（悪性疾患，AIDSなど）＞＞外傷，異常ヘモグロビン症（鎌状赤血球症の脾梗塞後など），近接臓器感染症。
- ☑ 肝膿瘍の合併が40％程度に認められる。10％強は原因不明である[10]。
- ☑ 発熱91％，脾腫46％，腹痛42％，左側上腹部痛21％に認める[10]。
- ☑ レントゲン写真で左横隔膜挙上や左胸水貯留を認めた際，脾膿瘍も考慮。
- ☑ 原因菌はほとんどの場合単菌種で，*S. aureus*, *Streptococcus* spp., *E.coli*, *Salmonella* spp., *Candida* spp., *Klebsiella* spp. が多い。
- ☑ 超音波検査は小さな膿瘍を検出できない可能性があり，確定診断は造影CTが望ましい。

治　療

- 抗菌薬のみの治療の成功率は60％程度である。
- 抗菌薬の治療反応性が悪いときに治療的脾臓摘出を考慮する。
- 多発，微小膿瘍，*Candida* が原因である場合は，抗菌薬のみの治療が可能である。抗菌薬選択は肝膿瘍と同じである。
- 脾摘が必要となればPCV，Hib，髄膜炎菌の予防接種状況を確認する。未接種の場合は手術2週間前までに接種を完了する。
- 脾膿瘍に伴う脾摘の場合は時間的余裕がないことが多く，手術2週間後にこれらを接種する。2歳以上でPCVを接種済みの場合はPPSV23を接種する（その8週間以上後にPCVを追加接種）。

Chapter 8 腹腔内感染症

7 膵膿瘍

頻度：★☆☆☆☆　重症度：★★★★★

疾患のトリセツ

- ☑ 非常にレアである。急性膵炎，外傷による膵損傷，胆管閉塞を背景疾患に持つ。
- ☑ 急性膵炎の改訂アトランタ分類では，膵炎発症後4週間までの急性壊死性貯留や4週間以降の被包化壊死に感染を伴った状態として「感染性膵壊死」と定義し，膵膿瘍という用語は廃止されている。感染性壊死は，膵炎発症1週間は起きにくい。
- ☑ 死亡率は15-50％と高い。

検 査

- 造影CTにより診断される。膵内部，周囲の腸管外ガスの存在は重要な所見である。
- 急性壊死性貯留や被包化壊死と膵膿瘍（感染性膵壊死）との鑑別は難しい。
- 急性膵炎治療中に再増悪がみられた場合や，画像検査で腸管外ガス像がみられた場合は積極的にドレナージを行う。

治 療

- *E. coli*, *Klebsiella* spp., 嫌気性菌，*Enterococcus* spp. など複数菌種をターゲットにした抗菌薬を選択する。
- 積極的な外科的治療を要する。

Chapter 8 腹腔内感染症

8 後腹膜膿瘍

頻度：★☆☆☆☆　重症度：★★★☆☆

疾患のトリセツ

☑ 腹腔内膿瘍よりもレア。症状が局在化しにくく，ゆっくりと増悪するため発見しづらい。不明熱に対して抗菌薬が投与されたのちに発見されることが多い。

☑ 後腹膜臓器は十二指腸，上行下行結腸，腎臓，副腎，尿管，胆管，膵臓，下行大動脈，下大静脈などである。

☑ 腸腰筋の前面にある横筋筋膜は後腹膜腔後面を形成するので，腸腰筋感染症は後腹膜腔と密に関連する。筋膜に沿った感染症波及（腸腰筋膿瘍→大腿部感染症）なども起きる。

☑ 原因感染症：腸管感染症（32％），腸腰筋膿瘍（17％），骨盤部後腹膜感染症（17％），腎周囲膿瘍（15％），膵臓（1％）[11]。

☑ 腸管感染症としては虫垂炎，クローン病に関連する腸管穿孔が多い。

☑ 椎骨，骨盤骨，仙腸関節の感染症の波及が骨盤部後腹膜膿瘍の原因になる。

☑ 超音波検査，造影 CT で診断する。

治　療

- 経皮的，外科的ドレナージを考慮する。
- 原因菌は感染巣により異なる。選択抗菌薬に関しても各項を参照。
- 治療期間は適切にドレナージされれば 2-3 週間。ただし菌血症に起因する感染症（腸腰筋膿瘍，腎膿瘍など）は，菌血症の治療に合わせた期間が必要である。

Chapter 8 腹腔内感染症

9 急性胆管炎

頻度：★★☆☆☆　重症度：★★★★☆

疾患のトリセツ

- ☑ 基本的に小児では稀な疾患である。下記のハイリスク基礎疾患のある児の発熱は常に胆管炎を想起し，同時にその他の発熱原因の除外に努める。
- ☑ 発熱に加え，黄疸，肝機能異常を認め，画像的に胆管拡張が証明されれば胆管炎として治療する。疑いが強い場合も empirical に治療を開始することが多い。
- ☑ 小児で胆管炎を診断したら，原因疾患を探すべきである。
- ☑ 小児で特に注意すべき基礎疾患は胆道閉鎖症/葛西術後および肝移植/肝門部空腸吻 (Roux-en-Y) 術後である。これらの術後1年以内に40-93％に胆管炎が発症する。
- ☑ 葛西術後の減黄がうまくいっている症例のほうが，胆管炎を引き起こしやすい。その他胆管合流異常・胆石などによる胆道閉塞起点も原因となる。
- ☑ 基本的に腸内細菌，嫌気性菌の多菌種による感染症である。*E. coli* ≧ *K. pneumoniae*/*Enterobacter* spp. ≧ *Enterococcus* spp. の順に胆管炎患者の胆汁培養から分離される頻度が高い。また嫌気性菌は *B. fragilis* を中心として40％ほどで陽性となる。
- ☑ その他ウイルス (HIV，CMV，HBV，HCV)，真菌 (*Candida albicans*, *Cryptococcus neoformans*)，寄生虫 (日本では稀だがエキノコッカス，回虫，肝吸虫，*Cryptosporidium*) も原因となる。
- ☑ 小児の胆管炎を疑うきっかけは，胆道系基礎疾患のある患児の発熱である。

229

小児胆管炎の臨床所見

- 発熱：100％認める。
- ビリルビン上昇：70％弱[12]。ビリルビン上昇がなくても否定できない。
- 発熱，右側上腹部痛，黄疸（Charcotの3徴）をきたすのは年長児以降であり，乳児，免疫不全者では所見が出にくい。

診 断

- 血液培養はおよそ20-70％で陽性となる。必ず血液培養を採取する！（嫌気性ボトルも含めて2セット！）小児では胆汁培養採取が難しいため，血液培養を積極的に採取する。

- 画像検査の第1選択は超音波検査。胆道閉塞の証拠として，総胆管，肝内胆管拡張，bile lake（biloma）内のエコー輝度上昇を見つける。

- しかし，総胆管拡張が超音波検査で見つかる感度は30-50％と高くない。腹部CTでは90％の感度で発見できる[13]。

- 小児の内視鏡的逆行性胆道膵管造影（ERCP）は施行可能な施設が限られているため，あまり行われない。

- 単一の徴候，検査で肯定・否定が難しく，総合的に診断する。

ビリルビン上昇の定義

- 総ビリルビン値＜5 mg/dL時：直接ビリルビン値＞1 mg/dL
- 総ビリルビン値≧5 mg/dL時：直接ビリルビン値＞総ビリルビン値の20％

(CA Friesen et al. Clin Pediatr [Phila] 1989；28：294-8より)

治 療

- 抗菌薬選択に胆汁移行性を考慮する必要はない。

:hospital: Empirical therapy

以下のいずれかを投与する

- セフォタキシム 200 mg/kg/day 分 3
  ＋メトロニダゾール 30 mg/kg/day 分 3
- アンピシリン/スルバクタム 300 mg/kg/day 分 4

- *E. coli* を中心とする腸内細菌，嫌気性菌へのカバーを考慮する。
- 注：セフトリアキソンは胆泥産生などの胆汁うっ滞の原因となる副作用が起きるため，胆管炎を疑った場合の使用は避ける。
- 胆道閉鎖症に対して抗菌薬予防投与されている場合や，繰り返し胆管炎を起こしている場合は下記のように緑膿菌，耐性菌も考慮する。

Definitive therapy

- セフェピム 100-150 mg/kg/day 分 2
  ＋メトロニダゾール 30 mg/kg/day 分 3

- また再発性胆管炎では *Candida* が原因となることがある。
- 重症であれば，Gram 陰性菌に対するダブルカバー（上記にアミノグリコシドかキノロンを追加），真菌カバー（ミカファンギン）を追加する。
- 胆道閉塞があり，抗菌薬投与による改善が乏しい場合は胆汁ドレナージを要することがある。
- 成人よりも治療期間は長く，14-21 日間行う。難治例ではより長期間投与をする場合もあるが，根拠のない長期間投与は避ける。

予 防

- 抗菌薬予防投与を行うことがある。ST 合剤が一般的である。
- 胆道閉鎖症術後の繰り返す胆管炎は肝移植の適応となる。

Chapter 8 腹腔内感染症

急性胆嚢炎

頻度：★☆☆☆☆　重症度：★★★☆☆

疾患のトリセツ

☑ 胆石症をきたす基礎疾患や，無石胆嚢炎をきたすリスクがある児の腹痛，発熱を認めた場合に考慮する。

☑ 通常，胆石の合併症であり，胆石が少ない小児では稀である。

☑ 小児の肥満増加に伴い胆石も増える。しかし小児において胆石発症の最も重要な基礎疾患は溶血性疾患である。

☑ 小児では無石胆嚢炎の割合が高い。全身性の炎症や浮腫に伴う胆嚢水腫も含まれる（低アルブミン血症，腎不全，心不全などでも胆嚢壁肥厚をきたす）。日本では川崎病による胆嚢水腫が最もよく遭遇する。

 診　断

- 小児の胆石症で右上腹部痛は学童期以降では認められるが，それ以前では症状として言い表せないことが多い。幼児期以前では黄疸もみられないこともある。

- 発熱がないことがある。また Murphy 徴候（右季肋部下を圧迫すると深吸気時に痛みによって呼吸が止まる）は確認すべき身体所見であるが，乳幼児期では再現性に乏しく，評価も難しい。

- 超音波検査で胆嚢の腫大（乳児≧3 cm，年長児≧7 cm），胆嚢壁肥厚（≧3 mm），プローブの圧迫による圧痛（sonographic Murphy's sign）を見つける。

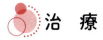
治 療

- 胆石性胆嚢炎の場合，基本的には胆嚢摘出術を行う。
- 抗菌薬選択は胆管炎と同じである。
- 無石胆嚢炎は原因（敗血症など）により抗菌薬治療を行う。

アドバンストレクチャー

■急性巣状細菌性腎炎（acute focal bacterial nephritis；AFBN）

別名 acute lobar nephronia，acute lobar nephritis，acute lobar nephropathy と称することもある。腎盂腎炎と腎膿瘍の中間に属する病態といわれる。

AFBN の特徴を以下にまとめる。

- 画像検査で診断される。腎腫大（年齢平均長径≧3SD），楔状（葉状）の，膿瘍とは異なる明らかな液状化を伴わない病変が CT や超音波検査で認められる
- 尿路感染症入院中の 4％ほどで発生する[14]
- 腎盂腎炎よりも治療期間が長い（3 週間 vs 2 週間で 2 週間では 17％が治療失敗）[15]
- 尿所見に乏しく不明熱の原因となることがある

筆者の AFBN に対するアプローチは以下のとおりである。

AFBN を疑うきっかけ

●腎盂腎炎を治療していて経過が悪い場合

単施設の研究では，腎盂腎炎に比べて治療開始後の平均発熱期間が有意に長い（4.85 日 vs 2.30 日）[16]。

●不明熱の精査として AFBN を想起した場合

腎盂腎炎としての尿所見（膿尿，細菌尿）を認められず，状態が悪い場合に鑑別とする。

AFBN 診断方法：超音波が 1st line

AFBN の診断の gold standard は造影 CT 検査といわれている。しかし腎盂腎炎患者全員に行うのは放射線曝露の観点からも避けたい。超音波検査で腎腫大（年齢平均長径≧3SD）および腎腫瘤影を認めた場合は，感度 95％で AFBN を診断できるという研究がある[17]。AFBN である事前確率が高い場合に造影 CT 検査を考慮する。

AFBN と診断した場合

治療後解熱が早ければ 2 週間，基本的には 3 週間治療する。

〔参考文献〕

1) S. Long et al. Principles and Practice of Pediatric Infectious Diseases 6th Edition, Elsevier, 2022
2) DG Bundy et al. JAMA 2007 ; 298 : 438-51. PMID : 17652298
3) P Marzuillo et al. World J Clin Pediatr 2015 ; 4 : 19-24. PMID : 26015876
4) JD Brender et al. Pediatrics 1985 ; 76 : 301-6. PMID : 4022704
5) M Bhatt et al. Acad Emerg Med 2009 ; 16 : 591-6. PMID : 19549016
6) L Huang et al. JAMA Pediatr 2017 ; 171 : 426-34. PMID : 28346589
7) B Doleman et al. Cochrane Database Syst Rev 2024 ; 4 : CD015038. PMID : 38682788
8) BA Warady et al. Perit Dial Int 2024 ; 44 : 303-64. PMID : 39313225
9) S Solomkin et al. Clin Infect Dis 2010 ; 50 : 133-64. PMID : 20034345
10) CM Keidl et al. Pediatr Infect Dis J 1989 ; 8 : 368-73. PMID : 2748238
11) I Brook. J Med Microbiol 1999 ; 48 : 697-700. PMID : 10403422
12) C Ecoffey et al. J Pediatr 1987 ; 111 : 824-9. PMID : 3681545
13) SI Reddy. Clin Liver Dis 2002 Feb ; 6 (1) :297-310, ix. PMID : 11933595
14) M Bitsori et al. Pediatr Nephrol 2015 ; 30 : 1987-93. PMID : 26076753
15) CH Cheng et al. Pediatrics 2006 ; 117 : e84-9. PMID : 16326693
16) WL Chen et al. Pediatr Neonatol 2015 ; 56 : 176-82. PMID : 25459491
17) CH Cheng et al. Pediatr Infect Dis J 2004 ; 23 : 11-4. PMID : 14743039

Chapter **9**

発熱性発疹症の診かた・
皮膚軟部組織感染症

Chapter 9　発熱性発疹症の診かた・皮膚軟部組織感染症

1 発熱性発疹症

頻度：★★★★★　重症度：★☆☆☆☆〜★★★★★

疾患のトリセツ

☑ 小児の発熱＋皮疹は日常茶飯事で，ほとんどは治療を要さない一過性の病態が多い。

☑ 皮疹の診察は大海の如く奥深く，自己学習だけでは遭難してしまいがちである。

☑ 外来カルテに"発疹あり"とだけ記載し，「なんかウイルスによる発疹ですね……」という説明を，死んだ魚のような目で繰り返していないだろうか。

☑ 他者と学び合うためには皮疹の性状を正確に表現し，画像を共有することが必要だ。筆者は今でもベテラン小児科医に教わることだらけである。

☑ なかには致死的な状況が隠れており，本症でもバイタルサインの把握は必須である。

☑ コモンな皮疹に診断をつけ，重症疾患を見落とさないために，本項では下記を目標とする。

- 皮疹の性状を正確に記述できるようにする
- 写真を撮る（本人・家族へ承諾をとる）
- Must be ruled out な疾患をキーとして，皮疹性状分布・臨床経過・予防接種歴・周囲流行の有無などを参考に鑑別診断を進めることができる

- 最も重要なことは詳細で正確な問診を行うことである。次に大切なのは，特徴的な皮疹はよく記憶・記録し，皮疹以外の特徴的な症状・所見も探して記憶に留めることである。

- 「皮疹＋随伴症状/所見＋経時的な変化」といった全体像を把握することで，頻度の高い疾患と，致死的な疾患を鑑別しつつ，診断に近づくこと

ができる。

- 上級医や皮膚科医と相談しながら一例ずつ診断をつけることで，各疾患の疾患像（ゲシュタルト）を身につけて精度を上げていくことも大切。

 皮疹をみたときに訊くこと｜問診

Location：部位

- 皮疹はどこにある？　どこから始まったか？
- 例：額や後頭部から始まれば麻疹，顔から始まれば風疹，頬から始まれば伝染性紅斑など。

Quality：性状

- 皮疹は痒い？　痛い？　落屑は？　融合は？
- 例：痒みがあるじんましん，痛みを伴う帯状疱疹や蜂窩織炎〜壊死性筋膜炎落屑を伴う猩紅熱，融合する多形紅斑や麻疹など。

Quantity：程度

- 皮疹の範囲は？　限局しているか，全身に広がっているか？
- 例：帯状疱疹は神経節支配に沿って限局する，多形紅斑は全身に広がることがある。

Timing：発症や経過時間

- 皮疹はいつ始まったか？　皮疹は出たり引いたりするか？
- 例：解熱に伴って出現すれば突発性発疹など。

Setting：発症状況

- どのようなきっかけで皮疹に気づいた？

- 例：伝染性軟属腫や癜風などは自覚症状なく，更衣の際などに保護者が気づく場合など。

Factors：寛解増悪因子

- 皮疹は日光や時間帯によって増悪する？

- 例：日光過敏性のある SLE や慢性活動性 EB ウイルス感染症など。

Associated symptoms：随伴症状

- 皮疹以外の症状は？　粘膜疹はあったか？（眼，口，陰部と特異的に訊いてもよい）。

- 皮疹以外の症状の有無（気道症状，リンパ節腫脹，消化器症状，関節症状，頭痛など，熱の上下との関連）。

- 例：粘膜疹を伴う水疱症では Stevens-Johnson 症候群を疑うなど。

外部の環境因子

- 周囲の流行状況（家，デイケア，学校）
- 動物や虫との接触歴
- 自然曝露歴
- 旅行歴

内部の環境因子

- 薬剤使用歴，治療歴や治療効果
- 予防接種歴（特に麻疹，風疹，水痘ワクチンについて，2回以上接種しているか？）

- どの問診項目も当たり前のようだが，ルーチンに聴取できていないとピットフォールに陥る羽目になる。当たり前のことを当たり前にすることが実は難しい。

皮疹の性状｜診察

- 皮疹の性状を正確に記述する能力は臨床医として必須である。同じ皮疹を見ていても，表現方法がバラバラでは困ってしまう。誰でもわかるように皮疹をカルテ記載できるようにすべし！
- 本人・家族の了承を得たうえで，できる限り写真撮影を行う。上級医と写真を供覧することで皮疹の性状の表現方法も揃えていくことができる。

▶紅斑・斑・丘疹 (erythema, macule, papule)

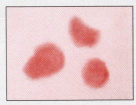

紅　斑：サイズの大小がある，丸いもの，地図状のものなど形はさまざま

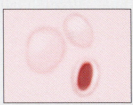

丘　疹：右下は紅暈を伴っている。ドーム状，台形状などさまざまなかたち

ここに注目！

- 斑 (macules) とは盛り上がりのない皮膚色変化をいう。赤ければ紅斑 (erythematous) である
- 圧迫すると消失する点が紫斑と異なる
- 斑と丘疹は混在することが多く，斑丘疹 (maculopapular rash) という
- 融合傾向があれば麻疹様発疹，融合せず全身に広がると風疹様発疹，紙やすり様の触れるとザラザラした表面を猩紅熱様発疹という

⚠ 重要な鑑別疾患

【頻度が高い】
- 突発性発疹　・薬疹　・多形紅斑　・ウイルス性発疹 (何でもあり)

【見逃せない】

- 麻疹，風疹　・トキシックショック症候群

- 最もよく出会う発熱性発疹症は紅斑，丘疹である。麻疹から突発性発疹までさまざまな鑑別疾患がある[1]。すべてを覚える必要はないが，紅斑，丘疹を入り口にこれだけ疾患が広がっていることを知ってほしい

- ただし皮疹のパターンや形状から鑑別を進めるのは，簡単ではない。さらに多くの皮疹（水疱や紫斑など）の初期段階が紅斑，丘疹であることもあり，より難しい

● 紅斑・斑・丘疹をきたす疾患群の抜粋

ウイルス	突発性発疹，水痘，帯状疱疹，伝染性単核球症，バラ色粃糠疹（HHV7），多形紅斑，伝染性軟属腫，手足口病，ボストン紅斑，麻疹，風疹，伝染性紅斑，papular-purpuric gloves-and-socks syndrome，HIV 感染症急性期，Gianotti-Crosti 症候群
細 菌	伝染性膿痂疹，毛囊炎，爪周囲炎，SSSS（ブドウ球菌性熱傷様皮膚症候群），TSS（トキシックショック症候群），猩紅熱，丹毒，蜂窩織炎，会陰部皮膚炎，リウマチ熱，紅色陰癬，アクチノマイコーシス，壊疽性膿皮症，髄膜炎菌感染症，淋菌感染症，ネコひっかき病，鼠咬症，野兎病，ブルセラ症，梅毒二期，リケッチア（ツツガムシ病，日本紅斑熱）
原 虫	トキソプラズマ症，リーシュマニア症
寄生虫	蟯虫，鉤虫，幼虫移行症
真 菌	白癬，カンジダ症，癜風，アスペルギルス症，スポロトリコーシス症
非感染性	丘疹優位：虫刺症，ニキビ，毛孔性角化症，汗疹，環状肉芽腫症，刺胞動物刺症 紅斑優位：日焼け，皮膚筋炎，SLE 斑丘疹：薬疹，アトピー性皮膚炎，接触性皮膚炎，多型性光線過敏症

(S. Long et al. Principles and Practice of Pediatric Infectious Diseases 6th Edition, Elsevier, 2022 を参考に作成)

▶ びまん性紅斑 (erythroderma, diffuse erythema)

- 紅斑が融合傾向を示し，びまん性に拡大した状態をいう

- 丘疹を伴わない点が特徴的である。毒素性に起こることが多く，トキシックショック症候群，猩紅熱，川崎病，ブドウ球菌性熱傷様皮膚症候群などが原因となる

▶ 小水疱・水疱 (vesicle, bullae)

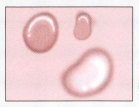

緊満していて，中に水が入っているように透過性が少しあって，表面は緊満しているパターンが多い。右下が水疱，融合するものもある

ここに注目！

- 膿ではない水で充填された皮膚から隆起する病変であり，1cm未満を小水疱 (vesicles)，1cm以上を水疱 (bullae) と呼ぶ
- 病変の分布を評価する：孤立性（溶連菌性伝染性膿痂疹），局在（ブドウ球菌性伝染性膿痂疹），集簇 (HSV感染)，デルマトームに沿う（帯状疱疹），全身性（水痘）など

重要な鑑別疾患

【頻度が高い】

- 水痘　・帯状疱疹　・単純ヘルペス感染症
- 手足口病　・水疱性膿痂疹

【見逃せない】

- Stevens-Johnson症候群　・壊死性筋膜炎
- 新生児HSV感染症

● 小水疱や水疱をきたす病原体や病態

病原体・病態	水疱の特徴	サイズ	部　位	その他
HSV	緊満	1-4 mm	粘膜や粘膜周囲	集簇し有痛性
帯状疱疹	緊満	小水疱	デルマトームに沿う	集簇する。免疫抑制者では全身に播種する
手足口病	緊満	小水疱	手掌足底，口腔粘膜，臀部	卵円形で，皮膚紋理に沿う
水疱性膿痂疹	壊れやすい	小水疱〜水疱	口周囲，会陰周囲	はちみつ色の痂皮形成

発熱性発疹症

病原体・病態	水疱の特徴	サイズ	部位	その他
SSSS	壊れやすい	大きい水疱	間擦部から始まる	5歳未満
壊死性筋膜炎	緊満	水疱	どこでも	かなりの痛み,紫斑を伴う発赤を認める
Stevens-Johnson症候群	壊れやすい	小水疱〜水疱	顔,口,その他どこでも	急激に広がる粘膜疹

(S. Long et al. Principles and Practice of Pediatric Infectious Diseases 6th Edition, Elsevier, 2022 を参考に作成)

▶膿疱 (pustule), 癤 (furuncle), 癰 (carbuncle)

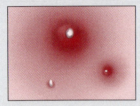

紅斑を伴ったり,周辺皮膚が隆起するものもある

ここに注目!

- 直径1cm未満の黄色液体を含んだ隆起をいう
- 1cm以上の大きさは癤(せつ)(furuncle)と呼ぶ。癤は一般的に,おでき(boil)といったほうがわかりやすい。癤が融合すると癰(よう)(carbuncle)と呼ぶ

⚠ 重要な鑑別疾患

【頻度が高い】
- 伝染性膿痂疹
- 肛門周囲膿瘍
- カンジダオムツ皮膚炎

▶ 結節 (nodule)

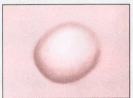

丘疹より大きい皮膚の隆起

ここに注目！

- 直径1 cm 未満の隆起を丘疹 (papule)，直径1 cm 以上の隆起を結節 (nodule) をという
- 平滑 (smooth) か，鱗屑 (scaly) か，角化性 (hyperkeratotic) か，臍窩 (umbilical) を伴っているかなど，隆起頂点の性状を記載するとよい

! 重要な鑑別疾患

【頻度が高い＆見逃せない】

- 結節性紅斑：脂肪織炎の一形態で，圧痛があり，1-10 cm 大で，下肢伸側をはじめ体幹や上肢などに突然出現する

● 結節性紅斑 (erythema nodosum) をきたす疾患

ウイルス	HSV，EBV，HBV，HCV，HIV 感染症
細菌	GAS 感染症，結核，エルシニア，ネコひっかき病，ブルセラ症，Q熱，M. pneumoniae 感染症，野兎病，梅毒，レプトスピラ症
真菌	コクシジオミセス症，ヒストプラズマ症，ブラストミセス症，スポロトリコーシス，クリプトコッカス感染症
その他	サルコイドーシス，IBD，エストロゲン含有避妊薬，SLE，ベーチェット病，リンパ腫

IBD：inflammatory bowel disease, SLE：systemic lupus erythematosus

▶膨疹 (urticaria, hives)

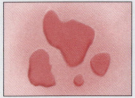

いわゆる汚い皮疹で内部の色合いも不均一で少し膨隆している

ここに注目！

- いわゆる"じんましん"のことである
- さまざまな原因で起こる。

▶点状出血/紫斑/出血斑 (petechiae/purpura/ecchymosis)

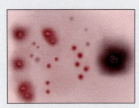

真ん中は点状出血，左側が palpable purpura。右がいわゆる紫斑

ここに注目！

- 皮下出血である。血管炎に伴う場合 palpable purpura と呼び，IgA 血管炎で有名である
- 重症疾患が隠れていることがあるので注意する

重要な鑑別疾患

【頻度が高い】
- IgA 血管炎

【見逃せない】
- 電撃性紫斑病 (fulminant purpura)
- livedo reticularis：真皮，皮下血管の塞栓によって引き起こされる紫斑

▶ 潰 瘍 (ulcer)

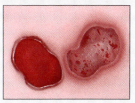

表皮欠損：左側はびらん，右のように真皮まで到達しているものが潰瘍

ここに注目！
- 急性か慢性かの経過が重要である
- 免疫不全者の潰瘍病変には特に注意する

⚠ 重要な鑑別疾患
【頻度が高い】
- 伝染性膿痂疹　・HSV 感染症　・帯状疱疹

【見逃せない】
- 壊疽性膿瘡

皮疹の検査

- 皮疹の診断では臨床経過や皮疹の形状も重要だが，病変を採取して精査することも重要である。

皮膚生検

- 臨床的な診断がつけられない皮膚病変の診断に最も重要である。皮膚科医と相談して行う。
- 生検結果には時間がかかることが多いため，治療が必要な疾患を想起している場合には，結果を待たず治療を開始する姿勢も重要である。

KOH法（水酸化カリウム法）

- 皮膚糸状菌，カンジダ感染症を診断するために非常に有用な検査である。
- 糸状菌の菌糸を見つけるか，カンジダの仮性菌糸または酵母を見つける。

ツァンクスメア（Tzanck smear）

- 水痘・帯状疱疹ウイルス（VZV）感染症，単純ヘルペスウイルス（HSV）感染症の診断に優れている。
- 特異度は高いが，感度は低い。しかもHSVとVZVを鑑別できない。

Gram染色，培養

- 特に破綻のない膿疱や膿瘍で重要な検査となる。
- 明らかな潰瘍病変や，慢性経過，免疫不全患者の場合は抗酸菌培養，染色を追加する。

皮膚の構造と各疾患の病巣

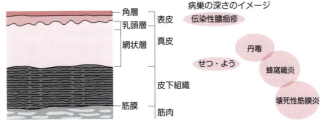

Chapter 9 発熱性発疹症の診かた・皮膚軟部組織感染症

2 壊死性筋膜炎

頻度：★★☆☆☆　重症度：★★★★★

疾患のトリセツ

- ☑ 急速に進行する深在性の細菌感染症で，皮下軟部組織のあらゆる部位に起こりうる。
- ☑ タイプ1（多菌性感染）：術後，糖尿病患者，末梢血管疾患者に多い。
- ☑ タイプ2（GAS感染）：小児で最も一般的な型。外傷，水痘感染後などで生じる。
- ☑ タイプ3（海洋性ビブリオ）：海水や海洋生物と接触した皮膚から侵入，発症する。
- ☑ 本項ではGASによる壊死性筋膜炎について解説する。

症状と病態

- 外傷の1-4日後や，水痘の発疹出現後3-4日後に発症することが多い。
- まず軟部組織に腫脹と疼痛が出現し，不機嫌さや足を引きずり荷重を避ける症状が現れる。疼痛を訴えられる年齢であれば，この時点で皮膚の外観よりも過剰に痛がる様子が診断のポイントである。
- 続いて発熱を伴い，紅斑・腫脹が急速に進行する点も重要なポイントである。この時点までに壊死性筋膜炎を疑えるかが肝！
- 24時間以内に硬結や浮腫が明らかになり，急速に水疱が出現する。
- 皮下組織と表在筋膜の間に感染が広がった組織破壊により激しい痛みが生じるが，最終的に神経が破壊されると疼痛が麻痺する。
- さらに表在筋膜と深部真皮が壊死し血栓症が生じると，周辺の組織も壊死する。
- 発生頻度：下肢（32％），上肢（24％），会陰部（16％），体幹（16％），

頭部・頸部（10％）である。

- 新生児の症例集積報告では背部（26.6％）と胸腹部（24.1％）が半数を占め，臨床所見として紅斑（55.7％），腫脹（19％），発熱（43.0％）や嗜眠（16.5％）を伴うとされる[2]。ただしこれはあくまで診断例であり，皮膚所見を伴わない状態で気づけるか？ という診断の難しさがある。

診断と治療

- 診断には無菌部からのA群溶連菌（GAS）の証明が必要であり，速やかな外科的処置が必須である（試験切開を時間外でも誰に依頼できるか，平時から外科系診療科との連携が大切）。
- 炎症部位を区別するために，MRI検査は筋膜に沿った炎症を明らかにでき有用である。超音波検査やCT検査は化膿後の液体貯留は検出できる。しかし，いずれも検査のため外科的処置を遅らせてはならない。
- 小児では「P-LRINEC score」が診断に有用とされている[3]。問診と診察で壊死性軟部組織感染症を疑い，かつ下記の2項目に両方に当てはまる場合には，試験切開による確定診断を積極的に行う。

- CRP >2 mg/dL（感度が高い）
- Na<135 mEq/L（特異度が高い）

- 試験切開で以下のような所見があると壊死性筋膜炎を強く疑う。

出血が少なく，肉眼的に灰色で壊死した筋膜，サラサラして白濁した食器洗い液のような滲出液を認め（排膿することは少ない），指を入れると組織を抵抗なく剥離できる

- 創部のGram染色と培養で菌の存在を証明する。
- 毒素性ショック症候群や，腎不全および肝不全，急性呼吸促迫症候群（ARDS），心筋収縮力の低下などの重度の全身性毒性につながる可能性がある。
- 治療は後述のレンサ球菌性毒素性ショック症候群に準じる。

Chapter 9 発熱性発疹症の診かた・皮膚軟部組織感染症

3 毒素性ショック症候群

頻度：★★☆☆☆　重症度：★★★★★

疾患のトリセツ

- 毒素性ショック症候群（toxic shock syndrome；TSS）は A 群溶連菌（GAS）または *S. aureus* の外毒素によって引き起こされる。
- 時間単位で急速に病像が進行し，重症で治療抵抗性のショックへ進行することがある。
- 内科的エマージェンシーであり，集中治療の必要性を必ず考慮する。
- 発熱，悪寒，悪心，頭痛，咽頭痛，筋肉痛，倦怠感などインフルエンザ様症状が初期に認められる。消化器症状があってショック，血圧低下を伴った場合は疑う。
- 菌が産生するスーパー抗原が MHC Ⅱ抗原発現細胞と T 細胞受容体の V-β 部とを架橋することで T 細胞が活性化され，TNF-α，INF-γ などのサイトカインを大量に産生し，ショック，多臓器不全に至る。
- GAS による TSS と *S. aureus* による TSS は，それぞれ診断基準が異なる。また GAS，*S. aureus* の比率は国によって異なる。

● GAS と *S. aureus* による TSS の違い

	GAS	*S. aureus*
診断基準	菌の証明が必要	菌の証明は必要ない
好発年齢	4 歳くらい	10 歳くらい
重症度	7-28%	5%（報告によっては 0%）
発症背景	水　痘	タンポン
症　状	嘔吐・下痢：少ない 結膜所見：少ない 紅皮症はないことがある（紙やすり様発疹のみ） 壊死性筋膜炎合併 全身の知覚過敏 四肢の強い痛み	消化器症状：多い（50%ほど，失禁する） 結膜充血，結膜下出血
IVIG の効果	臨床エビデンスがまだある	臨床エビデンスが少ない

- ☑ S. aureus，GAS の共感染が証明される TSS がある。その場合，原因はどちらかわからない。
- ☑ ①集中治療下の全身管理，②抗菌薬，毒素産生抑制のためのタンパク合成阻害薬，毒素中和目的の IVIG（免疫グロブリン），③ソースコントロールを 3 本柱として対応する。
- ☑ 治療介入に対する反応は良好で 48 時間以内に改善傾向になる。
- ☑ 回復期（多くは 10-12 日程度）に落屑を認める。

レンサ球菌性毒素性ショック症候群
(Streptococcal toxic shock syndrome；STSS)

- 溶血性レンサ球菌（A 群，B 群，G 群など）の毒素産生株の感染による。本項では GAS による STSS を扱う。
- 診断は培養による GAS の証明が必要である[4]。
- 発症前に GAS による化膿性病変（咽頭炎，蜂窩織炎，関節炎など）は 50% にしか認めない。かつ GAS 咽頭炎からは TSS は起こしにくい。皮膚軟部組織感染症が先行病変としては最も多い。
- 発症から 24-48 時間で低血圧，ショックまで至る。50% の症例で入院 4-8 時間後に血圧が低下するため，注意深い経過観察が必要である。
- 先行病変として水痘が重要である（4 日以上発熱が持続する場合に注意）。

診 断

- 血液培養は 60% で陽性となる[5]。
- 診断は GAS 検出およびショック症状に臓器障害を 2 つ以上伴ったときに，確定する。
- 腎機能障害が 80% で認められ，ショックに先立ち 50% 程度で認めることから早期察知のきっかけとなる。
- ARDS と壊死性筋膜炎をそれぞれ約半数で合併する。

● レンサ球菌性トキシックショック症候群の診断基準

Ⅰ A群溶血性レンサ球菌（*Streptococcus pyogenes*）の分離
A．通常無菌的な部位からの検出（血液，髄液，胸水，腹水，生検組織，手術創など）
B．非無菌的部位からの検出（咽頭，喀痰，腟，皮膚表層病変など）

Ⅱ 臨床的に重症な所見
A．低血圧（成人：収縮期血圧≦90 mmHg，小児：年齢の5パーセンタイル以下）
B．以下の徴候から2つ以上
①腎機能異常： 　成人はクレアチニン≧177μmol/L（≧2 mg/dL）もしくは年齢正常上限値の2倍以 　上，もともと腎疾患がある患者は平常時の2倍以上
②凝固異常： 　血小板数≦10万/mm³， 　凝固時間延長，フィブリノーゲン低下，FDP陽性の汎発性血管内凝固（DIC）
③肝機能異常 　血清 ALT，AST，総ビリルビン値が正常上限の2倍以上，もともと肝疾患がある患 　者は平常時の2倍以上
④急性呼吸窮迫症候群 　急激発症する，心不全のない，両側肺野のびまん性浸潤影および低酸素血症 　急激発症するびまん性の毛細血管漏出を示唆する全身性の浮腫 　低アルブミン血症に付随する胸水および腹水
⑤ときに落屑を伴う全身性紅斑
⑥壊死性筋膜炎，筋炎，ガス壊疽などの軟部組織壊死
確定例：ⅠAおよびⅡ（AおよびB）を満たす場合
可能性の高い症例：ⅠBおよびⅡ（AおよびB）を満たし，他の原因がない場合

(RF Breiman et al. JAMA 1993；269：390-1 より)

治 療

- 敗血症性ショックに準じた全身管理が必要で，集中治療管理が必須である。

- 壊死性筋膜炎を疑った場合，可及的速やかなデブリドマンがソースコントロールとして超重要である。

- 発症当時は敗血症性ショックとしての対応が迫られ，広域スペクトラムを有する初期抗菌薬が必要となる。

➕ Empirical therapy

- バンコマイシン 60 mg/kg/day 分4
  ＋クリンダマイシン 40 mg/kg/day 分3
  ＋セフォタキシム＊200 mg/kg/day 分4

＊院内発症ではセフォタキシムの代わりにセフェピムを選択する

- 毒素産生抑制目的にタンパク合成阻害としてクリンダマイシンを併用する。
- 併用期間：臨床的な改善傾向が得られるまで。
- GAS と同定されたら下記に変更する。

Definitive therapy

- ペニシリン G 30 万単位/kg/day 分 6

- 治療期間：菌血症合併時は 14 日間行う。通常の GAS 感染症よりも治療期間を延長 (2-6 週間) するよう推奨する専門家もいる。
- 免疫グロブリン (IVIG) は 1 日目に 1 g/kg，2 日目と 3 日目に 0.5 g/kg である。
- 成人の死亡率は 30-70％に及ぶが，小児では 7.2-28％と成人に比し予後がよい。

ブドウ球菌性毒素性ショック症候群 (Staphylococcal TSS)

- 月経関連と非月経関連に分別される。小児では非月経関連が多い。
- 手術後 TSS は手術部位に *S. aureus* 感染症を認めるが，所見がないことがある。

診 断

- 診断基準に沿って行う[6]。
- 結膜所見 (充血，出血)，下痢，嘔吐などの消化器症状を伴う。
- ブドウ球菌性 TSS の場合，*S. aureus* の存在証明は必須ではない。
- 血液培養陽性例は少ない。
- 早期察知し，可及的速やかに集中治療下に置く。
- 感染巣を探して，ソースコントロールを行う。異物があれば除去する。

● ブドウ球菌性 TSS の診断基準

検査基準

- ・血液，咽頭，髄液培養（血液培養陽性のみ可）
- ・ロッキー山紅斑熱，レプトスピラ症，麻疹の抗体価

検査基準

①発　熱	体温≧38.9℃
②発　疹	びまん性の斑状紅皮症
③落　屑	発症から 1-2 週間後，特に手掌，足底，手指，足趾
④低血圧	年齢相応<5 パーセンタイル 臥位から坐位で≧15 mmHg の低下，起立性の失神やめまい
⑤多臓器障害 （3 つ以上を含む）	・消化器：発症時の嘔吐 or 下痢 ・筋肉：激しい筋痛 or CK＞正常上限×2 ・粘膜：腟，口腔咽頭，または結膜充血 ・腎：BUN or Cr≧正常上限×2 or 尿路感染症がなく，高倍率検鏡下で尿沈渣白血球＞5/HPF ・肝：総ビリルビン，AST or ALT＞正常上限×2 ・血液：血小板数<10×10⁴/μL ・中枢神経：発熱や低血圧がないときに巣状を伴わない失見当識や意識レベルの低下

診　断

疑診例：検査基準を満たし，臨床所見 5 つのうち 4 つ認める
確定例：検査基準を満たし，落屑出現以前に死亡した場合を除き，落屑を含む 5 つすべての臨床所見を認める

(M Wharton et al. MMWR Recomm Rep 1990：39：1-43 より)

治　療

- ・抗菌薬の選択は，敗血症性ショックとしての対応を初期に行う場合，レンサ球菌性 TSS と同様である。

- ・GAS 感染症が証明されなければ，β-ラクタム薬をセファゾリンに変更する。MRSA の否定が難しければバンコマイシンは続行する。

Definitive therapy

- ・セファゾリン 150 mg/kg/day 分 3

- ・全身状態が改善していれば内服変更が可能である。

内服治療

- セファレキシン 100 mg/kg/day 分 3-4

- 菌血症を合併している場合は 2 週間経静脈的抗菌薬を完遂する。

- 総治療期間：10-14 日間。

- IVIG の効果は証明されておらず STSS のようには推奨されていない。

- 治療反応性が悪い場合や，生命予後が明らかに悪い患者に限定して使用する。使用方法は 400 mg/kg-2g/kg など多くの報告があり，定まっていない。

小児感染症 エキスパートへの道

GAS 以外の壊死性筋膜炎について

壊死性筋膜炎については小児で最も頻度の高い GAS 感染（タイプ2）のみを記載したが，他の 2 タイプも小児において発症しうる。

タイプ 1 は術後，糖尿病末梢血管障害などが背景疾患となりうる。グラム陰性桿菌（大腸菌，エンテロバクター，クレブシエラ，プロテウス等），腸球菌，レンサ球菌，黄色ブドウ球菌や嫌気性菌（バクテロイデス，クロストリジウム）が関与する。診察では会陰部のフルニエ壊疽も見逃さないよう全身を観察する。

タイプ 3 はレアだが海水や海洋生物からの *Vibrio vulnificus* 感染で発症することもある。診断のため外科的処置が必須であることは変わりない。Empirical therapy は GNR，GPC，嫌気性菌をカバーする。平時の備えとして誰に外科的処置をしてもらえるかの確認と，自施設のアンチバイオグラムを参照した経験的治療薬の選択を備えておきたい。

Chapter 9 発熱性発疹症の診かた・皮膚軟部組織感染症

4 ブドウ球菌性熱傷様皮膚症候群

頻度：★★☆☆☆　重症度：★★★☆☆

疾患のトリセツ

- ブドウ球菌性熱傷様皮膚症候群 (Staphylococcal scaled skin syndrome ; SSSS) は，*S. aureus* が産生する exfoliative toxin が表皮のケラチノサイト間接着を担うデスモグレイン1を切断することで発症する。
- 特に口周囲や腋窩，頸部など間擦部に現れる有痛性の紅斑，および破れやすい水疱を特徴とする。徐々に病変は全身に拡大する。
- 5歳未満の乳幼児に多い。
- 紅斑発症後2-5日で落屑が出現し，1-2週間で瘢痕を残さず改善する。
- Nikolsky 現象は陽性（水疱性膿痂疹とは異なる）。
- Stevens-Johnson 症候群，Toxic epidermal necrolysis との鑑別が必要となる。SSSS では粘膜病変（上口唇や結膜炎は起こす）を起こさない点が鑑別ポイントである。

検　査

- 水疱の培養からは *S. aureus* は培養されない。鼻腔内，咽頭などから *S. aureus* が培養される。
- 日本のデータでは MRSA が圧倒的に多い。筆者は疑ったら鼻腔内の MRSA をターゲットに培養を提出する。

255

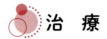

治療

- 治療は局所にとどまれば内服抗菌薬投与，全身に及んでいる場合は入院のうえ，経静脈的抗菌薬投与を行う。

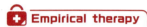

内　服[*]
- ST合剤（トリメトプリムとして）10 mg/kg/day 分2

経静脈的
- バンコマイシン 60 mg/kg/day 分4

*生後1カ月以上の児のみ：新生児はST合剤禁忌。経過をみるためにも入院，点滴治療を行う

- 治療期間：臨床症状が改善するまで。
- 抗菌薬治療にスキンケアも併用する。

Chapter 9 発熱性発疹症の診かた・皮膚軟部組織感染症

5 蜂窩織炎・皮下膿瘍

頻度：★★★☆☆　重症度：★★☆☆☆

疾患のトリセツ

- ☑ 蜂窩織炎は，表皮から皮下脂肪織にかけての感染症である。
- ☑ 皮膚の局所的な熱感，発赤，疼痛（±発熱）をみたときに蜂窩織炎を鑑別に挙げる。
- ☑ 波動が触れる場合は皮下膿瘍を考慮する。
- ☑ 原因菌は基本的に S. aureus および GAS である（80％ほど）。
- ☑ 感染症の三角形で感染臓器を考えるとき，「蜂窩織炎＝皮膚」と一括りにしない。
- ☑ どこの皮膚に炎症があるか，どのような状況で発症したかという情報が，原因菌や病態の推測に役立つ。いくつか具体例を挙げる。

- 眼周囲：眼窩蜂窩織炎として H. influenzae, S. pnemoniae も原因菌になり得る
- 乳児のおむつで隠れる部位：GBS 菌血症の合併を想定できる
- 発赤の辺縁が不明瞭で，発熱や痛みによる運動制限を認める場合：骨髄炎を想定し，血液培養が必要になる
- 四肢：外傷，咬傷，海水や淡水の曝露などの問診により，S. aureus や GAS 以外の原因菌が鑑別の上位

● 発症部位・状況別にみる蜂窩織炎

部位や状況	原因微生物や合併感染症
眼周囲	眼窩蜂窩織炎（H.influenzae, S. pnemoniae）
頬部	歯膿瘍，上顎洞炎
頭皮	ケルスス禿瘡，頭血腫感染症
耳介後部	乳突蜂巣炎
耳介全体	悪性外耳道炎（P. aeruginosa），耳介軟骨膜炎
頸部	リンパ節炎，深頸部感染症
腹部	腹膜炎

四　肢	骨髄炎（特に発赤の境界が比較的不鮮明な場合），筋炎
両側前脛骨	結節性紅斑
手　部	咬傷（ネコ，イヌ，ヒトなど）→p.262
関　節	関節炎，滑膜包炎
創部周囲	創部感染症，穿通創（S.aureus）
会陰部，肛門周囲	肛門周囲膿瘍，GAS，乳児 GBS 菌血症
陰　嚢	Fournier syndrome，精巣上体炎
海水や淡水の曝露	*Aeromonas hydrophilia*, *Vibrio vulnificus*, *Erysipelothrix rhusiopathiae*, *Edwardsiella tarda*, *Mycobacterium marinum*
水痘感染後	GAS
好中球減少状態	GNR（緑膿菌を含む），*Cryptococcus*
免疫不全者	*Helicobacter cinaedi*

診　断

- 明らかな皮下膿瘍を呈している場合や，膿疱を合併している場合は穿刺排膿を行い，Gram 染色と培養を提出する。
- 皮下膿瘍がない場合は皮下穿刺液吸引を行わない。
- 血液培養はルーチンでは不要。しかし重症例や複雑型（外傷，創部，潰瘍，熱傷感染，切開排膿が必要なとき）では採取を検討する。

治　療

- 皮下膿瘍の治療は基本的に切開排膿であり，健常児の軽症例であれば抗菌薬は不要である。
- 切開排膿を要さない，適さない場合は *S. aureus*，GAS を想定した抗菌薬治療を開始する。

Empirical therapy

切開排膿を要さず，全身状態が良い場合
- セファレキシン 50 mg/kg/day 分 2-3，内服

切開排膿を要し，全身状態が良い場合
- セファゾリン 50-100 mg/kg/day 分 3，点滴静注

Empirical therapy

全身状態が悪い
- バンコマイシン 60 mg/kg/day 分 4，点滴静注

免疫不全患者：血液培養を採取し，抗緑膿菌作用のある静注抗菌薬を選択
- セフェピム 100 mg/kg/day 分 2
 ＋バンコマイシン 60 mg/kg/day 分 4

MRSA が原因菌で全身状態が良い場合
- ST 合剤（トリメトプリムとして）10 mg/kg/day 分 2，内服

- 治療期間は基本的に局所所見が改善するまでだが，多くは 5-7 日間。必要であれば追加する。免疫不全者では 7-14 日間行う。

蜂窩織炎と鑑別が必要な GAS 感染症

丹毒（erysipelas）

- 蜂窩織炎より浅部に起きる GAS 感染症である。
- 蜂窩織炎よりも浅層であるため発赤の境界がより明瞭になり，赤みも強く，やや盛り上がる局面を呈する（水疱を合併することがある）。
- 経過も比較的早く，全身状態もぐったりして高熱になりやすいのが特徴である。乳幼児期に多い。
- 下肢に多く，次いで顔面。特にリンパうっ滞がある場合に再発しやすい。リンパ管炎を併発することがある。新生児では臍帯断端部や脱落部

から菌が侵入し，感染を起こす。

- 診断は臨床診断。治療はアモキシシリン 40 mg/kg/day の投与を行う（10-14 日間）。通常 48-72 時間で改善傾向となる。

- *S. aureus* 感染症（要は蜂窩織炎）との鑑別が難しいと考えれば，セファレキシン 50 mg/kg/day の投与でもよい。

急性リンパ管炎

- リンパ経路に沿って線状に周囲の軟部組織の発赤を伴う疾患である。GAS 感染症が多い。線状発赤が重要な所見で，幅は数ミリから数センチと所属リンパ節（腫脹，圧痛を伴うことが多い）まで及ぶ。1-2 日で菌血症まで至ることがある。

- 治療は，血液培養を採取したうえでの点滴治療を筆者は推奨する。

- アンピシリン 100 mg/kg/day 分 4 で治療を開始する。治療期間は局所所見がよくなるまでで，7-10 日間程度かかることが多い。

Chapter 9 発熱性発疹症の診かた・皮膚軟部組織感染症

6 咬 傷

頻度：★★★☆☆　重症度：★★☆☆☆〜★★★★☆

疾患のトリセツ

- 通常 S. aureus, GAS が原因となる皮膚軟部組織感染症において，原因菌が変わってくるのが咬傷に伴う汚染創部の感染症の特徴である。
- 子どもは最も動物咬傷を受けやすく，感染が起きやすいのは手部である。
- 保育現場ではヒト咬傷が起きやすい。0-4 歳のヒト咬傷は虐待の前兆である可能性があるため注意する。
- 穿通性の創のほうが感染を起こしやすい (ネコは穿通性，イヌは裂創が多い)。ネコ＞ヒト＞イヌで感染を起こしやすい。受傷後 24 時間以上経過および手術が必要な創は感染を起こしやすい。
- 子どもは爪を噛む癖や指しゃぶりの中で，咬んで傷がつき爪周囲炎を発症することがある。
- 頭の咬傷は頭蓋骨骨折，髄膜炎，脳膿瘍を合併することがある。
- 動物 (ヒトも含め) により原因菌が異なるが[7]，多くは好気性・嫌気性含む多菌種 (中央値 5 菌種) による感染である。
- Capnocytophaga canimorsus, Neisseria weaveri は脾摘患者，免疫不全患者で重症化しやすい。

診　断

- 創部培養は発症すぐ (8 時間以内)，また受傷 24 時間経過しても感染徴候がなければ採る必要はない。
- P. multocida は H. influenzae と間違えやすいため，咬傷からの検体であることを検査室に伝える。
- 明らかな皮下膿瘍を呈していれば切開排膿し，培養 (嫌気培養を含めて) 提出する。

● **動物別にみる原因菌**

ネコ	イヌ	ヒト
Pasteurella multocida (75%)	Pasteurella canis (50%) Capnocytophaga canimorsus	Streptococcus anginosus Eikenella corrodens 50%に嫌気性菌 (Prevotella spp. Porphyromonas spp.) が関与し,大半はβ-ラクタマーゼ産生菌である

(DA Talan et al. N Engl J Med 1999 ; 340 : 85-92 より)

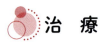

治療

- 十分な洗浄,疼痛コントロールも重要。また特に手の場合は腱,滑膜,さらに深部組織への影響を評価目的に整形外科にコンサルトする。

Empirical therapy

- アモキシシリン/クラブラン酸 (アモキシシリンとして) 90 mg/kg/day 分 2, 10 日間 (腱滑膜炎合併例 2-3 週間, 骨髄炎合併例 4-6 週間)

β-ラクタム薬アレルギーが疑われる場合

- ST 合剤 (トリメトプリムとして) 10 mg/kg/day 分 2
  ＋クリンダマイシン 30 mg/kg/day 分 2 (脱カプセル)

- 予防投与はリスクが高い場合に行う:創の状態 (挫滅創, 穿通創), 場所 (顔, 手, 足, 陰部), 免疫不全者。

- 予防もアモキシシリン/クラブラン酸を治療と同量で 3 日間行う。

- 破傷風ワクチンの接種歴を確認する。

Chapter 9 発熱性発疹症の診かた・皮膚軟部組織感染症

7 熱傷感染

頻度：★★☆☆☆　重症度：★★★★☆

疾患のトリセツ

- 皮膚は重要な免疫バリアである。加えて熱傷患者は液性，細胞性，好中球性の免疫異常を起こすと考えられており，熱傷は立派な免疫不全状態である。
- 深く，広い熱傷ほど感染を起こしやすい。
- 受傷後 6-10 日に発生しやすい。
- 明らかな膿，発赤，腫脹，創傷治癒遅延や皮膚グラフトの脱落などで疑う。局所変色・壊死，熱傷深度の重症化，早期痂疲剥離，痂疲下出血なども重要な所見である。
- 発熱，白血球数，CRP，PCT 上昇などは熱傷そのものでも認めるため，感染に特異的な所見ではない。
- 熱傷部位は必ず菌が定着する。感染と定着の評価は非常に難しい。受傷後 1 週間くらいの間に GNR (*P. aeruginosa*，腸内細菌) が定着する。

診　断

- 熱傷創部下層への菌の侵入を熱傷感染と定義する。
- 皮膚生検で得られた検体で 10^5 cfu/g と認められた場合を診断の Gold standard とする。
- 血液培養は高頻度 (50％) で陽性になるため，複数セット採取する。
- 医療関連感染の評価も同時に行う。
- 皮膚科医，形成外科医などと連携し，感染巣のデブリドマンを行う。
- *S. aureus* ＞ *P. aeruginosa* ＞ *Candida* が原因菌となる。熱傷受傷後 48 時間以内では GAS が多い (局所予防を行うようになり激減した)。

263

GNRのほうが急速に悪化する (8-12時間)。

- 先行抗菌薬投与は真菌保菌のリスクである。

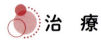治 療

- 創部感染を強く考えた時のみ，GPCおよび *P. aeruginosa* に対する抗菌薬を使用する。治療期間は局所所見が改善するまで。

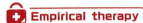

- セフェピム 100 mg/kg/day 分2
  ＋バンコマイシン 60 mg/kg/day 分4

- 菌が明らかになれば適切に de-escalation する。

- 予防的な全身抗菌薬は行わないが，局所投与を行うことで局所における菌量が低下し，創部下層への侵入が減る。GPC, GNR (*P. aeruginosa* 含む), *Candida* に対する効果がある。

局所予防

- スルファジアジン銀塗布

- 免疫グロブリン値が低下 (IgG≦300 mg/dL) することがあるため，補充目的の IVIG 投与を考慮する。

Chapter 9 発熱性発疹症の診かた・皮膚軟部組織感染症

8 猩紅熱

頻度：★★★☆☆　重症度：★☆☆☆☆

疾患のトリセツ

- ☑ 猩紅熱は GAS 咽頭炎や GAS による皮膚軟部組織感染症に関連し，融合性のびまん性紅斑を特徴とする。全身状態は比較的保たれる疾患で，学童期に好発する。
- ☑ 体幹から発症し，四肢に拡大する。手掌足蹠は spare される。
- ☑ 紅斑は丘疹とは別のやや粗雑なザラザラした表面を呈し，紙やすり様皮疹 (sandpaper-like rash) といわれる。
- ☑ 頬部は発赤を認めるが，口囲蒼白 (circumoral pale) になる。
- ☑ 肘，脇など関節屈曲面に線状の発赤を伴い，Pastia's lines と呼ぶ。
- ☑ 第 1-2 病日に発症し，6-9 日間持続する。落屑を伴い，紅斑中心から剥がれる。
- ☑ イチゴ舌，口蓋点状出血など口腔粘膜所見を伴うことが多く，経過の後半に認められることがある。

 ## 診　断

- 猩紅熱は臨床診断である。診断基準はない。
- GAS 感染症に伴って，バイタルが保たれているびまん性紅斑を見つけた場合に考慮する。鑑別疾患が重要となる。

猩紅熱様の皮疹をきたす疾患

- 川崎病
- *Arcanobacterium hamolyticum* 感染症：10 代に多く，GAS 咽頭炎，猩紅熱に似た症状を呈する。リウマチ熱は起こさない
- ブドウ球菌性熱傷様皮膚症候群 (SSSS)

- Staphylococcal scarlet fever：猩紅熱と異なり，口囲蒼白やイチゴ舌は起こさない
- 伝染性紅斑：特に slapped cheek を伴う場合
- TSS：バイタルとその他所見（腹部症状，眼瞼結膜発赤など）が重要
- バンコマイシンによる vancomycin infusion reaction

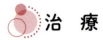 治　療

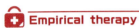 Empirical therapy

- アモキシシリン 50 mg/kg/day 分 1-2，10 日間

Chapter 9 発熱性発疹症の診かた・皮膚軟部組織感染症

9 多形紅斑

頻度：★★★☆☆　重症度：★☆☆☆☆

疾患のトリセツ

☑ 多形紅斑（erythema multiforme；EM）を疑ったらまず不要な薬剤をすべて中止し，診察で皮膚粘膜病変を確認する。粘膜病変が重度の場合は SJS/TEN も疑う。

☑ 口腔粘膜病変は症例の 1/4 で合併しうる。その場合，頸部リンパ節腫脹が認められる。

☑ 病変分布は左右対称で，手掌に所見が出ることも有名である。

☑ EM の皮膚症状といえば "target lesion" である。薄暗い中心壊死を伴う円形（ないし卵形）の紅色斑で，無症候の場合も瘙痒感を伴う場合もある。

☑ ただし名前の通り多形で，さまざまな皮疹（紅斑，丘疹，水疱，小水疱）を呈することがあり，紅斑中心の変化がじんましんと類似し，よく間違えられる。

☑ 基本は臨床診断だが，皮膚生検が役立つ。

☑ 感染症では HSV（最多），*Mycoplasma pneumoniae* 感染症が原因として有名。その他原因は多岐にわたる。

☑ HSV 感染症の 10-14 日後か，無症候性の HSV 再活性化後に EM を発症する。再発性 EM の場合は HSV を強く疑う。

● 多形紅斑の原因となる疾患

感染症 (>90%)	ウイルス	HSV VZV, EBV, CMV, アデノウイルス, 肝炎ウイルス, コクサッキーウイルス, パルボウイルス B19, HIV, SARS-CoV-2
	細 菌	*M. pneumoniae* *C. psittaci*, *Salmonella*, 結核
	真 菌	ヒストプラズマ症, 皮膚糸状菌
薬 剤		NSAIDs, 抗菌薬, ワクチン, 抗けいれん薬, アロプリノール
全身性疾患		IBD, SLE, ベーチェット病

IBD：inflammatory bowel disease　　SLE：systematic lupus erythematosus

● 多形紅斑とじんましんの違い

	多形紅斑	じんましん
持続期間	同部位に数日間継続	一過性 (多くは数時間)
形 態	円形, 卵形	非対称性多型でグロテスク (bizarre)
表皮の変化	あり 中心壊死, 薄暗く, 水疱や痂疲を伴う	なし
経 過	ほとんどの病変が数日以内に出現する	新しい病変が出現し続ける
浮腫の有無	なし	あり (手, 足, 眼瞼など)
分 布	末端に多い	全体的

治 療

- 1-3 週かかって自然軽快する。色素沈着を残す。
- HSV に関連する再発性 EM は抗ウイルス薬での治療を考慮する。
- 対症療法は抗ヒスタミン薬を投与する。またステロイド (weak～mild) の局所投与を考慮する。

Chapter 9 発熱性発疹症の診かた・皮膚軟部組織感染症

伝染性膿痂疹

頻度：★★★★★　重症度：★☆☆☆☆

疾患のトリセツ

- ☑ 伝染性膿痂疹（とびひ）は S. aureus，GAS による感染症で非常にコモンな疾患である。
- ☑ 2-5 歳，夏から晩秋にかけて多い。不衛生，込み合った家庭環境，高湿度，皮膚炎の既往，皮膚の傷が発症リスク因子である。
- ☑ 非水疱性，水疱性に分類される。
- ☑ 臨床診断し，スキンケアと抗菌薬で治療する。

● 伝染性膿痂疹の鑑別

	非水疱性	水疱性
頻度	7 割	3 割
病原体と好発年齢	S. aureus：全年齢 GAS：2 歳未満は稀	S. aureus の exfoliative toxin（表皮剥離毒素）による。乳児や年少児に多い。GAS はほとんどない
好発部位と皮膚所見	顔や四肢などの傷（虫刺痕，擦り傷）がベース 小水疱，膿疱から発症し，最終的に黄褐色の痂疲を形成する	毒素によるため健常皮膚にも起こりうる 破れやすい水疱，膿疱疹である。破れると鱗屑を伴う薄いびらんを形成する
症状	軽度の痛みや瘙痒感を呈することがある。局所リンパ節腫脹や紅斑がみられることもある 治療をせずとも 2 週間程度で瘢痕を残さず自然軽快する	局所リンパ節腫脹や全身症状は伴わない Nikolsky 現象（一見正常にみえる皮膚に圧力をかけると簡単に表皮が剥離する）は陰性 瘢痕を残さない
蜂窩織炎	合併しうる	ほとんど合併しない
その他	GAS 性だとリンパ節炎や猩紅熱，急性糸球体腎炎を合併しうる（リウマチ熱は基本的に起こさない）	S. aureus 性だと SSSS の局所的な症状であると考えられている

269

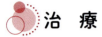 治 療

- 治療は病変の菌量の減少と清潔を行い，拡大予防することを目標に行う。特に手指衛生行動は拡大を防ぐために重要である。
- 抗菌薬による局所治療を行う。
- 蜂窩織炎，毛囊炎，皮下膿瘍，化膿性リンパ節炎など合併している場合や，病変数が多い場合，およびアウトブレイクセッティングにおいては内服抗菌薬も併用する。

 Definitive therapy

局所療法
- フシジン酸外用薬 3 回/day，5 日間

内服治療
- セファレキシン 50 mg/kg/day 分 2-3，5-7 日間

MRSA を考慮した場合（改善が悪い，もともと保菌している）
- ST 合剤（トリメトプリムとして）10 mg/kg/day 分 2，5-7 日間

Chapter 9 発熱性発疹症の診かた・皮膚軟部組織感染症

突発性発疹

頻度：★★★★★　重症度：★★☆☆☆

疾患のトリセツ

- ☑ 突発性発疹は，ヒトヘルペスウイルス 6B と 7 型 (HHV-6B, 7) が主な原因ウイルスである。
- ☑ これまで生後 6 カ月未満や 5 歳以上での発症は稀で，特に生後 6-12 カ月での発症が多いとされてきた。しかし 2012-2019 年の調査では罹患年齢の上昇が指摘されており，1 歳未満での発症は全体の 31.2% と減少し，2 歳以上が 19.6％ と増加している[8]。
- ☑ 生後 5 歳までにほとんどの小児が罹患する。
- ☑ ほとんどの保護者は無症状で HHV-6B, 7 を保有し，唾液などから家庭内感染するため，発症時期に季節性はない。HHV-6B, 7 の順に人生で 2 回まで初感染がある。
- ☑ 国内で実用化されたワクチンはない。

症　状

- 急な高熱 (39℃以上) で発症し，不機嫌でぐったりすることが多い。
- 症例の 1/3 は発熱以外の症状を伴わない。上気道症状や下痢・嘔吐を伴うこともある。
- 永山斑 (病初期に口蓋垂の根元の両側に認められる，粟粒大の紅色隆起) や後頭部リンパ節腫脹 (3-4 日目に出現) が特徴的である。
- 発熱は 3-5 日間続く。解熱と同時期に小紅斑が顔や体幹から出現し，急速に全身に拡大する。落屑や色素沈着は伴わない。

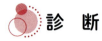
診　断

- 急な高熱と，解熱と同時に発疹が出現する症状から臨床診断する。しかしHHV-6感染症のうち皮疹を伴うのは2割ほどであり，臨床診断できない場合も多い。
- 検査診断には血清のPCRやIgM抗体の上昇などが用いられるが，免疫不全者における再活性化を疑う場合などに限られる。

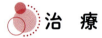
治　療

- 特異的な治療はない。免疫不全者のHHV-6感染症には抗ウイルス薬（ガンシクロビル，ホスカルネット，シドフォビルなど）を用いることがある。
- 合併症として有熱性けいれんや脳炎を伴うことがある。

Chapter 9 発熱性発疹症の診かた・皮膚軟部組織感染症

12 麻 疹

頻度：★☆☆☆☆　重症度：★★★★☆

疾患のトリセツ

☑ 麻疹ウイルスによる感染症で，空気感染し，感染力が非常に強い。
☑ 予防接種の効果で 2015 年に日本も麻疹排除国となったが，輸入麻疹などによる集団発生は散発している。
☑ 麻疹は特徴的な症状から臨床診断できる場合もあるが，修飾麻疹は難しい。
☑ 麻疹の検査体制と，職員の麻疹に対する免疫状況を平時から確認する。

症 状

- 10-14 日間の潜伏期間を経て，発疹が現れる 4 日前から 4 日後まで感染性がある。
- 発疹が現れる前に麻疹を疑えるとしたら，麻疹様症状のある者との接触歴，海外渡航歴や渡航者との接触，そしてコプリック斑だろう。

カタル期（2-4 日間）

- 38℃前後の発熱で発症し，咳嗽，結膜炎，鼻汁などを伴う。
- コプリック斑は 1 mm ほどの小さな白色の斑点であり，下顎臼歯の近くに現れやすく，急速に頬粘膜全体に広がるが，12-72 時間で消退してしまう。

発疹期（3-4 日間）

- 発疹が現れ始めるのは，呼吸器症状がピークに達したころや，コプリック斑が出現した 2-3 日目である。

- 斑状から丘疹状の紅斑が前額部や後頭部から始まり，3日以内に体幹や四肢に広がり，特に体幹では皮疹が融合する。
- 発疹が3-5日間続いた後で頭側から尾側に向けて退色し，色素沈着を伴うこと特徴的である。
- 二峰目の発熱は40℃近いが，発疹の出現から2-3日後でピークに達し，速やかに解熱する。

検査診断

- PCR検査（咽頭ぬぐい液，血液，尿など）が有用である。地方衛生研究所などに依頼する。PCR検査はIgM抗体価が上昇し始める前から陽性となり，ワクチン接種の影響を受けないため有用である。
- あわせて血清抗体価も提出し，急性期のIgM抗体価の上昇や，10日間以上開けた回復期のペア血清でIgG抗体価の4倍以上の上昇で診断できる。
- ただし発疹出現後72時間以内は，約20％でIgM抗体価が偽陰性となることに注意する。
- またワクチン接種者やパルボウイルスB19，デングウイルス，HHV-6/7感染の急性期でもIgM抗体が偽陽性になることにも注意が必要である。

修飾麻疹

- ワクチン接種者において免疫が低下してきた時期に罹患した際，症状の一部しか認めない。そのため診断が非常に難しく見落とす危険性が高い。
- 弱毒型の発症様式で，症状は軽微で，合併症を伴うことは稀である。
- 潜伏期間が14-20日間に延び，他者への感染性がある。

- 診断も隔離も難しい現状では，麻疹含有ワクチンの定期接種率を流行抑制に必要な95％以上に維持することが肝要である。診察した子どもの母子手帳を確認し，2回の接種が完了しているか確認したい。
- もちろんのこと，医療従事者の適切なワクチン接種も重要である。

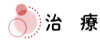
治　療

- 特異的な治療薬はない。
- 重症麻疹の小児に対して，米国ではビタミンAの経口投与が推奨されている（日本で麻疹への保険適用はない）。

> - 生後6カ月未満児：50,000IU/day 分1，2日間
> - 生後6-11カ月児：100,000IU/day 分1，2日間
> - 12カ月以上：200,000IU/day 分1，2日間

- ビタミンA欠乏症の臨床所見を認める場合，2-4週間後に3回目の投与を行う。
- 接触者への対応として免疫グロブリン投与が選択肢となる。

合併症

- 麻疹発症者の約30％にひとつ以上の合併症を認め，死亡率は約0.2％とされている。

肺炎・急性中耳炎

- 合併率は7-9％と最も多い。二次性細菌性肺炎や人工呼吸器関連肺炎は1-6％，下痢は8％に合併する。自然解熱しない場合は肺炎や中耳炎などを検索する。

急性脳炎

- 麻疹患者 1,000 人中約 1 人に発症し，年長児から成人に多い。発疹出現後 6 日目頃に発熱，頭痛に神経症状を伴い発症する。

麻疹脳炎

- 致死率は約 15％で，生存者の約 4 分の 1 がけいれんや精神遅滞などの長期にわたる後遺症を残す[1]。

亜急性硬化性全脳炎（SSPE）

- 5 歳未満では麻疹患者 1,367 人に 1 人とされる。2 歳以前の麻疹罹患歴が関連しており，典型的な麻疹から 7-10 年（範囲 2-30 年超）経過した後で発症する。

- 軽度の気分障害，多動，認知機能低下などで発症し，最終的には昏睡に至り，通常は 3 年以内に死亡する。

- 脳波異常と髄液中の抗体価上昇や，オリゴクローナルバンド陽性で診断する。

Chapter 9 発熱性発疹症の診かた・皮膚軟部組織感染症

13 風　疹

頻度：★★☆☆☆　重症度：★★★☆☆

疾患のトリセツ

- ☑ 風疹ウイルスにより飛沫・接触感染を起こす。感染力が強い。
- ☑ 自覚症状が軽微であり，静かに流行が広がる恐れがある。
- ☑ 風疹と先天性風疹症候群 (congenital rubella syndrome；CRS) はワクチンで予防できる疾患だが，発生を食い止められていない。

症　状

- 発疹，リンパ節腫脹，発熱が3主徴とされる。いずれの症状も軽度で，50％の症例では無症候性となる。

- 14-21日（平均18日）の潜伏期間を経て，発熱，咽頭痛，結膜充血，リンパ節腫脹など非特異的な症状を呈す。リンパ節は耳介後部および後頭下部で腫脹を認める。ただし乳幼児では先行するカタル症状を伴うことは稀である。

- 先行症状に続いて小紅斑から丘疹状の発疹が出現する。顔から始まり24時間以内に全身へ広がると，2-3日かけて出現時と同じ頭尾方向で消えていく。発疹の持続期間は3日間程度である。

- 猩紅熱や麻疹のような皮疹を呈すこともあるが，落屑や色素沈着は伴わない。

診　断

- IgM抗体価が単独で上昇している場合，または2週間間隔でのペア血清間でIgG抗体価に4倍以上の上昇を認めた場合に診断する。

- IgM 抗体は発疹出現の 1-3 週間後しか検出できない場合がある。パルボウイルス B19 感染，リウマチ因子の保有により IgM が偽陽性となることにも注意が必要。

治　療

- 特異的な治療はない。
- 合併症は麻疹よりも稀だが，血小板減少性紫斑病や急性脳炎が知られている。
- 妊娠初期の妊婦が罹患すると，胎児に CRS を生じる可能性がある。CRS は白内障，感音難聴，心奇形を 3 主徴とし，全身性リンパ節腫脹，子宮内発育遅延，肝脾腫などをきたす。
- 心臓，眼，脳，聴覚系に永続的または進行性の症状を呈し，長期の後遺症が残る予後不良な疾患である。
- 感染可能期間に妊婦との接触があった場合は，その妊婦に産婦人科への受診を促す。
- 接触者への免疫グロブリン投与により臨床症状を抑制できるが，感染の予防はできず，接触した妊婦に投与しても CRS の乳児が生まれることがある。
- CRS 予防はワクチン接種の普及に尽きる。風疹ワクチンの定期接種を受けられなかった「昭和 37 年 4 月 2 日～昭和 53 年 4 月 1 日生まれの男性」を対象に，風疹の抗体検査と予防接種が原則無料で実施されている。小児科受診者の家族に対象者がいれば，受検や接種を推奨する。

Chapter 9 発熱性発疹症の診かた・皮膚軟部組織感染症

14 水　痘

頻度：★★☆☆☆　重症度：★★★☆☆

疾患のトリセツ

☑ 水痘・帯状疱疹ウイルスによって飛沫，空気，接触感染で発症する。
☑ 2014 年の水痘ワクチン定期接種化により報告数は激減し，冬から春に流行していた。
☑ 新型コロナウイルス流行後は報告数がさらに減り，季節的な偏りも減っている。

症　状

- 潜伏期間は 10-21 日間で，発疹と発熱が主徴である。
- それぞれの発疹が 2-3 日かけて「紅斑→紅斑状丘疹→透明な液体の入った小水疱→痂皮」と変化する。新規の発疹が出現するのは 3-6 日間ほど続くため，新旧さまざまな段階の発疹が同時に混在するのが特徴である。
- 小水泡は不規則な形の紅斑を伴う。24-48 時間後に水疱内部は混濁し，痂皮化すると中央に特徴的なくぼみが現れる[1]。
- 発疹は頭皮，顔面，体幹から出現して四肢など全身に広がる。咽頭などの粘膜にも病変を伴うことがある。
- ワクチン未接種の小児では病変が 300 個を超えることがある。
- 約半数の症例では，発疹が現れる 48 時間前から発熱，頭痛，腹痛などを伴うことがある。
- 感染可能期間は発疹出現の 48 時間前から発疹出現の 4-5 日後，またはすべての水疱が痂皮化するまでとされている。
- 近年，ワクチン接種後の水痘罹患 (breakthrough varicella；BV) の

割合が増加している。BV では発疹の数が少なく重症度も低いとされるが，典型的な水疱や痂皮を形成しないこともあるため臨床診断が難しい。

 診　断

- 基本的には特徴的な皮疹から臨床診断する。
- 臨床診断が困難な場合は抗原検査を行う（水疱内容液や潰瘍底の上皮細胞を拭う）。免疫不全者などでは PCR 検査を行うこともある。
- IgG 抗体価は血清抗体価も利用できるが迅速性に乏しい。
- 合併症として皮膚病変を侵入門戸とした二次性細菌感染症（GAS や *S.aureus*）を起こす。発疹を中心として GAS 感染による壊死性筋膜炎（水痘性壊疽）を起こすこともある。
- 神経学的疾患として小脳失調，脳炎，髄膜炎，ギラン・バレー症候群，横断性脊髄炎，急性散在性脳脊髄炎，虚血性脳卒中などがある。他に血小板減少症，関節炎，肺炎などがある。
- 母親が水痘を発症してから 5 日以内，または発症 2 日前に生まれた新生児は，進行性の水痘感染症を発症することがあり，未治療の場合の死亡率は 30％ である。

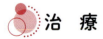 治　療

- 基本的には自然軽快を得られる疾患であり，抗ウイルス薬の投与は必要ない。
- 水痘の重症化リスクのある「12 歳以上のワクチン未接種者，慢性皮膚疾患，慢性肺疾患，長期間のサリチル酸療法（アスピリンなど）を受けている者，ステロイド薬の全身投与や吸入を受けている者」には治療を積極的に考慮する。

- アシクロビルまたはバラシクロビルの内服を 48 時間以内に開始することで，発熱期間，瘙痒感，新規発疹の出現期間，発疹の総数の軽減が期待される。

Definitive therapy

- アシクロビル 80 mg/kg/day, 分 4（1 回最大 800 mg），5 日間
- バラシクロビル 60 mg/kg/day, 分 3（1 回最大 1000 mg），5 日間

- 悪性腫瘍，造血幹細胞移植，高用量ステロイド療法，HIV 感染者，分娩前 5 日以内または分娩後 2 日以内に母親が帯状疱疹を発症した場合の新生児の帯状疱疹，肺炎や脳炎の合併例にはアシクロビル静注を行う。

- 1 歳未満：30 mg/kg/day を 8 時間ごとに 1 時間かけて点滴静注する
- 1 歳以上：1.5g/m^2/day を 8 時間ごとに 1 時間かけて点滴静注する
- 投与期間：7 日間または新たな病変が 48 時間以上出現しないときまで

Chapter 9 発熱性発疹症の診かた・皮膚軟部組織感染症

15 手足口病

頻度：★★★★★　重症度：★★☆☆☆

疾患のトリセツ

- ☑ 手足口病 (Hand, Foot and Mouth Disease；HFMD) はコクサッキー A16 (CA16)，CA6，エンテロウイルス 71 (EV71)，EV6 などのエンテロウイルスが原因となる。
- ☑ 夏季に流行して秋冬にかけて減衰することが多いが，2024 年には秋冬にも大流行している。
- ☑ 年によっては EV71 が流行し，無菌性髄膜炎，脳炎や重篤な呼吸循環障害を合併して死亡例が生じることもある。
- ☑ 乳幼児が主だが，保護者など成人も罹患する。
- ☑ 唾液や便に長期間ウイルスが排泄されるため，感染対策が困難である。またエンベロープがなくアルコール擦式消毒が効果がないため，流水石鹸による手洗いを励行する。

症状・診断・治療

- 4-7 日間の潜伏期間に続いて 2-3mm の紅斑や斑状丘疹が出現し，一部は小水疱となる。
- 部位は手掌，足底，口腔粘膜が多い。手背や前腕，足背や下腿，腰部や臀部にも認める。
- 皮疹はかゆみを伴うことは少ない。
- 口粘膜には小潰瘍を呈することもあり，疼痛により経口摂取が低下する。
- これらの皮膚粘膜所見は 3-7 日間で消退する。痂皮形成や色素沈着はしない。

- CA6 では手足口病の発症から数週間後に，無痛性の爪脱落を認めることがある。
- 発熱は約 1/3 に認め，皮疹と同時期に認める。
- 臨床所見で診断する。
- 意識障害，けいれん，嘔吐，頻脈，息切れ，チアノーゼなどは重症化リスクが高い[9]。
- 特異的な治療はない。
- エンテロウイルス感染症には，他に髄膜炎や脳炎，急性弛緩性脊髄炎，心筋炎など重症疾患もある。

 鑑別疾患

- 類似の病態として，コクサッキーウイルス A，B やエコーウイルスによるヘルパンギーナがある。
- 高熱とともに，軟口蓋を中心とした融合性のない 1-2 mm の粘膜疹を認め，水疱や潰瘍を呈す。

Chapter 9 発熱性発疹症の診かた・皮膚軟部組織感染症

16 伝染性紅斑

頻度：★★★☆☆　重症度：★★☆☆☆

疾患のトリセツ

☑ 伝染性紅斑 (erythema infectious) はパルボウイルス B19 による，いわゆるりんご病である (海外では 5th disease ともいう)。
☑ ワクチンで予防できず，飛沫感染により春に小流行をきたす。
☑ 15 歳までに約 50％の小児が IgG 抗体を持つ。
☑ 伝染性紅斑の他にも多発性関節症候群，再生不良性貧血クリーゼ，赤芽球ろうなどを引き起こす。

症状・診断・治療

- 約 8 日間の潜伏期間に続き，約 3 週間後に顔面の発疹が現れる。
- 典型的な頬の紅斑 (平手打ち様紅斑) が出現したあと，発疹は体幹や四肢に広がりレース状の網目模様を呈する。
- 発疹時の IgM 抗体の上昇で診断する。IgM は一次感染後 2-3 カ月間は検出される。
- IgG 抗体は生涯検出されるため急性感染の診断にはあまり有用でない。
- 血清の定量的 PCR 検査は高感度かつ特異的で，ウイルス量で感染時期を推定できる。
- ただし，いずれの検査も小児の場合は保険適用外である。
- パルボウイルス B19 による papular-purpuric gloves-and-socks syndrome (PPGSS) では，手足に限局する紫斑や点状出血を呈し，しばしば発熱や口腔や性器の病変を合併する。
- 特異的な治療法はない。発疹が出現するころには感染力はない。

Chapter 9 発熱性発疹症の診かた・皮膚軟部組織感染症

17 カポジ水痘様発疹症

頻度：★☆☆☆☆　重症度：★★★★☆

疾患のトリセツ

- ☑ カポジ水痘様発疹症 (eczema herpeticum；EH) はアトピー性皮膚炎 (特にコントロールにステロイド全身投与など免疫抑制を行っている場合) ＋HSV 感染症 (初感染，再発ともにある) を特徴とする疾患である。
- ☑ 典型的には同一形態 (同じステージ)，水疱 (最終的に膿疱化→痂疲化する) を特徴とした皮疹を全身 (頭，頸部，体幹が最も多い) に呈し，天然痘に所見が似ることがある。
- ☑ 発熱，悪心，リンパ節腫脹，皮疹部の痛みも伴う。
- ☑ 重症化すると髄膜炎，脳炎，多臓器不全をきたすことがある。

 診断・治療

- 診断には水疱内容物の HSV-PCR や Tzanck test を用いる。
- 治療介入が遅れるほど入院期間が長引く傾向があり，結果がすぐに出ない場合は臨床診断でアシクロビルの全身投与をはじめる。

➕ Empirical therapy

- アシクロビル 30 mg/kg/day 分 3 (点滴静注)，最低 7 日間，経過によって延長
- 免疫不全がなく，改善傾向にあればバラシクロビルへの内服変更は可能

- 皮膚の二次性細菌感染症に注意が必要で，HSV 角膜炎の確認のため眼科受診を促す。
- 皮疹は 2-6 週間で改善することが多い。

〔参考文献〕
1) S. Long et al. Principles and Practice of Pediatric Infectious Diseases 6th Edition, Elsevier, 2022
2) R Oboodi et al. Clin Case Rep 2023；11：e8158. PMID：37942186
3) LR Putnam et al. J Pediatr Surg 2016；51：1022-5. PMID：27233372
4) RF Breiman et al. JAMA 1993；269：390-1. PMID：8418347
5) E Lappin et al. Lancet Infect Dis 2009；9：281-90. PMID：19393958
6) M Wharton et al. MMWR Recomm Rep 1990；39：1-43. PMID：2122225
7) DA Talan et al. N Engl J Med 1999；340：85-92. PMID：9887159
8) 鳥越貞義. 臨床とウイルス 2024；52：51-7
9) Z Yi et al. PLoS One 2022；17：e0267716. PMID：35482791

Chapter 10

骨・関節感染症

骨・関節感染症を疑ったときのフロー

```
フォーカス不明の発熱
跛行
関節炎
皮膚の発赤など
```
↓
```
全身の骨格と関節を診察する
皮膚の発赤・熱感
骨の叩打痛
関節の運動時痛や可動域制限
```
↓
```
血液培養を最低2セット
血算，赤血球沈降速度，
凝固系，超音波検査，
MRI検査，X線検査
```
↓
```
骨髄穿刺や関節穿刺について
整形外科医などに
速やかにコンサルト
```
↓
```
穿刺液をGram染色
培養，細胞数に提出
```
↓
```
Empirical therapyを開始
セファゾリン 150 mg/kg/day 分3
```

関節炎：関節腫脹を認める場合，
または下記のうち2つ以上を認める場合
- ☑ 運動時痛
- ☑ 可動域制限
- ☑ 軟部組織の熱感・発赤

主な問診事項
- ☑ 年齢
- ☑ 先行症状の有無：
  上気道症状，口腔内アフタ，胃腸炎症状など
- ☑ 周囲の流行疾患，骨髄炎の発症状況
- ☑ ワクチン接種歴：Hib, 肺炎球菌など
- ☑ 既往歴：免疫不全，無脾症，鎌状赤血球症
- ☑ 家族歴：HLA-B27関連疾患，リウマチ関連疾患
- ☑ 爬虫類，ネズミ，マダニとの接触歴

Chapter 10 骨・関節感染症

1 急性血行性骨髄炎

頻度：★★★☆☆　重症度：★★★☆☆

疾患のトリセツ

☑ 骨髄炎は血行性が多く，血液培養を 2 セット以上採取すべき疾患である。

☑ 下肢，長管骨の骨幹端に発症しやすい。

☑ 治療当初から MRSA カバーを行うと，培養が得られないときに引けなくなり，長期間の治療が難しくなる。

☑ 児の全身状態，バイタルなどを注意深くみながら，まずはセファゾリンを開始する。

☑ 内服スイッチが可能な疾患であるが，必ず内服アドヒアランスを確認すること。

疫　学

- 10 万小児あたり 1.2-1.3 人/年ほど発症する[1]。
- 男児が女児の 2 倍多く，乳幼児に多い（<5 歳が 50%，<2 歳が 25%）。
- 基本的には 1 つの骨に発症する。
- 発症骨は下肢（50%以上）や長管骨が多いが，10-25%は短管骨や非管骨を含む。
- 全年齢で関節炎を合併しうる。特に 18 カ月未満は関節炎を合併しやすい Transphyseal vessels という骨から関節腔へ流入する血管が残存するためである。

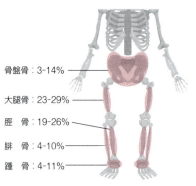

● **骨髄炎の好発部位**
(CR Woods et al. J Pediatric Infect Dis Soc 2021；10：801-44 より作成)

原因微生物

- *S. aureus* が 70-80%，GAS が 10-15%，*S. pneumoniae* が 2-5% であり，*S. aureus* が最も重要な原因菌である。

- *Kingella kingae* は 4 歳未満の骨髄炎の重要な原因菌といわれているが，その割合は文献によりさまざまである。保育所などでアウトブレイクが起きれば主要な原因菌となりうる。PCR を用いた研究では培養陰性の骨髄炎の多くを占めるといわれている。

- 爬虫類の飼育歴のある場合，*Salmonella* spp. はときに原因となる。鎌状赤血球症患児では最も主要な原因菌となる。

- *S. agalactiae*（GBS）は新生児および早期乳児において重要な原因菌となる。

- BCG による骨髄炎の発症率は 10 万接種に 0.2 件程度とされ，忘れてはならない[2]。

疑いかた

- 「発熱＋局所所見」があるとき
- 蜂窩織炎を疑ったとき：蜂窩織炎よりも発赤の辺縁が不明瞭なことが多い
- 局所所見があるとき：四肢を動かさない (pseudoparalysis)，病変部位の自発痛，圧痛，発赤，腫脹など（局所所見を認めないこともあるので注意）
- 跛行があるとき
- 熱源を特定できていないとき（特に乳児）

注：脳性まひなどで寝たきりの患者の場合は骨折との鑑別が難しい

診 断

身体所見

- 病変部の圧痛，発赤，腫脹，熱感を確認するが，四肢でないとわかりにくい。
- 骨の端を叩打すると，病変部位に痛みが誘発される。また発赤のないところの圧痛は，蜂窩織炎より骨髄炎を考える。

血液検査

- CRP や血沈の上昇を認めるが，特異的な所見はない。
- CRP 陰性だけで骨髄炎を除外してはいけない[3]。
- 治療に反応した場合，血沈は 3 週間程度で正常化し，CRP はおおよそ 1 週間で正常化（＜2 mg/dL）する[4]。

画像検査

- 単純レントゲン写真は発症後 10-21 日経て，骨膜反応，骨融解像などの所見が出る。

- 初期（発症3日くらい）は軟部組織の腫脹くらいしか認めず，骨量が半減すると単純レントゲン写真で骨融解像として認められる。
- MRIが最も有用でT2強調画像で高信号を呈する。
- 周囲の軟部組織への炎症波及および膿瘍の有無も評価できる。
- 骨盤骨，椎骨（および椎間板）の評価にもMRIは優れている。
- 骨髄炎診断においてCTがMRIに勝る点は限られている。慢性的な骨破壊の程度や手術に際する解剖学的な評価に優れる。

培養検査

- 血液培養は超重要である。およそ半数が陽性になるので，必ず2セット以上を採取する。
- 骨膜下膿瘍や亜急性・慢性骨髄炎による腐骨，骨膿瘍を合併している場合は通常培養および嫌気性培養，抗酸菌培養も同時に行う。
- 2021年の米国PIDSのガイドライン[1]では骨髄液や膿の吸引／生検による侵襲的な培養検査も提案された。
- これらを急性期に採取することは難しいかもしれない。それでも血液培養が陰性の場合には，骨髄液や膿を用いた16sリボソーマルRNA解析などが有用になり得る。侵襲的に得た検体は可能な限り保存しておく。
- 培養陰性の骨髄炎は一般的に原因菌判明例に比べ軽症である[4]。

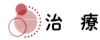
治 療

- 骨髄炎を疑って血液培養を複数セット採取したら，経静脈的抗菌薬を開始する。
- 骨生検や吸引検体は抗菌薬開始から24-48時間後でも培養陽性率は低下しない[1]。
- ①臨床所見（最も大事），②血液培養陽性例か否か，③炎症反応低下などの要件をクリアすると内服治療が可能であり，原因菌により最終的な

治療期間が決まる。

🅲 Empirical therapy

S. aureus(MSSA)をターゲットに下記で治療を開始
- セファゾリン 150 mg/kg/day 分 3

- セファゾリンは GAS, GBS, *K. kingae* などに対してカバーがあり，ほぼ外さない。
- MRSA カバーは児の全身状態が悪いとき，ないし培養陽性例に限ったほうがよい。血液培養陽性例は 50％程度であり，逆に言うと陰性の場合も多い。
- MRSA 率が 10-20％を超えている地域では Empiric に MRSA カバーすべきとの意見もある。しかし培養陰性だった場合には de-escalation できなくなり，内服のよい選択肢がなくなってしまう。

🅳 Definitive therapy

培養結果に合わせる

MSSA の場合
- セファゾリン 150 mg/kg/day 分 3

MRSA の場合
- バンコマイシン 60 mg/kg/day 分 4
  年齢や腎機能に応じて要調整。(『抗菌薬編』p.160 参照)

GBS, GAS の場合
- アンピシリン 200 mg/kg/day 分 4
- セファゾリン 150 mg/kg/day 分 3

内服治療

- 次の項目を満たしている場合は，血液培養陽性時に菌血症治療期間を経ていれば内服変更可能である[5]。

> ① 解熱している
> ② 臨床所見が改善している
> ③ 炎症反応が正常化している（CRP＜1mg/dL，血沈20%以上低下などさまざま）
> ④ 内服可能である

 内服治療の推奨

セファゾリンで経過良好であった場合
- セファレキシン 100 mg/kg/day 分 3-4

GBS や GAS が原因菌であり，アモキシシリン内服が可能な場合
- アモキシシリン 90 mg/kg/day 分 3

MRSA の場合

クリンダマイシンに感受性
- クリンダマイシン 40 mg/kg/day 分 3

クリンダマイシン耐性
- ST合剤（トリメトプリムとして）10-12 mg/kg/day 分 2

- クリンダマイシンを選択する場合は，開始前に"隠れクリンダマイシン耐性"がないかDテストなどで確認する。

- ただし，日本はカプセル製剤しかないため，乳幼児期は脱カプセルを要する。この味がひどい。苦みが強いうえに長く，30分くらいは舌がずうぅっとニガイ。

- それでもバンコマイシンよりは忍容性と安全性の利点がある[1]。クリンダマイシンに香料を加えることで，服薬アドヒアランスが向上する可能性があり，国内では苦味抑制にバニラアイス，練乳，黒みつの有効性が報じられている[5]。

治療期間

- 骨髄炎の治療期間は 3-6 週。筆者は基本的に 6 週間治療している。
- 3 週間では 19％が治療失敗したという 1975 年の報告[6]以降，3-4 週間の短期治療群とより長期治療群の比較研究は行われていない。
- 2021 年ガイドライン[1]では *S.aureus* による単純型の骨髄炎には 3-4 週間の治療が推奨された。

治療がうまくいかないとき

- 急性血行性骨髄炎の治療失敗によって 3-5％が慢性骨髄炎になってしまう。
- 治療がうまくいっている場合，多くの症例は 3-7 日以内に改善傾向が得られる。CRP や血沈は，治療開始 3 日間は上昇傾向にあるため，あわてない。
- 内服変更した場合はアドヒアランスに注意する。せっかく経静脈治療が奏効して内服変更しても薬が飲めていない場合には，治療失敗のリスクとなる。

Chapter 10 骨・関節感染症

2 化膿性関節炎

頻度：★★★☆☆　重症度：★★★☆☆

疾患のトリセツ

☑ 関節炎とは関節腫脹を認める場合，または下記のうち2つ以上を認める場合をいう。

- 関節の運動時痛
- 可動域制限
- 軟部組織の熱感・発赤

☑ 関節腔の急性細菌感染症（真菌もあり）である。5.2-5.3/10万人[7]。
☑ 全年齢に発生するが3歳未満に多い[8]。
☑ 感染成立には血行性，直接侵入，周囲感染症波及がある。血行性が最も多い。
☑ 一過性菌血症の細菌が滑膜から関節腔に侵入する。
☑ 周囲感染症波及としては骨髄炎が最も重要である。逆に化膿性関節炎から骨髄炎に広がることは稀である。

疫学・所見

- 下肢に多く（全体の80％），大関節および単関節炎が多い。

- 膝35％，股30％，足13％，肘10％，肩5％，手4％

- 原因菌は骨髄炎と変わらない。最も多いのは *S. aureus* である。Hibは予防接種が行われるようになって激減している。

- 上気道症状が先行している→Hib, *K. kingae*
- 口腔内アフタや胃腸炎が先行している→*K. kingae*
- 新生児→*S.aureus*, GNR, GBS, *N. gonorrhoeae*
- 性活動可能な青年期→*N. gonorrhoeae*
- マダニ刺咬後→*Borrelia* による Lyme 病
- ネズミ咬傷の 2-3 日後に発症→*S. moniliformis*
- 慢性的な経過→結核を含めた抗酸菌, *Nocardia*
- 多関節の発症→*N. gonorrhoeae*, *N. meningtidis*, *Salmonella* spp.

疑いかた

- 関節の痛みに続いて,腫脹や発赤が現れるときに疑う。
- 関節所見に発熱,倦怠感などの全身症状を伴う。
- 痛みを訴えられなくても,跛行,四肢を動かさない (pseudoparalysis) などの所見が現れる。
- 乳幼児は関節所見が現れにくく,特に股関節は見落とされやすいので意識的に所見をとる。「オムツを変えると泣く」場合はもちろん,「膝が痛い」,「足が痛い」という場合にも必ず股関節の所見をとる。患側は屈曲,外旋,外転位を保つことが多い。

検査・診断

画像検査

- まず超音波検査を行い,関節液の貯留があるか左右差を確認する。
- 陰性的中率 100%という報告もあるが,非熟練者や発症間もない (< 24 時間) 場合は偽陰性の可能性が増す。陰性の場合は連日でも繰り返し検査する。
- MRI は関節炎の早期発見に有用で,骨髄炎や軟部組織炎との合併も判断できる。

- 単純レントゲン写真は骨折，骨端症，腫瘍の鑑別に有用。関節液貯留の描出に優れ，関節内外の鑑別もできる。

血液検査

- 赤血球沈降速度と CRP の両方を測定し，どちらも陰性であれば化膿性関節炎の可能性は低くなる。

- ただし *K. kingae* の場合は発熱も炎症マーカーの上昇も認めない場合があり，血液検査だけでの除外は難しい。

関節穿刺

- 自施設では誰が関節穿刺をできるのか，把握しておく。

- 採取した関節液は細胞数と培養に提出する。少量しか採れない場合は培養，Gram 染色を優先する。

- 典型的には混濁した外観で，白血球数が好中球優位に上昇している。

培養検査

- 血液培養と関節液培養を提出する。両者を組み合わせると，およそ 60-70%の症例で原因菌が判明する。

- 血液培養は必ず複数セットを提出する。約 40%程度が陽性になる。

- 関節穿刺液培養は診断の肝となる（陽性率は 50-60%）。必ず Gram 染色を行う。関節液そのものに殺菌能があるため，Gram 染色で菌体が見えても培養陰性ということがありうるためである。

● **関節穿刺液結果の評価について**

診　断	白血球/μL（典型例）	範囲/μL	多核球%
正　常	<150	－	<25
化膿性関節炎	>50,000	2,000-300,000	>90
結核性関節炎	10,000-20,000	40-136,000	>50 (10-99)
ウイルス性関節炎	15,000	3,000-50,000	<50
リウマチ熱	25,000	2,000-50,000	>70

- 関節液の培養方法は小児感染症医や検査技師と相談する。通常の好気培養でも想定菌によって培地を選択する。他には血液培養ボトル (*K. kingae* の感度向上)，嫌気培養，培養陰性時に備えた検体保存なども選択肢となる。
- 関節穿刺を行って，化膿性関節炎ではないといえるまで，そのように扱う (単純性関節炎との鑑別方法は後述)。

治 療

- 抗菌薬治療を開始しつつ，外科的治療の必要性を整形外科医と綿密に協議する。
- 抗菌薬治療の基本的な考えかたは骨髄炎と変わらない。

Empirical therapy

- セファゾリン 150 mg/kg/day 分 3

- 関節液 Gram 染色で GPC cluster が見えても培養陰性になることがあるため，ここで MRSA カバーを開始すると，引けなくなることがあるため注意する。
- 基本的に肩関節，股関節は可及的速やかにドレナージが必要である。特に乳児以下の股関節炎の場合，機能予後に直結する。穿刺吸引か開放手術かでは予後は大きく変わらない。
- 米国ガイドラインではステロイドを併用しないことが明記された[9]。

基本的な治療期間

- *S. aureus*，GNR：3-4 週間
- *S. pneumoniae*，GAS，GBS：2-3 週間

- ただし骨髄炎を合併せず，治療開始 1 週間以内に臨床症状が改善し，CRP が一貫して低下傾向にある場合に限り，治療期間を短縮できる[9]。
- *S. aureus*，GAS，*S. pneumoniae*，Hib：10-14 日間 (静注と経口合

わせて）。
- 骨髄炎合併例は骨髄炎の治療期間に合わせる。
- 症状が長い（7日間以上）症例，S. aureus，GNR が原因であるほど予後が悪い。
- 内服変更は可能である。内服薬選択の考えかたも骨髄炎と同様である。内服変更ができる条件は骨髄炎と同じように考えて構わない。菌血症合併例は最低期間経静脈治療を行う。

合併症

- 骨の成長障害，関節の可動域制限などを 10-20％に合併する。発症から数年後に明らかになることもある。
- 生後6カ月未満児，隣接する骨髄炎の合併，肩や股関節，ドレナージや抗菌薬治療が4日以上遅れた場合，S.aureus や GNR が原因，などが合併症のリスク要因となる。

Chapter 10 骨・関節感染症

3 反応性関節炎

頻度：★★☆☆☆　重症度：★★☆☆☆

疾患のトリセツ

☑ 反応性関節炎は"感染症罹患中，後に感染部位とは別に発症する関節炎で，関節液に菌がいない"疾患である。原因は下記の病原体[8,10]。

> 消化管関連：Y. enterocoilitica, Salmonella spp., Shigella spp., Campylobacter spp. , E. coli, C. difficile
> 気道関連：C. pneumoniae, M. pneumoniae
> 性感染症関連：C. trachomatis
> 化膿性関節炎も起こし得る：GAS, N. gonorrhoeae, N. meningtidis

☑ 先行感染と関節炎発症のインターバルは数日から数週間である。
☑ 典型的には多関節に生じ，下肢の大きな関節に発生する。小関節，手首，肘は少ない。
☑ Reiter 症候群は感染症後関節炎，尿道炎，結膜炎の 3 徴を満たすもので，約 8 割が HLA-B27 遺伝子を有している。
☑ 反応性関節炎は症性腸疾患，リウマチ関連疾患，川崎病，自己炎症性疾患，IgA 血管炎などに関連して生じることもある。

診断・治療

- 先行感染の証明（これが難しい）と関節液培養陰性をもって診断する。
- 治療は NSAIDs が基本で，重症例ではステロイドを使用する。
- 診断が確からしいという前提が重要である。化膿性関節炎を否定できたとしても，その他膠原病の可能性などについての評価が必要。小児リウマチ科医と相談することをお勧めする。

301

Chapter 10 骨・関節感染症

4 溶連菌感染症後関節炎

頻度：★★★☆☆　重症度：★★☆☆☆

疾患のトリセツ

- ☑ A群溶連菌咽頭炎後の関節炎でリウマチ熱の診断基準 (Jones criteria) に合致しないような症例で Post streptococcal reactive arthritis (PSRA) と呼ぶ。
- ☑ 感染から3-14日後に関節炎を発症する[8]。
- ☑ リウマチ熱 (rheumatic fever; RF) との鑑別が重要。
- ☑ RFと同様に観察期間中（1年）の抗菌薬予防投与を推奨する専門家もいる[11]。
- ☑ PSRA患者も弁疾患をきたすことがある。そのため1-2年はフォローアップが必要である。
- ☑ 単関節炎23%，少関節炎37%，多関節炎37%で，膝，足，手，股関節が多い[12]。
- ☑ 症状改善までの期間の中央値は54日（範囲7-153日）である[13]。
- ☑ 治療は基本的にNSAIDsとなる。

Chapter 10 骨・関節感染症

5 単純性関節炎

頻度：★★★★☆　重症度：★☆☆☆☆

疾患のトリセツ

- ☑ 単純性関節炎 (transient synovitis) は小児股関節痛の最も多い原因である。
- ☑ 先行感染（ウイルス性上気道炎，胃腸炎）後，原因不明の片側の単関節炎で股関節が最も多い。平均年齢は 5-6 歳（1-12 歳）である。男児が女児の 2 倍多い。
- ☑ 小児の跛行原因として重要。小児の 0.2％に発生する[14]。
- ☑ 痛みの程度はさまざまだが，睡眠中に起きるくらい強いこともある。熱はあっても微熱程度。症状持続期間は人によるが 1 週間くらい（1日から 3 週間程度）である。

検査・診断

- 血液検査での炎症反応上昇は軽度，CRP の平均値は 1.0 mg/dL である[15]。
- 超音波検査では 71％に関節腔内液体貯留を認める[16]。
- MRI で股関節周囲の滑膜の信号増強が認められなければ，単純性股関節炎の可能性が高まる。一方で骨髄や大腿骨頭の信号変化を認めた場合には，化膿性関節炎の可能性が高まる[17]。
- 除外診断を必要とする疾患である。

除外すべき疾患

- 化膿性股関節炎
- 骨髄炎（骨盤骨，大腿骨近位部）
- 化膿性筋炎
- 腸腰筋膿瘍，腹腔内膿瘍
- Perthes 病
- 反応性関節炎など

- 最も重要なのは化膿性股関節炎を見逃さないことであるが，それがけっこう難しい。

- 高熱，白血球数，炎症反応上昇，関節間隙幅拡大，荷重不可などがあれば化膿性関節炎らしさが増す。

- しかし臨床所見のみで鑑別することが難しいことも多く，可及的に関節腔穿刺を行って化膿性関節炎を除外するという姿勢が大事である。穿刺吸引により関節腔内圧が下がり，症状もよくなる。

- 刺せるか，刺せないかは整形外科と協議をする必要があり，もし刺せない場合，血液培養を複数セット採取し，発熱，症状の増悪の確認，超音波検査を再検し，closed observation する。

治　療

- 一般的に 5-7 日間で自然によくなる（長いと 1 カ月くらい）。

- 基本的に対症療法。イブプロフェンの投与で罹病期間を短縮できたという報告がある。

- 10％程度で再発することがある。

小児感染症 エキスパートへの道

いろいろな骨髄炎

■穿通性外傷に伴う骨髄炎

たとえばスニーカーで釘を踏み抜いてしまったとき，まず対応が必要なのは破傷風であるが，穿通性骨髄炎を合併することもある。元気に走り回る 9-18 歳に多く，ケガをしてから 2-3 日で局所の腫脹・発赤を伴う。発熱や炎症所見は乏しいことが多い。

この骨髄炎で重要なのは，原因菌がほぼ *P. aeruginosa* であること（一部は *S. aureus* との共感染）。子どものスニーカーの中敷きには *P. aeruginosa* が非常に多いことに加え，外傷後感染症予防として GPC に対する抗菌薬が投与されることにより，*P. aeruginosa* が選択される。

治療には外科的手術を要することが多く，感染した軟骨も含めたデブリドマンが重要。抗菌薬は抗緑膿菌作用のあるピペラシリンやセフタジジムを培養結果に合わせて使用する。6-8 週間は治療が必要になることが多い。

その他の穿通性の骨髄炎として植物の枝が刺さった場合やヒト咬傷に関連した場合があり，後者は *Eikenella corrodens*（培養が難しい GNR で口腔内常在菌，HACEK の一員）が原因となることがある。

■創外固定具による骨髄炎

ぶっちゃけ診断が難しい。多くはピンやワイヤーの刺入部からの排膿や発赤から疑われるが，その他の所見がないこともある。固定が弱くなった，などから疑われる場合もある。MRI は使用できないことが多く，単純レントゲン写真で骨膜反応などを探すしかない。

感染骨のデブリドマンは必要だが，固定具はそのままでもよいことが多い。排膿ぬぐい培養のみならず，手術で採られた培養も本当の原因菌かどうか判断が難しい（しかし手掛かりはそれしかない……）。整形外科医や脳外科医と相談して治療にあたる。

■慢性骨髄炎

外傷，手術後や急性血行性骨髄炎の治療失敗の結果，起きる。発症後無治療で 2 週間以上経過した症例を亜急性，慢性という。単純レントゲン写真で骨膜反応，腐骨形成を認める。例によって *S. aureus* によることが多い。

基本的に腐骨の除去などのデブリドマンを行わなくては治癒が望めない。手術時には検体を採取し，嫌気培養，抗酸菌培養まで含め

5

単純性関節炎

小児感染症
エキスパートへの道

た検索を行う。長期にわたる抗菌薬内服生活が必要で，相手がわからずに治療を行うのは非常に難しい。原因菌はできるだけつかみたい。菌がつかめていても，治療がうまくいくかは患者，菌毎に異なる。

　治療期間は決まっておらず，整形外科医との連携が欠かせない。内服も合わせて計6カ月の抗菌薬治療を行い，MRI所見や整形外科医と協議して＋αの治療を行うか決めるという考えもある。

〔参考文献〕

1) CR Woods et al. J Pediatric Infect Dis Soc 2021；10：801-44. PMID：34350458
2) 保科隆之ほか. 小児感染免疫 2011；23：227-32
3) D Ceroni et al. J Pediatr Orthop 2010；30：301-4. PMID：20357599
4) DJ Williams et al. Pediatr Infect Dis J 2011；30：523-5. PMID：21164383
5) 高木彰紀ほか. 医療薬学 2017；43：492-501
6) VQ Dich et al. Am J Dis Child 1975；129：1273-8. PMID：1190158
7) G Safdieh et al. HSS J 2019；15：159-166. PMID：31327948
8) S. Long et al. Principles and Practice of Pediatric Infectious Diseases 6th Edition, Elsevier, 2022
9) CR Woods et al. J Pediatric Infect Dis Soc 2024；13：1-59. PMID：37941444
10) J Braun et al. J Rheumatol 2000；27：2185-92. PMID：10990232
11) MA Gerber et al. Circulation 2009；119：1541-51. PMID：19246689
12) SL Mackie et al. Rheumatology (Oxford) 2004；43：949-54. PMID：15150434
13) G Simonini et al. Arthritis Rheum 2009；60：3516-8. PMID：19877041
14) LA Landin et al. J Bone Joint Surg Br 1987；69：238-42. PMID：3818754
15) GF Eich et al. Eur J Pediatr 1999；158：923-8. PMID：10541950
16) DR Bickerstaff et al. Clin Pediatr (Phila) 1991；30：353-6. PMID：1860275
17) M Adam et al. Eur J Radiol Open 2022；9：100439. PMID：36061257

Chapter **11**

眼の感染症

Chapter 11 眼の感染症

1 眼の感染症をみる前に

- 小児科医が心得ておくべき眼の感染症のポイントは以下の3点である。

①解剖学的部位ごとに分けて考える
②Red eye の鑑別が挙げられる
③眼科医へのコンサルテーションを要する疾患を知る

①眼の解剖

- 眼の解剖は周囲組織と同時に理解する必要がある。また解剖学的に重要なさまざまなバリア（瞼板，眼窩隔膜，血液眼関門）があることを知る。また，ぶどう膜を解剖学的に前部，後部に分けて理解する。

- 眼は外側上方に涙腺を有し，内眼角内側下方に涙嚢，鼻涙管が位置し，鼻腔内に開口している。

- また睫毛の発毛部周囲，瞼板前方にツァイス腺，瞼板の後方にマイボーム腺を有す。

- 眼窩は内側を篩骨洞，下方を上顎洞，上方を前額洞と副鼻腔に囲まれており，眼窩蜂窩織炎の発生に非常に重要である。

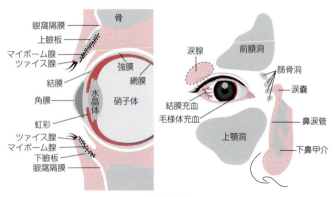

● 眼の解剖

● 眼瞼と結膜の解剖

- ぶどう膜は虹彩，毛様体，脈絡膜を含めるが，ぶどう膜炎を考慮するときは虹彩，毛様体までを前部，脈絡膜，網膜を後部に分ける。

②眼が赤い（red eye）の鑑別

- 眼表面および内部の感染，アレルギー，緑内障，異物，外傷で眼は赤くなる。鑑別が挙げられ，かつ緊急性の評価ができればよい。
- 結膜充血と毛様充血があり，後者は頻度が低いものの重症度・緊急度が高い。
- 結膜充血は円蓋部結膜の充血が最も強いため眼瞼結膜充血も伴うが，角膜輪部に近づくほど弱くなる。

Red eye の鑑別	結膜充血	毛様充血
炎症の最強点	円蓋部	毛様体
眼球結膜の充血	あり	あり
眼瞼結膜の充血	あり	少ない
頻度	多い	少ない
重症度・緊急度	比較的低い	高い

● Red eye の鑑別

- 毛様充血は角膜輪部の充血が最も強いため、眼瞼結膜充血は伴わないことが多い。角膜炎や前部ぶどう膜炎のほか急性閉塞隅角緑内障などで生じる。
- 緊急性の順序は自然寛解するもの（ウイルス性結膜炎など），治療を要するが局所治療にとどまるもの（細菌性結膜炎など），視力・視野に影響するもの（虹彩炎，角膜炎，緑内障，眼内炎など）と分けて考える。

③眼科医へのコンサルテーション

- Red eye に痛みや羞明を伴う場合：角膜炎，ぶどう膜炎，眼内炎の可能性がある。
- 免疫不全者，眼球突出，眼球運動異常，角膜不透明，対光反射異常，瞳孔異常を認める場合。

Chapter 11 眼の感染症

2 眼瞼感染症（麦粒腫）

頻度：★★★★☆　重症度：★☆☆☆☆

疾患のトリセツ

- 眼瞼は瞼板を境に前後に分けられる。基本的に S. aureus による皮脂腺や汗腺の感染症である。
- 外側のツァイス腺またはモル腺の小膿瘍では外麦粒腫，内側のマイボーム腺だと内麦粒腫となる。
- 頻度は「内麦粒腫＞外麦粒腫」である。

外麦粒腫

- 感染は限局的で，瞼縁に膿疱や炎症性丘疹を形成し，周囲にはわずかな発赤や腫脹を伴う。
- 数日から 1 週間で自然排膿し，温めると改善が早くなる（清潔なタオルを温水で濡らし患部に 15 分，1 日 4 回当てる）。

内麦粒腫

- マイボーム腺の閉塞がなければ瞼縁に，閉塞すると眼瞼結膜表面に膿疱を認める。
- 外麦粒腫に比べると眼瞼の炎症所見が広く強い。
- 自然排膿は見込めないため，セファレキシン 100 mg/kg/day 分 3 を改善するまで数日間投与する。

Chapter 11 眼の感染症

3 結膜炎

頻度：★★★★☆　重症度：★☆☆☆☆〜★★★☆☆

疾患のトリセツ

- ☑ 結膜炎は小児の眼の感染症で最も多い．結膜充血と眼脂から臨床診断される．
- ☑ 炎症は「眼瞼結膜＞眼球結膜」であり，毛様体充血はない．川崎病やTSSなど毒素関連の結膜充血は眼球結膜のほうが強い．
- ☑ 眼脂は起きているときにも持続して出ているか否かを確認する．
- ☑ ウイルス性結膜炎より細菌性結膜炎（60-70％）のほうが多いが，多くは自然軽快する．
- ☑ ウイルス性と細菌性の鑑別には，眼脂の性状が膿性であるかが有用である．
- ☑ 結膜炎で視野，視力障害をきたすことはないため，他の疾患を鑑別考えるべきである．

眼科へコンサルトするタイミング

- 視野，視力障害を認める場合（結膜炎には伴わない症状）
- 眼瞼に水疱を伴う場合（HSV感染を示唆）
- 新生児，免疫不全者，院内発症の場合

ウイルス性結膜炎

- 眼脂は膿性ではない．ただし起床時は眼脂で眼が開かないことがある．
- 瘙痒感は伴わない．
- 片側発症だが1週間以内に両側に拡大し，症状は4日から2週間持続する．
- 後発側の方が軽症であることが多く，細菌性との鑑別ポイントのひとつ

である。

- 軽度の角膜炎症状として軽度の羞明，眼のゴロゴロ感を認めるが痛みは少ない。

- 咽頭結膜炎はプールや感染者との接触情報が重要。

- 流行性角結膜炎はアデノウイルスによる眼感染症で最も多い。7-10日後に角膜上皮化混濁を呈することがあり，霧視や眼の不快感を訴えることがあるが，自然に改善する。2歳くらいで罹ると眼窩周囲浮腫・発赤が強く，眼窩隔膜前蜂窩織炎，眼窩蜂窩織炎と間違えることがある。

- HSV結膜炎は基本的に片側性で，漿液性眼脂と耳前リンパ節腫脹，眼瞼の水疱集簇を伴う。初感染の半数に角膜炎を合併しうるため，至急眼科診察を要す。治療に関しては次項「4. 角膜炎」を参照。

- 症状改善には冷却圧迫と人口涙液の点眼を用いる。ステロイド点眼は禁忌。

● 細菌性/ウイルス性結膜炎の特徴

臨床症状	細菌性	ウイルス性
両側発症	50-74%	35%
眼脂性状	膿性	水様，粘性
瘙痒感	なし	あり
耳介前部リンパ節腫脹	なし（ネコひっかき病を除く）	あり
中耳炎の合併	20-73%	10%

● ウイルス性結膜炎の特徴

臨床病名	原因微生物	眼瞼所見	角膜所見	眼外症状
咽頭結膜炎	アデノウイルス3,7	なし	点状上皮角膜炎	発熱，咽頭炎が角膜炎と同時に発症
流行性角結膜炎	アデノウイルス8,19,37	腫脹	早期：上皮角膜炎 後期：上皮化混濁	なし
ヘルペス性角結膜炎	HSV	一側性の水疱	点状上皮角膜炎地図状角膜炎	なし
急性出血性結膜炎	エンテロウイルス70，コクサッキーA24	なし	点状上皮角膜炎	神経学的後遺症，顔面神経麻痺など

EKC : epidemic keratoconjunctivitis

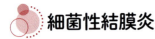
細菌性結膜炎

- 1日を通した明らかな膿性眼脂や眼瞼浮腫を伴う。
- 主な原因菌：*H. influenzae*（非莢膜型 non-typeable：NTHi），*S. pneumoniae*，*M. catarrhalis* である。*S. aureus* やその他ブドウ球菌は常在菌であり，「培養陽性＝感染」とはいえない（外傷，手術後は考慮する）。
- *N. gonorrhoeae* は角膜潰瘍や失明につながるため，全年齢層で鑑別に挙げる。本人や保護者の性感染症として発症するため，尿道炎がないか確認する。瞬目のたびに新しく，とめどない膿性眼脂を認めることが特徴的。*C. trachomatis* の検査も同時に提出すること。
- 思春期以前の児から眼脂培養から *N. gonorrhoeae* が培養されれば，必ず性的虐待を考慮する。
- *H. influenzae* による結膜炎では患側と同側に中耳炎を併発することがある。結膜炎をみたら鼓膜所見も確認すること。

検 査

- 膿性眼脂は Gram 染色と培養に提出する。ウイルス性では単核球が，細菌性では多核球を有意に認める。
- アデノウイルス，HSV は保険適用の迅速抗原検査がある
- 多項目 PCR 検査（Direct Strip PCR）が開発されたが，まだ一部機関でしか利用できない。

治　療

➕ Empirical therapy

- オフロキサシン眼軟膏 3 回/day，5-7 日間

- 軽症例では 2-5 日（教科書によっては 7-14 日）で自然寛解する。抗菌薬点眼は改善を早くするため，使用される場合が多い。

➕ 免疫不全者の結膜炎

Gram 染色で GNR を認めた場合
- セフタジジム 150 mg/kg/day 分 3

Gram 染色で GPC を認めた場合
- バンコマイシン 60 mg/kg/day 分 4

- 重症化する可能性がある *P. aeruginosa*，MRSA による結膜炎も考慮する

点眼抗菌薬の適正使用への道

　細菌性結膜炎を疑った場合，症状を早く改善させるために点眼抗菌薬を処方することがある。しかし細菌性結膜炎という診断が正しかったか？ 家族が処方通りに点眼できるよう説明できたか？ 培養結果から処方薬が適切だったか？ 本当に症状を早く改善できたのか？ このような処方を眼科医がどのように考えているのか？ 筆者にも分からないことがまだたくさんある。

　抗菌薬適正使用は処方量を単に減らすことが目的ではない。抗菌薬が不要な疾患への処方や，抗菌薬の選択や投与量の誤りを避けることが求められる。小児科医は子どものために，何かできること（処方）をしたくなる。患者さんのために"適切に"処方できるよう，眼科医と学ぶようにしていきたい。

Chapter 11 眼の感染症

4 角膜炎

頻度：★★☆☆☆　重症度：★★★★☆

疾患のトリセツ

☑ 角膜炎は Red eye に痛みを伴うのが主症状である。羞明，流涙，異物感，視力低下もみられる。

☑ 疑ったら絶対に眼科医にコンサルトする！ 角膜炎は，頻度は高くないが，失明の可能性がある重症・緊急疾患である。角膜の混濁が現れていなくても，疑えば紹介する。

☑ 角膜実質の正確な評価は，小児科医にはできない。

☑ 角膜は無血管性，免疫反応が弱い組織であるため感染に弱い。

  診　断

- ウイルス性角膜炎は単純ヘルペスウイルス（最多，片側が多い），水痘・帯状疱疹ウイルス，アデノウイルス，EB ウイルス，麻疹，風疹，エンテロウイルス 70，コクサッキーウイルス A24 などが起こす。

- HSV 結膜炎は発症後数日から 2 週間以内に角膜炎を 50％に合併する。地図状角膜炎が特徴。結膜，角膜ぬぐい液を PCR に提出する。

- 細菌性角膜炎は *S. aureus*，CNS，*S. pneumoniae*，*P. aeruginosa*（特にコンタクトレンズ使用者）が原因として多い。Gram 染色を行い，単一菌を認めた場合は原因菌の可能性が高い。

● 感染性角膜炎のリスク

外　傷	角膜異物，角膜擦過創，裂創，コンタクトレンズ使用，睫毛内反，手術
角膜曝露	眼瞼異常，眼球突出，顔面神経麻痺，鎮静
眼表面異常	ドライアイ，杯細胞喪失によるムチン産生不良，低栄養，角膜麻酔，酒さ
免疫不全	局所ステロイド，免疫抑制治療，免疫不全症，アトピー

- 角膜炎の評価には，眼科医による塗沫検査と角膜掻爬による培養検査が必要である。
- イムノクロマト法やPCR法を用いる検査キットも利用できる。

治 療

- 徹底的な局所への抗微生物薬投与である。疑ったら治療を開始する。

単純ヘルペスウイルス

- アシクロビル眼軟膏塗布1日5回
  ＋アシクロビル内服 80 mg/kg/day 分4，10日間

- 局所的な抗ウイルス薬，または全身性アシクロビル投与で治療する。
- 局所治療：トリフルオロチミジン点眼を起床している間に頻回投与する。最初の1週間は2時間毎，2週目は6時間毎に投与して，その後は急速に減量する。
- ステロイド点眼投与については眼科医が判断すべき（上皮のみだと悪化する，実質病変は改善に寄与する）。
- 再発例はアシクロビル内服による suppression therapy を行う。

細菌性の場合

原因菌不明である場合
- レボフロキサシン点眼＋セフメノキシム点眼

Gram染色でGPCが認められた場合
- レボフロキサシン点眼＋バンコマイシン眼軟膏

- 点眼薬は急速にクリアランスされるため，まず5分毎に投与し，徐々に15-30分毎に投与する。治療期間は7-14日程度継続することが多い。

Chapter 11 眼の感染症

5 ぶどう膜炎

頻度：★★☆☆☆　重症度：★★★★☆

疾患のトリセツ

- ☑ 前部ぶどう膜炎は虹彩と毛様体の炎症，後部ぶどう膜炎は網膜および脈絡膜の炎症を特徴とする。
- ☑ 小児には稀な疾患で，頻度は前部＞後部である。
- ☑ 前部ぶどう膜炎では眼痛，羞明，霧視を認める。眼球全体が赤く見えるが，充血は角膜輪部で優位である。
- ☑ 後部ぶどう膜炎では視力低下，飛蚊症，疼痛を認める。強膜または眼球前部（虹彩および毛様体）の炎症が併発していない限り，羞明はあまりみられない。
- ☑ 後前部と後部のぶどう膜炎の原因になり得るものを挙げる。

● 前部ぶどう膜炎の原因と所見

原因	発症様式	眼科所見	全身性所見
水痘	急性	虹彩萎縮	水疱症
HSV	急性	角膜炎	（－）
ムンプス	急性	（－）	発熱，頭痛，耳下腺炎
インフルエンザ	急性	（－）	発熱，気道症状
EBウイルス	急性	（－）	発熱，咽頭炎，リンパ節腫脹
麻疹	急性	（－）	発熱，鼻炎，コプリック斑
川崎病	急性	（－）	発熱，粘膜病変，浮腫
帯状疱疹	慢性	虹彩萎縮	発熱，水疱

- 後部ぶどう膜炎（網膜炎）：*Toxoplasma gondii*，風疹，サイトメガロウイルス，HSV，帯状疱疹など。

318

Chapter 11 眼の感染症

6 眼内炎

頻度：★★☆☆☆　重症度：★★★★☆

疾患のトリセツ

- ☑ 眼内炎はエマージェンシーである。必ず眼科医にコンサルトする！
- ☑ 強い眼痛，視力障害，結膜充血，前房蓄膿などの症状をきたす。
- ☑ 菌血症性と外傷，手術に伴う外因性がある。

疫　学

菌血症性

- *Candida* 血症に伴う眼内炎は重要。抗真菌薬選択と眼内炎の評価が必要 (治療期間が変わるため)。好中球減少患者の菌血症性眼内炎は両側で起きることが多い。
- 自覚症状を伝えにくい小児においては，従来どおり *Candida* 血症発症から 1 週間以内の眼科診察を行う方針が良いと筆者は考える。

手術後

- 白内障手術後に 0.086％で起きる[1]。

外傷後

- 穿通性の外傷，異物残存はリスクが高い。

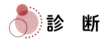 診　断

- 原因菌は65%の症例で明らかになる。
- CNS（術後最多），*Propionibacterium acnes*, *Bacillus spp.*（30-40%, 穿通性外傷, 異物），*Streptococcus* spp.（穿通性外傷, 異物），*S. aureus*, *Candida* spp., *K. pneumoniae*（菌血症＋肝膿瘍＋眼内炎）。
- 疑ったら血液培養2セット採取し, 眼科医にコンサルトする。前房水, 硝子体吸引し, Gram染色, 培養, Giemsa染色を行う。
- 眼内液のマルチプレックスPCR検査を利用できる（保険適用外）。

 治　療

🏥 Empirical therapy

- セフェピム 150 mg/kg/day 分3
  ＋バンコマイシン 60 mg/kg/day 分4, 10-14日間

- 抗菌薬全身投与は血液眼関門があり, controversialである。
- 菌が判明すればde-escalationを行う。
- 前房水, 硝子体吸引手術時に, バンコマイシン 1 mg/0.1 mL, セフタジジム 2.25 mg/0.1 mL, アムホテリシンB 10 μg/0.1 mLを硝子体内に投与する。経過をみて48-72時間後に再投与する。
- デキサメタゾンを硝子体投与することもある。
- 硝子体炎を合併している場合, 菌量コントロールのために硝子体切除術を行う。

Candida 血症に伴う眼内炎の治療

Empirical therapy

• アムホテリシン B リポソーム 5 mg/kg/day 分 1

• フルコナゾール感受性菌であればフルコナゾール 12 mg/kg/day 分 1 に変更する。

• ミカファンギン，カスポファンギンなどのキャンディン系は，眼内移行性が悪いため使用しない。

• 硝子体炎合併例はアムホテリシン B 10 μg/0.1 mL の硝子体投与を追加する。

• 治療期間：血液培養陰性確認後，4-6 週。

• 治療を行っても，菌血症性の視力予後（指数弁以上）は 40％，外因性は 60％である。

6

眼内炎

Chapter 11 眼の感染症

7 眼窩隔膜前蜂窩織炎/眼窩蜂窩織炎

頻度：★★★☆☆　重症度：★★☆☆☆

疾患のトリセツ

☑ 瞼が腫れて熱が出ている患者では，眼窩隔膜前蜂窩織炎と眼窩蜂窩織炎を考える。

☑ 両者はそれぞれ眼窩隔膜で隔てられたスペースの蜂窩織炎である。眼窩隔膜は炎症が奥に波及することを防止する密な筋膜組織である。眼窩蜂窩織炎は眼球周囲に炎症が及び，視力予後に直結するためエマージェンシーである。

☑ 両者の鑑別には画像検査が必要となる。誰に造影CTを行うべきかが重要である。

☑ 両者の多くは副鼻腔炎に伴う感染症であり，耳鼻科，眼科と多職種で扱う疾患である。

● 眼窩隔膜前蜂窩織炎と眼窩蜂窩織炎の違い

	眼窩隔膜前蜂窩織炎	眼窩蜂窩織炎
年　齢	3-4歳	5-7歳
基礎疾患	副鼻腔炎（15-80％），隣接組織からの波及（結膜炎，麦粒腫，涙嚢炎），菌血症（Hib），外傷（膿痂疹，水痘，虫刺）	副鼻腔炎（90％），眼科的手術，外傷，涙嚢炎，歯・中耳・顔面感染症
眼瞼腫脹	あり	あり
眼痛，圧痛	あることもあり	あり，より深部を痛がる
眼球運動に伴う痛み	なし	あり
眼球突出	なし	あり，わからないことがある
眼筋麻痺	なし	あり
視力障害	なし	あることがある
結膜浮腫	ほとんどなし	あることがある

眼窩隔膜前蜂窩織炎
（preseptal cellulitis）

- 眼窩隔膜前蜂窩織炎の原因がわかる例はおよそ30%である。
- 外傷性の可能性を評価するために眼瞼周囲の皮膚をよくみる。明らかな創がない場合もある。その場合の原因菌は S. aureus，GAS が重要になるが，嫌気性菌を含む多菌種感染もある。
- Hib 菌血症に伴う症例は Hib ワクチン導入で激減した。
- 副鼻腔炎は原因として重要である。
- アデノウイルス結膜炎は発赤があまり強くない眼瞼腫脹を起こし，眼窩隔膜前蜂窩織炎との鑑別を必要とする場合がある。
- かなり強い結膜充血を起こす点と，結膜下出血をきたす点，周囲流行がある点が鑑別のポイントとなる。
- 原因菌：S. aureus，GAS，嫌気性菌および副鼻腔炎の原因菌（S. pneumoniae，NTHi）と覚える。
- 菌血症性の可能性があるため，血液培養は必須。後述（「眼窩蜂窩織炎」参照）の所見があれば造影 CT を行う。
- 眼窩蜂窩織炎と迷ったら眼科へコンサルトする。

治 療

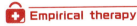

Empirical therapy

- アンピシリン/スルバクタム 300 mg/kg/day 分 4

⚠ 改善が乏しければ MRSA を考慮する

内服の場合

アモキシシリン/クラブラン酸（アモキシシリンとして）90 mg/kg/day 分 2

- 抗菌薬は，眼窩蜂窩織炎ではなく重症感がなければ，内服抗菌薬から開始可能である。乳児，頻脈など全身症状を認める症例は入院のうえ，静注抗菌薬を選択する。
- 治療期間は 7-10 日間（教科書によっては 14 日）で，所見が改善し腸管が使用できれば内服変更可能である。

眼窩蜂窩織炎

- 眼球突出（proptosis），眼球運動異常，眼球運動に伴う眼痛は眼窩蜂窩織炎に特徴的な症状である。
- しかし乳児では所見がとれないことが多い。眼球突出は正面からではなく，頭を上から見て（鳥瞰図）評価する。
- 副鼻腔炎が最も重要な原因である。篩骨洞と眼窩壁内側は非常に薄く疎な骨で隔てられている。眼窩内膿瘍，骨膜化膿瘍も眼窩壁内側にできることが多い。
- 眼窩隔膜前蜂窩織炎との鑑別と骨膜化膿瘍，眼窩内膿瘍の評価目的に頭部 CT を撮影する。

頭部 CT を撮影する条件

- 眼窩蜂窩織炎を疑わせる症状がある
- 眼瞼を超えた腫脹
- 好中球数＞10,000/μL
- 所見がとりにくい乳児
- 治療開始後 24-48 時間で改善が得られないとき[2]
- 外科的手術の必要性（副鼻腔ドレナージ，眼窩内膿瘍ドレナージ）を眼科，耳鼻科へコンサルトする。

治 療

Empirical therapy

- セフォタキシム 200 mg/kg/day 分 3
  ＋メトロニダゾール 30 mg/kg/day 分 3

- 抗菌薬選択は眼窩隔膜前蜂窩織炎と基本的に変わらない。しかし治療失敗をより避けるためのレジメンを考慮する。
- 筆者は NTHi が high BLNAR (アンピリシン MIC50 値が 2 μg/mL の株) である場合を考慮し，セフォタキシムを使用している。
- 手術で膿を採取できる場合は，Gram 染色を行う。GPC cluster を認めたときは MRSA を考慮し，上記にバンコマイシン 60 mg/kg/day 分 4 を加える。
- 症状が改善し，腸管が使用可能であれば内服変更可能である。ただし，少なくとも静注は 10-14 日間継続することを推奨する。総治療期間は 21 日間。

内服変更する場合

- アモキシシリン/クラブラン酸 (アモキシシリンとして) 90 mg/kg/day 分 2

- セフォタキシムではじめた場合は内服レジメンが難しい (経口第 3 世代セフェム系内服抗菌薬の吸収率が低いため) が，ST 合剤の利用を検討できる (『抗菌薬編』p.136 参照)。
- 筆者は炎症がコントロールされていれば，BLNAR に対してもアモキシシリン高用量で対応可能であると考えている。

Skeeter syndrome

- 眼が腫れる原因として蚊に刺されただけ……ということがある。インターネットで "skeeter syndrome" "eye" と検索してみると，眼窩蜂

窩織炎と見紛うしっかりと腫れた眼をみることができる。

- 特に乳児に多い。蚊の唾液タンパク成分に対するアレルギー反応で，刺されて 24-36 時間をピークに腫れあがり，7-10 日間持続する。

- 高熱がない点（微熱はある），経過が早い点などが眼窩蜂窩織炎との鑑別ポイントだが，実際には迷うことも多い。その場合はより重症な疾患に合わせて対応するのがよいだろう。

アドバンストレクチャー

■慢性結膜炎

急性結膜炎は通常 10-14 日以内に改善する。それ以上持続する場合があり，慢性結膜炎という。

●鼻涙管閉塞

乳児期の繰り返す，慢性結膜炎の原因として重要。12 カ月以内にほとんどが自然に治る。涙嚢マッサージ，抗菌薬点眼で改善する。しかしときにブジーを通す必要がある。

●Parinaud oculoglandular syndrome

慢性の肉芽腫性結膜炎（眼瞼結膜に肉芽を呈する）と同側の耳介前，顎下無痛性リンパ節腫脹を伴う。ネコひっかき病が有名。その他野兎病，スポロトリコーシス，結核，梅毒，伝染性単核球症でも認める。

●トラコーマ

実は世界の小児の失明原因として最も重要な感染症がトラコーマである。先進国ではない。*C. trachomatis* 血清型 A, B, C が原因となる。

● Mollluscum contagiosum

伝染性軟属腫の原因ウイルスは唯一慢性結膜炎を起こす。眼瞼に水いぼを伴う。皮疹から結膜へウイルスが接種される。特徴的な皮疹＋慢性結膜炎で診断する。

■結膜炎中耳炎症候群 (conjunctivitis-otitis syndrome)

片側結膜炎と同側中耳炎をきたす疾患で，Non-typeable *H. influenzae* (NTHi) が原因として有名（約 90％）。そもそも細菌性結膜炎の 20-73％に中耳炎を合併（中耳炎の 16％に結膜炎を合併）するので，結膜炎

をみたら鼓膜所見をとるべきである。

　抗菌薬は局所投与だけではなく，全身投与も併用すべきである。

・アモキシシリン 80-90 mg/kg/day 分 3-4，5-10 日

■サイトメガロウイルス（CMV）網膜炎

　免疫不全患者の重要な感染症である。特に成人の AIDS では 30％に合併するといわれている。小児では CD4＋T 細胞数＜20 個/μL でリスクとなる。

　外見から特に眼の症状がなくとも，視力低下を訴えることがある。しかし年齢によっては視力低下を訴えることができない。免疫不全患者で CMV 感染症ないし CMV 血症を認めた場合，必ず眼科医に眼底の評価をコンサルトする。

〔参考文献〕
1) HF Allen et al. Arch Ophthalmol 1974；91：3-7：3-7. PMID：4357788
2) TF Rudloe et al. Pediatrics 2010；125：e719-26. PMID：20194288

7

眼窩隔膜前蜂窩織炎／眼窩蜂窩織炎

Chapter 12

発熱性好中球減少症

Chapter 12 発熱性好中球減少症

1 発熱性好中球減少症

頻度：★★☆☆☆　重症度：★★★★☆～★★★★★

疾患のトリセツ

☑ 発熱性好中球減少症 (febrile neutropenia；FN) は化学療法や造血幹細胞移植による好中球減少に伴う発熱を指す。定型的な対応を目的とした，大雑把な分類である。

☑ 好中球減少は程度・期間によって感染リスクが異なる。したがって各々の化学療法，移植に伴う感染リスクが知識として必要である。しかし，小児 FN では一般的に用いられるリスク分類はない。

☑ 小児 FN ガイドライン：米国臨床腫瘍学会 (ASCO) が 2012 年 (JCO 2012) に初版を発行し，2017 年第 2 版 (JCO2017) へ，2023 年に第 3 版 (JCO2023) へ改訂された[1]。

JCO2017 から JCO2023 の主な変更点

- 臨床経過が良好で発熱のない低リスク FN 患者において，骨髄回復が達成できていなくても経験的抗菌薬治療を中止する場合，血液培養陰性を確認する時間が 72 時間から 48 時間に短縮。
- 予防的抗真菌薬を受けていない侵襲性真菌感染症 (invasive fungal disease；IFD) について，高リスク患者では広域抗菌薬を 96 時間使用しても FN の改善がない場合，先制的な抗真菌薬療法を考慮する

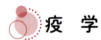

疫　学

- 小児の化学療法のレジメンは複雑化・多様化して，FN の発生頻度を一概には言及できない。強化療法などの骨髄機能を著しく抑制する治療中は，70-100％で発生する[2]。

- 小児 FN による死亡率は 0.75％や 3％などセッティングと報告により差があるが，成人に比して死亡率は低いとされる[3]。

- 小児 FN 患者では病原体が見つかりにくい。およそ 20-30％くらいである。それでも病原体を見つけることを諦めてはいけない。

細 菌

- 病原体で最も多いのが細菌である。FN＝緑膿菌カバーという認識が有名であるが，FN 予防，中心静脈カテーテル（CVC）留置や粘膜炎患者の増加により緑膿菌の頻度は減少した。逆に GPC が増加し，細菌感染症の 60-80％を占めている[4]。

GPC：CNS，*S. aureus*，緑色レンサ球菌が重要

- 化学療法に伴い，埋め込み型 CVC を留置されることが多いため，CNS，*S. aureus* はカテーテル関連血流感染症の重要な原因菌となる。

- 緑色レンサ球菌（viridans streptococci）は口腔内や気道に常在する。粘膜障害をきたしやすい化学療法中は血流に乗りやすく，菌血症の原因となる。

- 特に急性骨髄性白血病（AML）や造血幹細胞移植（HSCT）患者では viridans streptococcal sepsis syndrome（ARDS＋shock）を伴い，非常に重症な病態を呈する。

- 血液培養の陰性化が得られても，2-3 日は発熱やショック状態が持続する。

GNR

- GNR は減少したとはいえ，今でも 20-40％を占める。GPC に比べて，発症した時の死亡率が高く，FN の初期抗菌薬は必ず緑膿菌を含めた GNR をカバーする。

- GNR は緑膿菌のみならず，*E. coli* といった腸内細菌の ESBL 産生菌，カルバペネマーゼ産生菌などの多剤耐性菌が大問題である。そのため腫瘍病棟における GNR のアンチバイオグラムを作成，定期的に監視できることが望ましい。

GPR：*Bacillus* spp.，*Corynebacterium* spp. が重要

- 一般的にはいわゆるコンタミとして扱われるが，菌によっては重要な病

原体になる。

Bacillus cereus
- アミノ酸製剤などの輸液が汚染されること，毒素産生型の食中毒の原因菌としても有名である。脳膿瘍を形成したり，死亡率も高く，アウトブレイクもする
- 治療はバンコマイシン。人工デバイスがあれば，抜去も強く推奨する

***Corynebacterium* spp.**
- Gram 染色では "八の字" になる Coryneform と呼ばれる菌で，皮膚常在菌である
- 特に *C. jeikeium* は，担癌患者の壊死性斑状紅斑や皮下結節を伴う重症敗血症を起こす。死亡率が非常に高い

嫌気性菌

- 頻度は高くない。腹膜炎，腹腔内膿瘍，肛門周囲の蜂窩織炎などの感染巣があり，多菌種によることが多い。

- また重症粘膜炎もリスクである。FN に加え肛門周囲，皮膚や腹部症状があり，初期対応で全身状態が改善しない場合は嫌気性菌をカバーする。

真　菌

- FN の原因のうち 3-5％を占める。

- FN 発症時の原因にはなりにくいが，特に 7 日以上持続する発熱，および FN エピソード中の再発熱は一般的にリスクが高い。

Candida spp.

- 真菌全体の約 50％を占める。特に非 *albicans* が増えてきている、

Aspergillus spp. やその他糸状菌

- 頻度は高くないが，死亡率が 30％と注意が必要な病原体である[5]。*Aspergillus* spp. が 40-75％程度を占める。

- 診断が難しく，ある程度疑わしい状態で治療を開始せざるを得ない。

血液培養が陽性になる糸状菌

- 糸状菌の代表格である Aspergillus spp. は血液培養で陽性になりにくい。しかし真菌血症を起こす糸状菌はあるため，名前だけでも知っておくとよい。
- Fusarium spp.：真菌血症をきたす糸状菌の代表格である。播種性感染症では壊死性紅斑が四肢を中心にみられる。死亡率が 60-100％と非常に重症である。

ウイルス

- かつて FN の原因は 96％が細菌・真菌感染症であったが，予防方法の確立とウイルス感染症の検査方法の進歩によって，現在ウイルスが原因の FN が増加傾向である。
- カゼでも FN を発症するうえ，カゼでも致死的になりうる。またウイルスが検出されたかといって，細菌感染症を否定できない。

原因のわからない FN

- FN の 33-79％は原因が不明である。FN 対応の真価はむしろそういうときにこそ試される。
- FN を察知した際の精査で原因が不明である場合，好中球減少の程度，発熱持続の有無，全身状態，FN のリスクなどに応じて，経験的治療の escalation も考慮する。

感染巣

- 最も多いのは菌血症である。CVC が挿入されている患者が多く，血液培養は非侵襲的に採取可能で，診断もしやすいことも理由のひとつである。
- 患者集団の差（原疾患や治療の差など）や，行っている検査の違いによってその他の感染巣の疫学は変わる。たとえばすべての FN で中間尿

を採取した研究では，尿路感染症（UTI）が8％を占めている。

- FN だからとルーチンの検査に陥らず，本気で感染巣を探してほしい。

小児 FN 診療の流れと要点

- FN の診療は以下のように型どおり行うべきである。各医療機関にマニュアルがあることが望ましい。

Step 1.　小児 FN を察知する
Step 2.　リスクを見積もる
Step 3.　問診と診察
Step 4.　検査
Step 5.　経験的治療として抗菌薬を開始
Step 6.　治療の適正化，ステップダウンを行う

Step 1．小児 FN を察知する

- 察知のため，あらかじめスタッフ間で「FN とはどのような状態か」を共有しておく。
- 医師や看護師が「FN の察知」を共通認識し，FN 対応の開始を宣言できることが大切である。

Step 2．リスクを見積もる

- FN であっても「感染症診療の原則」(p.11) は変わらない。
- 好中球減少状態と一括りにせず，患者背景を把握して感染リスクを検討する。
- 成人では MASCC (multinational association for supportive care in cancer risk index) が用いられるが，小児では適応がない。
- 小児では明文化されたリスク分類はないが，どのような条件だとリスクが高いと見積もるべきかを知る。

Step 3. 問診と診察

- FN では感染フォーカスが見つからないことも多い。
- 好中球が少ないことで炎症所見も現れにくい。だからこそ，たとえ入院中の患者であっても問診と診察を行うことが重要である。

Step 4. 検査

- FN への対応では必要な検査を漏れなく・短時間で完了させることが求められる。しかしルーチンですべての検査を行うのではなく，「Step 3」の情報に基づいて取捨選択する。
- 血液培養，尿培養，画像検査などを考慮する。

Step 5. 経験的治療として抗菌薬を開始する

- 緑膿菌をカバーする広域抗菌薬を速やかに開始することが求められる。
- しかし慣習的に抗菌薬を処方するのではなく，患者の感染リスクと感染臓器，微生物を想定しながら抗菌薬を選択する。

Step 6. 治療の適正化，ステップダウンを検討する

- 感染巣や病原体が判明しても緑膿菌カバーは続ける。
- 基本的には血液培養が 48 時間陰性で，24 時間以上解熱を維持し，かつ好中球が立ち上がれば抗菌薬中止できる。

Step 1. 小児 FN を察知する

- 米国感染症学会 (IDSA) の定義を参考に，自施設での定義を定めておく。
- 看護師 (場合によっては保護者) も分かりやすいよう，基準はシンプルなほうがよい。

IDSA ガイドラインの定義

好中球減少症（以下のいずれか）
- 好中球絶対数＜500/μL
- 好中球絶対数が 48 時間以内に 500/μL を下回ることが予想される

発　熱
- 深部体温（口腔体温）＞38.3℃
- 深部体温＞38.0℃が 1 時間以上

FN を察知するための基準（例）

- 好中球数が 500/μL 以下，もしくは 48 時間以内に 500/μL 以下になると想定される
- 腋窩体温で＞38.0℃が 1 時間以上続く and/or 急速にグッタリするなどの体調変化がある

Step 2. リスクを見積もる

- 小児の FN 発症と重症化について，ASCO ガイドラインでも明確なリスク分類はされていない。
- 一般的に高リスクと判断されるのは以下の 4 項目である。

①好中球減少の程度が強い場合
- 好中球数≦100/μL である，好中球減少期間が 7 日を超える

②好中球減少症/粘膜障害をきたしやすい化学療法が選択される疾患・状態である場合
- 乳児急性リンパ性白血病（ALL），急性骨髄性白血病（AML），Burkitt リンパ腫，寛解導入療法中，再発した ALL，原疾患の増悪傾向

③造血幹細胞移植の前処置中〜移植後である場合

④FN によって現時点で重症である場合

- CVC や PICC など皮膚バリアを損なう器具が留置されると，感染リスクが著しく高まる。

造血幹細胞移植

- 造血幹細胞移植 (hematopoietic stem cell transplantation ; HSCT) は通常の化学療法と比べ物にならないほど感染リスクが高い。HSCTの実に80％の患者が感染症を経験する[6]。
- HSCTでは移植後の時期によっても病原体の感染リスクは変わる[7]。

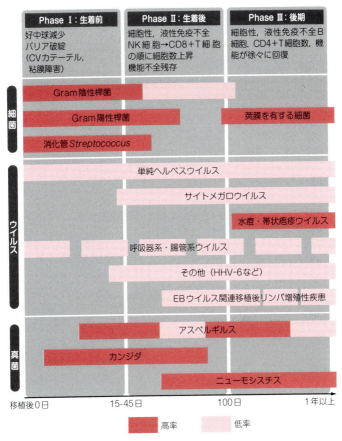

● 造血幹細胞移植 (HSCT) の時期と感染症
(M Tomblyn et al. Biol Blood Marrow Transplant 2009 ; 15 : 1143-238 を参考に作成)

HSCT に関わる要素と感染症リスク

・以下の項目を必ず評価する。

①基礎疾患
②原疾患が寛解状態か否か
③ドナー，移植片（骨髄，末梢血幹細胞，臍帯血）
④CMV のドナー/レシピエントの感染ステータス
⑤前処置レジメン（抗がん剤，放射線全照射など）
⑥GVHD 予防（シクロスポリン，メトトレキサート，ミコフェノール酸モフェチルなど）
⑦GVHD grade（grade Ⅲ－Ⅳの急性 GVHD，慢性 GVHD）

侵襲性真菌感染症（invasive fungal disease；IFD）

IFD の高リスク

・AML，ALL（高リスク），再発 ALL，それに準ずる骨髄抑制の強い化学療法を要する腫瘍
・ステロイド高用量：プレドニゾロン換算≧20 mg/day か，10kg 未満では＞2 mg/kg/day，≧14 日
・HSCT
・FN に対して広域抗菌薬を開始しても≧4 日間解熱せず，＞10 日好中球減少が持続
・単球（リンパ球）数＜100/μL

IFD の低リスク

・ALL（標準リスク），リンパ腫，固形腫瘍のほとんど

Step 3. 問診と診察

問 診

- 発熱以外の症状を探し，その症状から鑑別を広げることで，FNの原因により近づく。
- 面会者や医療者も含めたシックコンタクトを確認する。
- また抗微生物薬の予防投与の有無，化学療法のレジメン，治療コースの把握もFNリスクの見積もりにおいて重要である。問診リストを作成し，漏れのないようにする。

小児感染症 エキスパートへの道

CAR-T療法

再発/難治性CD-19陽性急性リンパ性白血病への治療として，2019年よりキメラ抗原受容体遺伝子導入T細胞（CAR-T）療法が日本でも承認された。CAR-T療法の過程でも橋渡しの化学療法や免疫抑制薬の投与，サイトカイン放出症候群や，それに対するステロイド投与など感染症のリスクとなる要素が多い。

小児から若年成人におけるCAR-T療法39件に関連した感染症の報告では [PMID：35356197]，感染症の7割は輸注後早期（28日以内）に発生した。細菌感染症の大半は早期の血流感染症で，再活性化や胃腸病原体を含むウイルス感染症は，治療後90日間の観察期間全体を通して発生した。真菌感染症は2件のみと稀だったが，ムコール（ムーコル）症のリスクがあることも警鐘されており [PMID：38310904]，注意が必要である。

医療の進化により，さまざまな既往歴・治療歴によって免疫不全状態の子どもを診療する機会が増えてくる。専門家へ相談することは大切であり，そうして学んだ知識を活かして自分の日常診療で診られる子どもの幅を広げていきたい。

身体所見

- すべての穴と皮膚を診察する（特に口腔内，耳，鼻，眼，肛門周囲，CV刺入部）。
- 好中球減少症患者では感染症が生じていても発熱がない場合や，局所の発赤，腫脹，膿瘍形成が認められないことがある。
- 一方で低体温，血行動態の不安定さ，局所痛などを認める場合には，発熱がなくてもFNと同様の管理をすべきとされている。
- 問診と診察は治療開始時に行うだけでなく，経験的治療期間中は頻繁に繰り返す。朝と夕方では所見が変化することもある。

Step 4. 検査

血液培養

- 「CVのすべてのルーメンから血液培養を採取する」というのが最低条件である。
- 末梢血穿刺による血液培養は，中心静脈カテーテル関連血流感染かどうかの評価に役立つ可能性がある。
- またCVCからの血液培養が陰性の場合，末梢血穿刺のみで検出された割合が12%（95% CI；8-17）とされている[1]。
- 菌血症のほとんどは24時間以内に陽性になる。初回の血液培養が陰性であった場合は血液培養の再検をする。

尿検査・培養

- 中間尿やクリーンキャッチで尿が採取できれば考慮する[1]。ただし尿検体の採取を待つために経験的治療の開始を遅らせてはいけない。
- FNでUTIの場合，臨床症状は発熱以外になく膿尿を伴うこともわずかであるため，診断には尿培養が必須である。

画像検査

- 胸部レントゲン検査は呼吸器症状のある患者にのみ撮影する。気道症状や胸痛のない FN では肺炎はほとんどない。

- 腹部症状があれば腹部超音波検査，顔面痛や膿性鼻汁などあれば副鼻腔 CT を考慮する。

IFD の評価方法[1]

- 血清ガラクトマンナン（GM），血清 β‐D‐グルカン（BDG），血液真菌 PCR は使用しない。下記の理由で特に BDG，血液 PCR は行わないことを強く推奨されている。

- GM はみてもよいが，陰性でも IFD を否定できない（陰性的中率 97%）。胸部 CT で侵襲性アスペルギルス症に特徴的な所見がある場合，GM の有用性が高まる
- BDG は陽性的中率（49%）と低い。陰性的中率は 96% だが，FN 症例の IFD を否定するには不十分
- PCR は IFD の感度 76%，特異度 58%，陰性的中率 95% で否定にも使えない（FN における IFD は重症疾患であり，陰性的中率は限りなく 100% が必要）

- 一方で IFD の評価に使える検査は限られている。これらの検査を避けるのではなく・検査値のみで治療方針を決めないという姿勢が求められる。

- IFD 高リスクである 4 日間以上持続する FN では，画像評価を行う。

- 胸部 CT は強く推奨されている。IFD の中で最も多い感染巣が肺であり，無症状でも画像的な異常を認めることがあるため。

- 特に症状がなければ腹部画像検索を行う（超音波検査を最優先）。

- 副鼻腔炎を示唆する所見があれば，副鼻腔 CT を行う。

Step 5. 経験的治療として抗菌薬を開始する

Empirical therapy

- セフェピム 150 mg/kg/day 分 3

ESBL，AmpC 過剰産生菌保菌

- メロペネム 120 mg/kg/day 分 3

- 基本的には入院治療を行う。
- リスクが高い FN 患者においては，上記のように抗緑膿菌作用のある β-ラクタム薬を開始する。
- β-ラクタム薬＋抗緑膿菌作用のある薬（アミノグリコシド）のダブルカバーについては，利点は証明されておらず，推奨しない。
- もし腫瘍病棟用のアンチバイオグラムを用意できれば，定期的に評価する。

抗 MRSA 薬を併用するとき

- 明らかな GPC による感染巣がある（蜂窩織炎，CVC 挿入部，トンネル感染）
- MRSA の感染既往がある
- 状態が不安定
- FN 対応を開始後も状態が不安定（後述）

- ルーチンに抗 MRSA 薬を併用しないのは，初期から抗 MRSA 薬を開始しても，予後が変わらないという多くの成人データがもとになっている。

抗 GNR 薬をダブルカバーするとき

- 施設の緑膿菌や GNR の耐性が非常に高い
- 状態が不安定
- FN 対応を開始後も状態が不安定（後述）

抗真菌薬を開始するとき

- IFD 高リスクの 4 日以上持続する FN はアムホテリシン B リポソームかキャンディン系抗真菌薬（ミカファンギン，カスポファンギン）を開始する[1]。

⊕ Empirical therapy

- アムホテリシン B リポソーム 3-5 mg/kg/day 分 1
- ミカファンギン（≧4 カ月）2-3 mg/kg/day 分 1

治療を再考するとき

- 発熱が持続していても，臨床的に安定していている場合は初期抗菌薬を継続する。

- 初期抗菌薬開始後，状態が不安定であれば，培養を再検した後に耐性 GNR，耐性 GPC，嫌気性菌に対するカバーを広げる。

⊕ Empirical therapy

- セフェピム→メロペネム 120 mg/kg/day 分 3
  状態によってはアミノグリコシド，キノロンによるダブルカバーも考慮する
- 抗 MRSA 薬を未開始：バンコマイシン 60 mg/kg/day 分 4

- 治療に反応している場合は 24-72 時間後に微生物学的な証拠がなければ，ダブルカバーや抗 MRSA 薬は中止する。

Step 6. 治療の適正化, ステップダウンを検討する

- 明らかな感染巣がわかり, 病原体も判明しても, 好中球減少持続中は単剤での緑膿菌カバーを続ける。

抗菌薬を中止するタイミング

- すべての患者:血液培養が48時間陰性で, 24時間以上解熱を維持し, かつ好中球が立ち上がれば抗菌薬を中止できる。
- 低リスクFN:血液培養が48時間陰性で, 24時間以上解熱を維持できれば, 注意深い経過観察のもと, 好中球数に関わらず抗菌薬を中止できる。
- 高リスクFN:好中球数が立ち上がるまでは抗菌薬を継続する。
- 抗真菌薬中止のタイミング:好中球数が立ち上がるまでは抗菌薬を継続する。IFDの低リスク患者では経過に注意しながら終了を考慮してもよい。

予 防

抗菌薬予防投与

- 小児に対する予防投与は現状では推奨されない。

抗真菌薬予防投与

- 成人ではIFD高リスク患者では抗真菌薬予防投与が行われている。
- 小児でもAMLや同種HSCT患者の好中球減少中の予防投与に関するガイドラインがあり, 状況により細かく規定されているので参考にしてほしい。

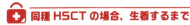

同種 HSCT の場合，生着するまで

- フルコナゾール 6-12 mg/kg/day 分 1

G-CSF 製剤

- G-CSF は FN 発症を 20％減らす。
- FN 発症率が 20％を超えると予測される病態には投与を推奨。

CVC の管理

- 埋め込み型 CVC が挿入されることが多い担癌患者において，カテーテル関連血流感染症のリスクを下げるために適切に管理しなくてはいけない。各施設で施行可能な管理バンドルを作成するべきである。

〔参考文献〕
1) T Lehrnbecher et al. J Clin Oncol 2023；41：1774-85．PMID：36689694
2) B Thomson et al. Pediatr Blood Cancer 2004；43：571-9．PMID：15382275
3) A Lekshminarayanan et al. J Pediatr 2018；202：231-7. e3．PMID：30029861
4) SH Zinner．Clin Infect Dis 1999；29：490-4．PMID：10530434
5) RL Wattier et al. J Pediatric Infect Dis Soc；4：313-22．PMID：26582870
6) A Srinivasan et al. Biol Blood Marrow Transplant 2013；19：94-101．PMID：22922523
7) M Tomblyn et al. Biol Blood Marrow Transplant 2009；15：1143-238．PMID：19747629

Chapter 13

先天性免疫異常症

Chapter 13 先天性免疫異常症

1 先天性免疫異常症

頻度：★☆☆☆☆　重症度：★★★★★

疾患のトリセツ

☑ 原発性免疫不全症 (PID) は，より病態を的確にあらわすために 2017 年の国際免疫学連合 (IUIS) からは先天性免疫異常症 (inborn errors of Immunity；IEI) と称されるようになりつつある。

☑ 最低限臨床的に必要な IEI の分類について把握する。感染病原体から IEI の分類を予想する。

☑ IEI を疑うきっかけを覚える。

- 10 の徴候 (後述)：感度・特異度はよくないが，スクリーニング検査のきっかけに用いる。
- 詳細な臨床情報 (感染病原体，発症時期，特徴的な身体所見) から疑う
- 拡大新生児マススクリーニング検査 (重症複合免疫不全症：SCID, B 細胞欠損症)

☑ IEI を疑った場合の最低限のスクリーニング方法を覚える。

☑ IEI を本当に疑った場合は専門家への相談を行う。

IEI との向き合い方

- 小児科医は IEI を漠然と恐れている。頻度は高くないが，いつ出会うかわからない。それに疑い方もよくわからない。

- 指導医から IEI の可能性は？ と質問されると「IgG と IgM，IgA，および CH50 を提出します！」とルーチンで対応し，その後は思考停止してしまう。

- このルーチンから脱するため，一般小児科医にとって IEI の疑い方と，専門家へのつなぎ方を中心に述べる。肝は次の双方向から原疾患を疑う

ことである。

1. 免疫不全の分類
2. 感染病原体

免疫不全・IEI の分類

- 「臨床床的な免疫不全の分類」と「IEI の分類」を知る。まず免疫不全を診療するうえで，臨床的に以下のように分類するとわかりやすい。

臨床的な免疫不全の分類

①細胞性免疫不全
②液性免疫不全
③好中球数異常・機能異常
④皮膚・粘膜バリア異常

- 先天性の IEI だけでなく，後天性の免疫不全症にも共通する考えかたである。

免疫不全の分類

細胞性免疫不全

- T 細胞である CD4$^+$のヘルパー T 細胞，CD8$^+$のキラー T 細胞，自然免疫系でもある CD56$^+$NK 細胞の異常。幅広い病原体に弱くなる。

液性免疫不全

- 抗体産生機能が低下した状態，または抗体が最も働く場所である脾臓がないか，機能が低下した状態。抗体はウイルス・毒素の中和，細菌のオプソニン化，補体と結合し細菌溶解，粘膜局所免疫をつかさどる。

好中球数異常・機能異常

- 好中球は自然免疫の中心をつかさどる。好中球は通常，骨髄・血管内・組織に分布しているが，骨髄性に好中球の産生が低下している場合（化学療法中，造血幹細胞移植後など）は最も感染症に対して脆弱になる。

● 免疫不全の分類別 問題となる病原体

分類	問題となる病原体			
	ウイルス	細菌	真菌	原虫・寄生虫
細胞性 免疫不全	全般，VZV，HSV，CMV，麻疹，アデノウイルス，RSV，パラインフルエンザなどさまざま	細胞内寄生菌である抗酸菌，Nocardia, Listeria, Salmonella, Brucella, Yersiniaなど	Pneumocystis jirovecii	Toxoplasma, Cryptosporidium, Strongyloidesなど
液性 免疫不全	Enterovirus, Rotavirus	S. pneumoniae, H. influenzae, N. meningitidis, M. pneumoniae, Campylobacter, Helicobacterなど	特になし	Giardia, Cryptosporidium, など
好中球数 異常・ 機能異常	特になし	GPC，GNRなど臨床的に問題になる一般細菌すべて 特にS. aureus, CNS, S. pyogenes, S. pneumoniae, E. coli, Klebsiella, P. aeruginosaなど	Candida, Aspergillusのみならず Mucorなども問題となる	特になし
皮膚・粘膜 バリア異常	HSV	S. aureus, S. pyogenes, CNSなどの皮膚在菌のみならず，P. aeruginosaなどのGNR, Candidaなども注意が必要	特になし	特になし

- また好中球減少の程度，期間によってもリスクが異なる。

皮膚・粘膜バリア異常

- 熱傷，手術，経皮的カテーテル挿入などにより，皮膚・粘膜バリアの破壊がある状態。特に皮膚は重要な外界とのバリアである。

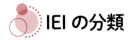
IEI の分類

- IEI は IUIS により分類され，隔年毎に報告されている。現在では 480 以上の遺伝子異常が見つかっている[1]。

- IEI の疾患数が増加し，分類が複雑化していることを知ったうえで，まずは前述の臨床的な免疫不全の分類を最低限押さえる。そのうえで代表的な IEI について理解すると，その後周辺の疾患を学びやすくなる。

 感染病原体から考える IEI

- 感染病原体から IEI を予想するというプロセスも重要である[2]。
- そのためにも，感染症診療において常に病原体の同定を追求する必要がある。

● 感染病原体から想定する IEI の種類

病原体	IEI の種類
一般細菌（S. pneumoniae, H. influenzae, S. aureus, P. aeruginosa など）	抗体産生不全，補体欠損，好中球減少，IRAK-4，MyD88
N. meningitides	補体欠損
S. aureus, GNR（S. marcescens, B. cepacia, Nocardia spp, C. violaceum, G. bethesdensis）	CGD，HIES（S. aureus による肺炎，湿疹，関節過伸展，真菌感染症などともなった場合）
E. coli	ガラクトース血症
P. aeruginosa, MRSA, B. cepacia complex	嚢胞繊維症
真菌（P. jirovecii, Aspergillus, C. albicans）	T 細胞機能不全，CD40（L）欠損（高 IgM 症候群），HIES，CGD
C. albicans	慢性皮膚粘膜カンジダ症（皮膚粘膜感染），好中球減少症（侵襲感染症）
非結核性抗酸菌/サルモネラ/BCG 副作用/パラコクシジオイデス，リーシュマニア，Cryptococcus	T 細胞機能不全，SCID，MSMD
ヘルペスウイルス	T 細胞＋NK 細胞機能不全
重症，慢性 EBV 感染症	家族性血球貪食リンパ組織球増多症候群など
再発性，慢性クリプトスポリジウム/イソスポラ感染症	CD40（L）欠損症，CVID
ジアルジア症	液性免疫不全
生ワクチン副反応	SCID，CGD

CGD：慢性肉芽腫症，HIES：高 IgE 症候群，SCID：重症複合型免疫不全症，MSMD：マンデル遺伝型マイコバクテリア易感染症，CVID：分類不能型免疫不全症

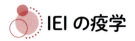
IEIの疫学

- 従来，IEIは稀な疾患とされ，日本の調査では2.2/10万人であり，抗体欠損と貪食細胞数・機能不全が主だった[3]。
- しかし米国の調査研究では人種差なく有病率は66.6-126.8/10万人と報告されており[4]，日本ではおそらく過小評価されている。
- IEIを少しでも早く疑うことは，すべての小児科医の仕事である。

疑いかた

- 「10 warning signs＝小児で原発性免疫不全症を疑う10の徴候」が有名である。

10 warning signsから疑う

①1年に4回以上，中耳炎にかかる
②1年に2回以上，重症副鼻腔炎を繰り返す
③抗菌薬を服用しても2カ月以上，感染症が治癒しない
④1年に2回以上，肺炎にかかる
⑤乳児で呼吸器・消化器感染症を繰り返し，体重増加不良や発育不良がみられる
⑥2回以上，皮下膿瘍，臓器内膿瘍などの深部感染症にかかる*
⑦1歳以降に持続性の鵞口瘡，皮膚真菌症，重度，広範な疣贅がみられる
⑧感染症改善に静注抗菌薬を要する*
⑨BCGによる重症副反応（骨髄炎など），HSVによる脳炎，髄膜炎菌による髄膜炎，EBVによる重症血球貪食症候群に罹患したことがある
⑩家族が乳幼児期に感染症で死亡するなど，原発性免疫不全症候群を疑う家族歴がある

(Jeffrey modell foundation：10 warning signs of primary immunodeficiencyより改変)
*厚生労働省原発性免疫不全症候群調査班による改訂日本版として「小児で原発性免疫不全症を疑う10の徴候」が作成されており，⑥に髄膜炎，骨髄炎，蜂窩織炎，敗血症が加えられ，⑧の代わりに「気管支拡張症を発症する」を挙げている

● **家族歴から疑う**

X 連鎖性遺伝	常染色体優性遺伝
Bruton 病 (X 連鎖性無ガンマグロブリン血症) CD40L 欠損症 (X 連鎖性高 IgM 症候群) NEMO 異常症 IPEX (immune dysregulation, polyendocr-inopathy, enteropathy X-linked) X 連鎖性リンパ増殖性疾患 X 連鎖性 SCID Properdin 欠損症 Wiskott-Aldrich 症候群 Barth 症候群 X 連鎖性慢性肉芽腫症 IRAK1 欠損症	周期性好中球減少症 GFI1 欠損症 (重症好中球減少症 2 型) RAC2 欠損症 GATA2 欠損症 MSMD (IFN γ R1 欠損症, STAT1 欠損症) WHIM 症候群 TLR3 欠損症などの HSV 脳炎 IL-17F 欠損症

- 10 の徴候のうち，2 つ以上合致すれば専門家への紹介を考慮すべきとされる。

- IEI 診断に対して感度・特異度ともに高くないが，合致する場合にはスクリーニング検査を考慮する。

- 10 の徴候のうち，最も有効であるのは「⑩IEI の家族歴」であり，細胞性免疫不全患者においては「⑤体重増加不良」と「⑧感染症改善に静注抗菌薬を要する」である。

- また多くの疾患は常染色体劣性遺伝か孤発例であるものの，常染色体優性遺伝や，X 連鎖性遺伝形式をとる疾患は家族歴からより強く疑うことができる。

拡大マススクリーニング検査から疑う

- 2024 年から拡大新生児マススクリーニングで TREC, KREC の検査が可能となった。

- TREC (T-cell Receptor Excision circles) は T 細胞の新生能を，KREC (kappa-chain recombination excision circles) は TREC と同様に B 細胞の新生能を示す PCR 検査である。

- 両者を調べることで SCID や B 細胞欠損症など，さまざまな IEI のスクリーニング検査となる。

● 症状・臨床所見から疑う

	症状・臨床所見	疾　患
皮膚	湿疹	Wiskott-Aldrich 症候群, IPEX, 高 IgE 症候群, 高好酸球血症, IgA 欠損症 毛細血管拡張性運動失調症
	疎で, ±脱色性毛髪	軟骨毛髪低形成, Chédiak-Higashi 症候群, Griscelli 症候群
	眼球毛細血管拡張	毛細血管拡張性運動失調症
	眼皮膚白皮症	Chédiak-Higashi 症候群
	重症皮膚炎	Omenn 症候群
	紅皮症	Omenn 症候群, SCID, GVHD, Comel-Netherton 症候群
	肺嚢胞を伴う再発性膿瘍	高 IgE 症候群
	再発性組織 (特に肺, 肝臓, 直腸) 肉芽腫, 膿瘍	慢性肉芽腫症
	再発性膿瘍, 蜂窩織炎	慢性肉芽腫症, 高 IgE 症候群, 好中球接着不全症
	皮膚肉芽腫	毛細血管拡張性運動失調, SCID, CVID, RAG 欠損
	口腔内潰瘍	慢性肉芽腫症, SCID, 先天性好中球減少症
	歯周囲炎, 歯肉炎, 口内炎	好中球欠損
	口腔, 爪カンジダ症	細胞性免疫不全, SCID, 慢性皮膚粘膜カンジダ症；高 IgE 症候群；IL-12, -17, -23 欠損；CARD9 欠損；STAT1 欠損
	白斑	液性免疫不全, 慢性皮膚粘膜カンジダ症
	脱毛症	液性免疫不全, 慢性皮膚粘膜カンジダ症
	慢性結膜炎	液性免疫不全
四肢	撥指	液性免疫不全による慢性呼吸器感染症
	関節炎	抗体産生不全, Wiskott-Aldrich 症候群, 高 IgM 症候群
内分泌	副甲状腺機能低下症	DiGeorge 症候群, 慢性皮膚粘膜カンジダ症
	自己免疫性内分泌疾患	慢性皮膚粘膜カンジダ症
	糖尿病, 甲状腺機能低下	IPEX, IPEX 様症候群
	成長ホルモン欠損	X 連鎖性無ガンマグロブリン血症
	性腺発育障害	慢性皮膚粘膜カンジダ症
血液	溶血性貧血	液性・細胞性免疫異常, ALPS
	血小板低下, 小型血小板	Wiskott-Aldrich 症候群
	好中球減少症	X 連鎖性高 IgM 症候群, Wiskott-Aldrich 症候群の一部, 慢性肉芽腫症
	ITP	液性免疫不全, ALPS
骨	四肢短縮小人症	四肢短縮小人症を伴う細胞性±液性免疫不全
	骨異形成症	ADA 欠損, 軟骨毛髪形成不全

354

● IEI の初症状と出現する年齢から疑う

所　見	診　断
出生から早期乳児期 (0-6 カ月)	
低 Ca 血症，顔面・耳介異常，心疾患	DiGeorge 症候群
臍帯脱落遅延，高白血球血症，頻回の感染症	白血球接着不全症
難治性鵞口瘡，体重増加不良，肺炎，下痢	SCID
血便，耳漏，アトピー性皮膚炎	Wiskott-Aldrich 症候群
ニューモシスチス肺炎，好中球減少，頻回の感染症	X 連鎖性高 IgM 症候群
乳幼児期 (6 カ月 -5 歳)	
重症，進行性の伝染性単核球症	X 連鎖性リンパ増殖性疾患
再発性ブドウ球菌性膿瘍，嚢胞形成を伴うブドウ球菌性肺炎，粗野な顔貌 (coarse facial features)，痒疹	高 IgE 症候群
難治性鵞口瘡，爪形成異常，内分泌異常	慢性皮膚粘膜カンジダ症
低身長，繊細な毛，重症水痘	四肢短縮小人症を伴う軟骨毛髪形成不全症
眼皮膚白皮症，頻回の感染症	Chédiak-Higashi 症候群
膿瘍，化膿性リンパ節炎，胃流出路閉塞，肺炎，骨髄炎	慢性肉芽腫症
5 歳以上	
慢性エンテロウイルス脳炎を伴う進行性皮膚筋炎	X 連鎖性無ガンマグロブリン血症
副鼻腔肺感染症，神経学的退行，毛細血管拡張	毛細血管拡張性運動失調
再発性髄膜炎菌感染症	C6, C7, C8 欠損
副鼻腔肺感染症，脾腫，自己免疫疾患，吸収不良	分類不能型免疫不全症

- 愛知県で実施された TREC および TREC/KREC のキットを用いた新生児スクリーニング検査プログラムの研究[5]では，137,484 人の新生児から SCID 患者 2 名，胸腺疾患 4 名 (CHARGE 症候群 [n = 2]，ヘテロ接合性 *FOXN1*[n = 1]，完全型 DiGeorge 症候群 [n = 1])，Wiskott-Aldrich 症候群 1 名を含む 12 名の IEI 患者が診断された。

- 拡大マススクリーニング精査となった場合は，速やかに専門家に相談する。リンパ球サブセット解析や遺伝子検査を用いた確定診断が必要になる。

- 一方，偽陽性も存在する。SCID 以外で TREC が低値になる疾患があり，他に低出生体重児，敗血症などの過度のストレス，心臓手術で胸腺摘出をした場合などは一過性に TREC が低値になる。

SCIDではないがリンパ球低下を認める疾患

DiGeorge症候群，Jacobsen症候群，Trisomy 21，CHARGE症候群，CD25欠損症，RAC2欠損症，DOCK8欠損症，ICD4L欠損症

診　断

- IEIは「①スクリーニング検査，②専門家に相談」という流れで確定診断につながる。
- スクリーニング検査を行うきっかけとしては10 warning signsに加え，特定のIEI疾患名を疑うような症状，徴候，感染微生物などである。
- まずは成長曲線を必ず確認し，成長発達を評価する。
- スクリーニング検査は「各免疫精査表」のとおりである。実際は院内で検査可能な血算分画，IgG，IgA，IgM，レントゲン写真を行い，明らかな好中球減少，リンパ球減少，抗体低下，胸腺の有無のチェックをファーストラインで行うことが多い。

● **各免疫精査表** | 成長曲線を必ず確認すること！

免疫評価	スクリーニングテスト	精　査
液性免疫精査	血算，分画 血清IgG，IgA，IgM 予防接種に対する抗体産生（百日咳，麻疹，風疹，水痘，ムンプス）	KREC B細胞サブセット：CD19/20
細胞性免疫精査	血算，分画 胸部単純レントゲン写真（胸腺の有無確認）	TREC T細胞サブセット：CD3，CD4，CD8：CD16/56 PHA/Con-Aに対するリンパ球幼弱化試験
補体精査	CH50	C4（遺伝性血管性浮腫を疑った場合）
好中球機能	好中球数	殺菌能（DHR123法による好中球活性酸素産生能を検査する。DCFH法は偽陰性になりやすい）
自己免疫・自然免疫機能	免疫不全専門家へコンサルト	

KREC：Kappa-chain recombination excision circles
TREC：T-cell Receptor Excision circles

各特異的な免疫不全を疑ったら

- 免疫の異常に合わせたアルゴリズムを使用する。好中球減少っぽい，または抗体産生不全っぽいというように，大まかに免疫不全が想定できた場合に合わせたアルゴリズムがある。
- 前述した IUIS が作成しており，隔年で分類改訂とアルゴリズムも改訂している[6]。

専門家へのつなぎ方

- PIDJ (The Primary Immunodeficiency Database in Japan) 事業に相談する。PIDJ は，日本免疫不全・自己炎症学会が運営する IEI 診療のプラットフォームである。
- PIDJ は個人情報保護法改正を機に停止していたが，現在は PIDJ ver.2 として症例相談やデータベース構築に向けた研究体制が整っている。
- IEI 専門医に Web サイトから相談でき，必要時には PIDJ 連携施設に患者さんを紹介して遺伝子検査につなげることができる[7]。

〔参考文献〕
1) IUIS (International Union of Immunological Societies) Web ページ：https://iuis.org/committees/iei/ (2025/1/8 最終閲覧)
2) BT Costa-Carvalho et al. J Clin Immunol 2014；34：10-22. PMID：24241582
3) S Hosaka et al. J Clin Immunol 2022；42：183-94. PMID：34704141
4) Z Rubin et al. J Allergy Clin Immunol Pract 2018；6：1705-10. PMID：29339125
5) M Wakamatsu et al. J Clin Immunol 2022；42：1696-707. PMID：35902420
6) SG Tangye et al. J Clin Immunol 2022；42：1473-507. PMID：35748970
7) 一般社団法人日本免疫不全・自己炎症学会 Web ページ，https://jsiad.org/pidj/ (2025/1/8 最終閲覧)

巻末資料　感染症別　抗微生物薬の投与量・投与期間

- 本書では患者の治療に適切な投与量を推奨しており，一部日本の保険適用量を超えているものがあるため注意する。
- 巻末資料では基本的に Empirical therapy を記載した。各シチュエーション，原因微生物別の Definitive therapy や内服スイッチについては本編を参照。

感染症	抗微生物薬の投与量	投与期間
敗血症	**患者のリスク・年齢に合わせて下記のいずれかを選択**（詳細は本編参照） セフォタキシム 300 mg/kg/day 分 4＋バンコマイシン 60 mg/kg/day 分 4 セフォタキシム 150 -200 mg/kg/day 分 3＋アンピシリン 300 mg/kg/day 分 3 メロペネム 120 mg/kg/day 分 3 セフェピム 150 mg/kg/day 分 3＋バンコマイシン 60 mg/kg/day 分 4 セフェピム 150 mg/kg/day 分 3＋メトロニダゾール 30 mg/kg/day 分 4	
中枢神経感染症		
細菌性髄膜炎	**生後 7 日未満** セフォタキシム 150 mg/kg/day 分 3＋アンピシリン 300-400 mg/kg/day 分 3 **生後 1 カ月未満 (8-28 日)** セフォタキシム 200 mg/kg/day 分 4＋アンピシリン 300-400 mg/kg/day 分 4 **生後 1 カ月以上** セフォタキシム 300 mg/kg/day 分 4＋バンコマイシン 60 mg/kg/day 分 4	7-21 日 （原因菌による）
ウイルス性髄膜炎	アシクロビル 60 mg/kg/day 分 3	
急性脳炎・脳症	**免疫不全者で CMV が否定できない場合** ガンシクロビル 10 mg/kg/day 分 2	14-21 日
HSV 脳炎	新生児：アシクロビル 60 mg/kg/day 分 3 乳児期以降：アシクロビル 30-45 mg/kg/day 分 3	SEM型 14日間, CNS型・播種型 21 日間
上気道・頭頸部感染症		
A 群溶血性レンサ球菌咽頭炎	アモキシシリン 50 mg/kg/day 分 1-2	10 日間
急性喉頭蓋炎	セフォタキシム 200 mg/kg/day 分 4	
急性中耳炎 （耳漏あり or 重症の場合）	アモキシシリン 80-90 mg/kg/day 分 2-3	2 歳未満：10 日間 2 歳以上：5 日間
外耳道炎	**GNR，または Gram 染色不可** レボフロキサシン 1 回 5 滴 1 日 2 回点耳 （耳浴＋ドレナージ） **GPC** セフメノキシム 1 回 5 滴 1 日 2 回点耳 （耳浴＋ドレナージ）	7-10 日間

感染症	抗微生物薬の投与量	投与期間
急性副鼻腔炎 （3日間以上，改善がない場合）	アモキシシリン 80-90 mg/kg/day 分 2-3	10-14日間 （改善後＋7日程度）
細菌性リンパ節炎	内服：セファレキシン 25-50 mg/kg/day 分 2-3 点滴：セファゾリン 100 mg/kg/day 分 3	10日間または軽快傾向後5日間の長い方
深頸部感染症/膿瘍	アンピシリン/スルバクタム 300 mg/kg/day 分 4 **咽後膿瘍で縦隔炎合併がある場合** バンコマイシン 60 mg/kg/day 分 4 を追加	計2-3週間程度
肺炎・下気道感染症		
細菌性下気道感染症	外来：アモキシシリン 90 mg/kg/day 分 3 入院：アンピシリン 200 mg/kg/day 分 4	5-10日間
非定型肺炎	**以下のいずれか** クラリスロマイシン 15 mg/kg/day 分 2 アジスロマイシン 10 mg/kg/day 分 1	クラリスロマイシン：7-10日間 アジスロマイシン：3日間
肺炎随伴性胸水，膿胸	**GPC（ブドウ球菌様）** バンコマイシン 60 mg/kg/day 分 4 **GPC（レンサ球菌様）・GNR（小型多形）・Gram染色陰性，不明** セフォタキシム 200 mg/kg/day 分 3 **院内発症かつ GNR** セフェピム 150 mg/kg/day 分 3 **嫌気性菌を疑った場合** 上記にメトロニダゾール 30 mg/kg/day 分 3 を追加	2-4週間
壊死性肺炎・肺膿瘍	アンピシリン/スルバクタム 300 mg/kg/day 分 4	2-4週間
尿路感染症・外陰部感染症		
腎盂腎炎・膀胱炎（グラム染色ができない場合）	**①ICU を考慮するほど重症** メロペネム 120 mg/kg/day 分 3（改善に乏しければバンコマイシンを追加） **②一般病棟で管理可能** 初　発 セファゾリン 100 mg/kg/day 分 3 繰り返している場合 ゲンタマイシン 5 mg/kg/day 分 1＋アンピシリン 100 mg/kg/day 分 4	7-14日間
尿道炎	**Gram 陰性双球菌** 45 kg 以上：セフトリアキソン 250 mg 1 回＋アジスロマイシン 1 g 1 回（内服） 45 kg 未満：セフトリアキソン 125 mg 1 回＋エリスロマイシン 50 mg/kg/day 分 4 **Gram 染色で菌が認められない** 45 kg 以上：アジスロマイシン 1 g 1 回投与 45 kg 未満：エリスロマイシン 50 mg/kg/day 分 4	45 kg 未満：14日間

感染症	抗微生物薬の投与量	投与期間
亀頭炎，亀頭包皮炎 (合併症なしの場合)	フシジン酸ナトリウム軟膏1日2回外用	
細菌性腟症	メトロニダゾール (内服) 1000 mg/day 分2	7日間
非複雑型 *Candida* 外陰腟炎	フルコナゾール (内服) 150 mg 1回	
血管内・血流感染症		
感染性心内膜炎	**待てない場合 (血培3セット以上採取後)** バンコマイシン 60 mg/kg/day 分4 (トラフ15-20μg/mL) ＋ゲンタマイシン 3 mg/kg/day 分1 **原因菌不明** バンコマイシン 60 mg/kg/day 分4＋セフェピム 150 mg/kg/day 分3 **亜急性発症時**：抗菌薬を中止後2-3日以上おいて，血液培養を再検→陰性の場合 バンコマイシン 60 mg/kg/day 分4＋アンピリシン/スルバクタム 300 mg/kg/day 分4	2-6週間 (原因菌による)
縦隔炎	バンコマイシン 60 mg/kg/day 分4＋セフェピム 100 mg/kg/day 分2	3-6週間
消化管感染症		
細菌性腸炎 (重症の場合)	アジスロマイシン 10 mg/kg/day 分1	3日間
Clostridioides difficile infection (初発，初回再発ないし，非重症 CDI)	メトロニダゾール 22.5 mg/kg/day (内服) (最大 500 mg/day) 分3	10日間
Clostridioides difficile infection (重症)	バンコマイシン 40 mg/kg/day 分4 (内服) (最大 500 mg/day) ± メトロニダゾール 22.5 mg/kg/day 分3 (静注) (最大 500 mg/day)	10日間
Clostridioides difficile infection (再発2回目以降)	バンコマイシン 40 mg/kg/day 分4 (内服) (最大 125 mg/day)，10-14日間後漸減 (20 mg/kg/day 分2，7日間→10 mg/kg/day 分1，7日間→10 mg/kg/day を2-3日おきに2-8週間)	左記のとおり
腹腔内感染症		
急性虫垂炎	セフォタキシム 200 mg/kg/day 分3＋メトロニダゾール 30 mg/kg/day 分3 **バイタルサインが不安定な重症患者** セフェピム 150 mg/kg/day 分3＋メトロニダゾール 30 mg/kg/day 分3	非穿孔性虫垂炎：術後1-5日間 穿孔性虫垂炎：術後5-10日間 新生児：術後最低10日間
腹膜炎 (CAPD 関連腹膜炎，VPS 関連腹膜炎は本編参照)	**特発性細菌性腹膜炎** セフォタキシム 200 mg/kg/day 分3 **二次性腹膜炎** セフォタキシム 200 mg/kg/day 分3＋メトロニダゾール 30 mg/kg/day 分3	特発性細菌性腹膜炎：10-14日間 二次性腹膜炎：4-7日間

感染症	抗微生物薬の投与量	投与期間
肝膿瘍	セフォタキシム 200 mg/kg/day 分 4＋メトロニダゾール (静注) 30 mg/kg/day 分 3 **状態が悪いとき** メロペネム 60 mg/kg/day 分 3 (＋シプロフロキサシン 30 mg/kg/day 分 2)	4 週間
急性胆管炎/胆嚢炎	**以下のいずれか** セフォタキシム 200 mg/kg/day 分 3＋メトロニダゾール 30 mg/kg/day 分 3 アンピシリン/スルバクタム 300 mg/kg/day 分 4	14-21 日間
皮膚軟部組織感染症		
レンサ球菌性毒素性ショック症候群	バンコマイシン 60 mg/kg/day 分 4＋クリンダマイシン 40 mg/kg/day 分 3＋セフォタキシム 200 mg/kg/day 分 4	14 日間
ブドウ球菌性毒素性ショック症候群	セファゾリン 150 mg/kg/day 分 3	10-14 日間
ブドウ球菌性熱傷様皮膚症候群	**内　服 (生後 1 カ月以上)** ST合剤 (トリメトプリムとして) 10 mg/kg/day 分 2 **経静脈的** バンコマイシン 60 mg/kg/day 分 4	臨床症状が改善するまで
蜂窩織炎・皮下膿瘍 (全身状態が良い場合)	**切開排膿を要さず，全身状態が良い場合** セファレキシン (内服) 50 mg/kg/day 分 2-3 **切開排膿を要し，全身状態が良い場合** セファゾリン (点滴静注) 50-100 mg/kg/day 分 3 **全身状態が悪い場合** バンコマイシン (点滴静注) 60 mg/kg/day 分 4	5-7 日間 (局所所見が改善するまで)
咬　傷	アモキシシリン/クラブラン酸 (アモキシシリンとして) 90 mg/kg/day 分 2	10 日間 (腱滑膜炎合併例 2-3 週間，骨髄炎合併例 4-6 週間)
熱傷感染	セフェピム 100 mg/kg/day 分 2＋バンコマイシン 60 mg/kg/day 分 4	局所所見が改善するまで
猩紅熱	アモキシシリン 50 mg/kg/day 分 1-2	10 日間
伝染性膿痂疹	**局所療法** フシジン酸外用薬 3 回/day，5 日間 **内服治療** セファレキシン 50 mg/kg/day 分 2-3，5-7 日間	局所療法：5 日間 内服治療：5-7 日間
カポジ水痘様発疹症	アシクロビル (点滴静注) 30 mg/kg/day 分 3	最低 7 日間 経過によって延長
骨・関節感染症		
急性血行性骨髄炎	セファゾリン 150 mg/kg/day 分 3	3-6 週間
化膿性関節炎	セファゾリン 150 mg/kg/day 分 3	*S.aureus*，GNR：3-4 週間 *S.pneumoniae*，GAS，GBS：2-3 週間

361

感染症	抗微生物薬の投与量	投与期間
眼感染症		
細菌性結膜炎	オフロキサシン眼軟膏 3 回/day	5-7 日間
角膜炎	**単純ヘルペスウイルス** アシクロビル眼軟膏塗布 1 日 5 回＋アシクロビル内服 80 mg/kg/day 分 4 **細菌性 (原因菌不明)** レボフロキサシン点眼＋セフメノキシム点眼 **細菌性 (Gram 染色で GPC)** レボフロキサシン点眼＋バンコマイシン眼軟膏	単純ヘルペスウイルス：10 日間 細菌性：7-14 日程度
眼内炎	セフェピム 150 mg/kg/day 分 3＋バンコマイシン 60 mg/kg/day 分 4	10-14 日間
眼窩隔膜前蜂窩織炎	アンピシリン/スルバクタム 300 mg/kg/day 分 4	7-10 日間
眼窩蜂窩織炎	セフォタキシム 200 mg/kg/day 分 3＋メトロニダゾール 30 mg/kg/day 分 3	21 日間 (静注は少なくとも 10-14 日間継続)
発熱性好中球減少症		
発熱性好中球減少症	セフェピム 150 mg/kg/day 分 3 **ESBL，AmpC 過剰産生菌保菌** メロペネム 120 mg/kg/day 分 3	血液培養が 48 時間陰性で，24 時間以上解熱を維持 (高リスク FN では＋好中球が立ち上がるまで)

INDEX

あ

亜急性硬化性全脳炎	276
アデノウイルス	192
アドボカシー	141
アメーバ性肝膿瘍	223
アモキシシリン	69

い

イクラサイン	61
一次性腹膜炎	215
咽後膿瘍	103
咽頭炎	65
咽頭結膜炎	313
咽頭所見	66
インフルエンザ	40, 60

う

ウイルス性胃腸炎	190
ウイルス性下気道感染症	118
ウイルス性角膜炎	316
ウイルス性結膜炎	312
ウイルス性髄膜炎	32

え

液性免疫不全	349
壊死性外耳道炎	89
壊死性筋膜炎	247, 254
壊死性肺炎	138

お

オスラー結節	171
オセルタミビル	62

か

外陰腟炎	162
外耳道炎	89
外麦粒腫	311
潰瘍	245
下気道感染症	110
拡大新生児マススクリーニング	353
喀痰の Gram 染色	124
角膜炎	316
カゼ	54
カテーテル関連血流感染	159
カテーテル尿	151
カテコラミン抵抗性ショック	10
化膿性関節炎	296
化膿性股関節炎	304
カポジ水痘様発疹症	285
紙やすり様皮疹	265
眼窩隔膜前蜂窩織炎	323
眼窩蜂窩織炎	324
眼瞼感染症	311
眼瞼浮腫	77
肝腫大	222
関節液 Gram 染色	299
関節炎	296
関節腫脹	296
関節穿刺	298
感染症の三角形	11
感染性胃腸炎	189
感染性心内膜炎	168

感染性動脈瘤	178
眼内炎	319
肝膿瘍	222

き

気管支炎	110, 115
亀頭炎	160
気道閉塞	79
亀頭包皮炎	160
丘疹	239
急性咽頭炎	64
急性血行性骨髄炎	289
急性喉頭蓋炎	74
急性散在性脳脊髄炎	50
急性小脳失調	50
急性巣状細菌性腎炎	233
急性胆管炎	229
急性胆嚢炎	232
急性中耳炎	81
急性虫垂炎	208
急性脳炎・脳症	37
急性副鼻腔炎	91
急性片側性リンパ節炎	99
急性リンパ管炎	260
胸腔穿刺	134
胸腔ドレーン	136
胸水検査	134
胸部レントゲン写真	115
菌血症	171, 333

く

クオンティフェロン	143
クラミジア	131

クループ	71

け

経胸壁心エコー	173
経食道心エコー	173
頸部造影 CT	105
頸部リンパ節炎	96
血液培養	10, 22, 125, 134,
	172, 230, 292, 340
結核	144
結節	243
血栓性静脈炎	46, 179
結膜炎	312
結膜炎中耳炎症候群	326
下痢タイプ	197
検体保存	39

こ

抗 RS ウイルス抗体製剤	113
抗 RS ウイルスヒトモノクローナル	
抗体製剤	121
口囲蒼白	265
口蓋点状出血	77
抗菌薬関連下痢症	198
口腔底蜂窩織炎	104
咬傷	261
好中球数異常	349
好中球減少症	336
紅斑	239
後鼻漏	92
後腹膜膿瘍	228
硬膜下水腫	31
硬膜下膿	46

固形臓器膿瘍	221
骨・関節感染症	288
骨髄炎	289
コッホ現象	142
鼓膜の診察	85

さ

細気管支炎	110, 115
細菌性胃腸炎	193
細菌性下気道感染症	123
細菌性角膜炎	316
細菌性結膜炎	314
細菌性髄膜炎	20, 40
細菌性腟症	162
細菌性リンパ節炎	100
サイトメガロウイルス	79
サイトメガロウイルス網膜炎	327
採尿チューブ	152
再発性無菌性髄膜炎	36
細胞性免疫不全	349

し

ジェーンウェー病変	171
耳鏡	82
耳垢	85
持続的携帯型腹膜透析関連腹膜炎	
	215
市中肺炎	111, 123
紫斑	244
縦隔炎	180
修飾麻疹	274
出血斑	244
消化器症状	186

猩紅熱	265
猩紅熱様発疹	68
小水疱	241
小児 COVID-19 関連多系統炎症性	
症候群	58
小脳炎	50
食中毒	194
ショック	187
腎盂腎炎	148
新型コロナウイルス感染症	57
心筋炎	182
真菌性髄膜炎	35
深頸部感染症	102
侵襲性真菌感染症	338
滲出性中耳炎	82
新生児 HSV 脳炎	42
新生児エンテロウイルス髄膜炎	33
新生児脳炎・脳症	37
心臓エコー検査	173, 224
心不全症状	175
じんましん	268

す

髄液移行性	29
髄液検査	30, 33
髄液細胞数	25
髄液培養	25
水痘	279
水痘・帯状疱疹ウイルス	279
膵膿瘍	227
水疱	241
髄膜炎対応バンドル	18
ステロイド	27

せ

性器出血	162
精巣上体炎	165
癤	242
穿孔性虫垂炎	213
穿通性外傷	305
先天性心疾患	168
先天性腎尿路異常	149
先天性代謝疾患	40
先天性風疹症候群	277
先天性免疫異常症	348
前鼻漏	92
線溶療法	136

そ

爪下線状出血	171
造血幹細胞移植	337

た

代償性ショック	6
多形紅斑	267
脱水	187
胆管炎	229
単純性関節炎	303
胆石症	232
丹毒	259

ち

中耳腔液体貯留	82
中枢神経型	42
超音波検査	212
腸管出血性大腸菌感染症	204
腸内細菌叢	198

つ

ツァンクスメア	246
ツベルクリン反応検査	142

て

手足口病	282
デキサメタゾン	27
点眼抗菌薬	315
点状出血	64, 244
伝染性紅斑	284
伝染性単核球症	76
伝染性膿痂疹	269

と

頭部 CT	39
頭部 MRI	39, 93
動物咬傷	261
トキソプラズマ	80
毒素性ショック症候群	249
特発性細菌性腹膜炎	215
突発性発疹	271
とびひ	269
トラコーマ	326

な

内麦粒腫	311
軟口蓋点状出血	68

に・ね

二次性細菌性肺炎	123
二次性腹膜炎	215
尿検査	150
尿道炎	157

尿道留置カテーテル	152
尿培養定量検査	166
尿路感染症	148
ニルセビマブ	121
熱傷感染	263

の

ノイラミニダーゼ阻害薬	62
膿胸	132
脳血管障害	50
脳室腹腔シャント関連腹膜炎	215
膿性鼻汁	92
脳膿瘍	46
脳波検査	39
膿疱	242
喉の解剖	66
ノロウイルス	192

は

肺炎	110, 115
肺炎球菌迅速抗原検査	26
肺炎球菌性髄膜炎	21
肺炎球菌ワクチン	21
肺炎随伴性胸水	132
敗血症	2
敗血症性ショックの治療バンドル	7
敗血症性ショックの認知ハンドル	4
肺膿瘍	138
麦粒腫	311
播種型	43
ハチミツ	55
バッグ尿	151
発熱性好中球減少症	330

発熱性発疹症	236
パリビズマブ	121
パレコウイルス髄膜炎	33
斑	239
反応性関節炎	301

ひ

鼻咽頭培養	125
皮下膿瘍	257
非感染性リンパ節腫脹	99
脾腫	77
皮疹	237
非穿孔性虫垂炎	213
脾臓破裂	78
非定型肺炎	129
ヒト咬傷	261
ヒトヘルペスウイルス	271
脾膿瘍	226
皮膚眼粘膜型	42
皮膚生検	246
皮膚・粘膜バリア異常	350
びまん性紅斑	240
百日咳	145
ビリルビン上昇	230
非淋菌性尿道炎	157
鼻涙管閉塞	326

ふ

フィダキソマイシン	201
風疹	277
副咽頭間隙膿瘍	103
腹腔内膿瘍	221
腹水穿刺	217

腹水培養	217
副鼻腔炎	91
腹部診察	209
腹膜炎	215
不思議の国のアリス症候群	79
ブドウ球菌性毒素性ショック症候群	
	252
ブドウ球菌性熱傷様皮膚症候群	255
ぶどう膜炎	318

へ

ヘルパンギーナ	65
変視症	79
扁桃咽頭炎	77
扁桃周囲膿瘍	102
扁桃摘出術	106
便培養	189

ほ

蜂窩織炎	257
膀胱炎	148
膿疹	244

ま

マイコプラズマ感染症	129
麻疹	273
麻疹脳炎	276
麻疹様発疹	80
末梢冷感	6
マルチプレックス PCR 法	26
慢性結膜炎	326
慢性骨髄炎	305
慢性片側性リンパ節炎	100

み

味覚異常	58
脈拍の微弱	6

む

無菌性髄膜炎	32
無症候性細菌尿	166
無石胆嚢炎	232
ムンプスウイルス髄膜炎	33

め・も

メチシリン感受性黄色ブドウ球菌	51
眼の解剖	308
免疫不全	349
免疫不全患者の脳炎・脳症	38
毛細血管再充満時間	6

ゆ

輸液	9
輸液抵抗性ショック	10

よ

癤	242
溶血性尿毒症症候群	204
溶血性レンサ球菌	250
腰椎穿刺	22
腰椎穿刺の禁忌	19
溶連菌感染症後関節炎	302

り

流行性角結膜炎	313
旅行者下痢症	201
淋菌	157

リンパ節	96
リンパ節腫脹	76
リンパ流	96

れ

レムデシビル	59
レンサ球菌性毒素性ショック症候群	
	250

ろ

ロス斑	171
ロタウイルス	191
濾胞腫脹	61

英字

acute focal bacterial nephritis	
	233
acute otitis media	81
Amsel criteria	163
asymptomatic bacteriuria	166
A群溶血性レンサ球菌咽頭炎	67
A群溶血性レンサ球菌 (A群溶連菌)	
	248
bacterial meningitis score	24
bacterial vaginosis	162
BCG接種	142
Bordetella pertussis	145
breakthrough varicella	279
bristol stool chart	197
bullae	241
Candida 外陰腟炎	163
Candida 髄膜炎	35
capillary refill time	6

carbuncle	242
CAR-T療法	339
Centor criteria	69
central nervous system	42
circumoral pale	265
Clostridioides difficile infection	
	199
common cold	54
congenital rubella syndrome	
	277
conjunctivitis-otitis syndrome	
	326
Cryptococcus 髄膜炎	35
diffuse erythema	240
Duke-ISCVID IE Criteria 2023	
	168
ecchymosis	244
eczema herpeticum	285
erysipelas	259
erythema	239
erythema infectious	284
erythema multiforme	267
erythroderma	240
febrile neutropenia	330
FilmArray 消化管パネル	190
FilmArray 髄膜炎・脳炎パネル	26
furuncle	242
Fusobacterium necrophorum	
	179
Geckler 分類	124
Gram 染色	25
hand, foot and mouth disease	
	282

369

hematopoietic stem cell transplantation	337	parinaud oculoglandular syndrome	326
hemolytic-uremic syndrome	204	pediatric appendicitis score	211
Hib 髄膜炎	21	petechiae	244
Hirschsprung-associated enterocolitis	203	Phoenix score	3
		P-LRINEC score	248
hives	244	post streptococcal reactive arthritis	302
Hoagland's criteria	77		
hot potato voice	74	preseptal cellulitis	323
inborn errors of Immunity	348	probiotics	202
infectious mononucleosis	76	purpura	244
infective endocarditis	168	pustule	242
interferon-γ release assays	143	red eye	309
invasive fungal disease	338	ring-like enhanced lesion	47
Kingella kingae	290	RS ウイルス感染症	118
KOH 法	246	*S. pneumoniae*	87
Ludwig angina	104	sandpaper-like rash	265
macule	239	SARS-CoV-2	57, 192
McIsaac criteria	69	Sepsis-3	6
migration of pain	211	sexual transmitted disease	157
Miller & Jones 分類	124	skeeter syndrome	325
Mollaret meningitis	36	skin eye and mucous membrane	
molluscum contagiosum	326		42
mono-like illness	79	Staphylococcal scaled skin syndrome	255
muffled voice	74		
mycotic aneurysm	178	Staphylococcal TSS	252
Neisseria gonorrhoeae	157	Streptococcal toxic shock syndrome	250
nodule	243		
non-typeable *Haemophilus influenzae*	87	Subdural hygroma	31
		target lesion	267
otitis media with effusion	82	toxic shock syndrome	249
papule	239	*Toxoplasma*	101
parapneumonic effusion	132	transient synovitis	303

tripod position	74	vesicle	241
T-SPOT 法	143	Westley score	72
tuberculin skin test	142		
ulcer	245	**数字・その他**	
urticaria	244	10 warning signs	352
VCA-IgG	77	2step process	149
VCA-IgM	77		

略語

ADEM	50	GAS 迅速抗原検査	69	NTM 性リンパ節炎	
AFBN	233	HAEC	203		101
AOM	81	HFMD	282	MIS-C	58
CDI	199	HSCT	337	MSSA	51
CNS 型	42	HSV 感染症	42	OME	82
COVID-19	57	HSV 結膜炎		PAS	211
CRBSI	159		313, 316	PIDJ	357
CRS	277	HSV 脳炎	42	QFT-plus	143
CRT	6	HUS	204	SEM 型	42
EBV の抗体検査	78	IE	168	SSSS	255
EB ウイルス	76	IFD	338	STD	157
EM	267	IGRA	143	STSS	250
FN	330	IM	76, 79	TSS	249
GAS 咽頭炎	67	NTHi	87	TST	142

【監修・著者紹介】

監　修

笠井正志（かさい・まさし）

兵庫県立こども病院 感染症内科 部長

- 1998 年　富山医科薬科大学医学部 卒業
- 1998 年　淀川キリスト教病院
- 2003 年　千葉県こども病院 麻酔・集中治療科
- 2004 年　長野県立こども病院 集中治療科
- 2009 年　丸の内病院母子医療センター 小児科
- 2011 年　長野県立こども病院 小児集中治療科，総合小児科
- 2015 年より現職

伊藤健太（いとう・けんた）

あいち小児保健医療総合センター 総合診療科 医長

- 2007 年　鹿児島大学医学部 卒業
- 2007 年　名古屋第二赤十字病院
- 2012 年　国立成育医療研究センター 感染症科
- 2014 年　東京都立小児総合医療センター 感染症科
- 2016 年より現職

著

山田健太（やまだ・けんた）

兵庫県立こども病院 感染症内科 医長

- 2010 年　東邦大学医学部 卒業
- 2010 年　福井県立病院
- 2012 年　福井大学医学部附属病院 小児科
- 2013 年　福井赤十字病院 小児科
- 2014 年　福井大学医学部附属病院 小児科
- 2025 年より現職

小児感染症のトリセツ2025　疾患編

2025年4月20日　第1版第1刷発行

監修者　笠井 正志(かさい まさし)
　　　　伊藤 健太(いとう けんた)

著　者　山田 健太(やまだ けんた)

発行者　福村 直樹

発行所　金原出版株式会社
　　　　〒113-0034 東京都文京区湯島2-31-14
　　　　電話　編集(03)3811-7162
　　　　　　　営業(03)3811-7184
　　　　FAX　　(03)3813-0288　　　　©山田健太, 2025
　　　　振替口座　00120-4-151494　　　検印省略
　　　　http://www.kanehara-shuppan.co.jp/　　*Printed in Japan*

ISBN 978-4-307-17086-4　　　　印刷・製本／永和印刷
　　　　　　　　　　　　　　　　装幀デザイン／新西聡明

JCOPY ＜出版者著作権管理機構 委託出版物＞
本書の無断複製は著作権法上での例外を除き禁じられています。複製される場合は、そのつど事前に、出版者著作権管理機構(電話 03-5244-5088, FAX 03-5244-5089, e-mail: info@jcopy.or.jp)の許諾を得てください。

小社は捺印または貼付紙をもって定価を変更致しません。
乱丁，落丁のものはお買上げ書店または小社にてお取り替え致します。

WEBアンケートにご協力ください
読者アンケート(所要時間約3分)にご協力いただいた方の中から抽選で毎月10名の方に図書カード1,000円分を贈呈いたします。
アンケート回答はこちらから ➡
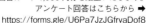
https://forms.gle/U6Pa7JzJGfrvaDof8

2025・4

【姉妹本のご紹介】

小児感染症を徹底攻略！
武器（抗菌薬）の使い方を完全マスター

小児感染症のトリセツ 2025 抗菌薬編

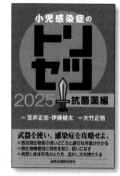

[監] 笠井 正志・伊藤 健太　[著] 大竹 正悟

『小児感染症のトリセツ』が2部作となってバージョンアップ。
抗菌薬の切り口で小児感染症を理解できる『抗菌薬編』
本書とあわせて読めばさらに盤石！

CONTENTS

Chapter 1　小児感染症診療の原則 —ベーシック—
病歴・身体所見の取りかた／
微生物検査の用いかた／
感受性検査の用い方　ほか

Chapter 2　抗微生物薬のトリセツ
抗菌薬／抗真菌薬／抗ウイルス薬／
経口抗微生物薬の使い方　ほか

Chapter 3　小児感染症診療の原則 —アドバンスト—
診断の考えかた —検査・疫学情報の活かしかた／
PK/PD理論と薬物血中モニタリングの使い方　ほか

◆B6変判　352頁　　◆定価4,400円（本体4,000円+税10%）
ISBN978-4-307-17085-7

金原出版　〒113-0034 東京都文京区湯島2-31-14
TEL03-3811-7184（営業部直通）FAX03-3813-0288
https://www.kanehara-shuppan.co.jp/　小児のトリセツシリーズはこちら ➡